普 通 高 等 教 育
制药类“十三五”规划教材

中药材概论

供中药学、中药制药、制药工程和药学专业使用

孟宪生 主编
李范珠 路金才 副主编

ZHONGYAOCAI GAILUN

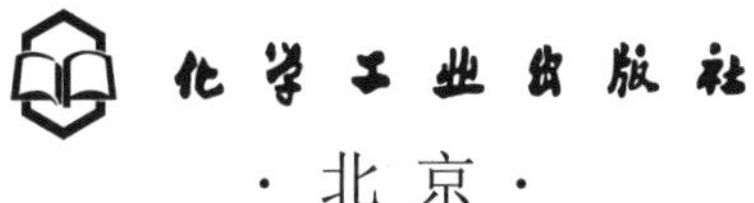

化学工业出版社
·北京·

《中药材概论》分为总论和各论两部分，包括中药材的基本理论和基本概念及植物、动物、矿物、其他中药材等共19章，载药约300种，附有中药材汉语拼音索引和中药功效分类索引两种索引方式，并配有中药材图片及相关介绍（扫描二维码）便于学习理解。

本书注重代表性中药材来源、产地、采收加工、植物形态、性状、化学成分、性味与归经、功能与主治、现代研究及用法用量等内容的相关性，具有较强的代表性、实用性和指导性。

本书适用于高等院校中药学、中药制药、制药工程和药学专业学生使用，并可作为医药科研工作者的参考书。

图书在版编目（CIP）数据

中药材概论/孟宪生主编. —北京：化学工业出版社，2018.10

普通高等教育制药类“十三五”规划教材

ISBN 978-7-122-33038-3

Ⅰ.①中… Ⅱ.①孟… Ⅲ.①中药材-高等学校-教材 Ⅳ.①R282

中国版本图书馆CIP数据核字（2018）第213294号

责任编辑：傅四周　　装帧设计：王晓宇

责任校对：边　涛

出版发行：化学工业出版社（北京市东城区青年湖南街13号　邮政编码100011）

印　　刷：三河市航远印刷有限公司

装　　订：三河市瞰发装订厂

787mm×1092mm　1/16　印张16¼　字数414千字　2019年3月北京第1版第1次印刷

购书咨询：010-64518888　　售后服务：010-64518899

网　　址：http://www.cip.com.cn

凡购买本书，如有缺损质量问题，本社销售中心负责调换。

定　　价：55.00元

系列教材编委会

《中药材概论》编委会

主　编　孟宪生

副主编　李范珠　路金才

编　委（按姓名汉语拼音排序）：

李范珠　　　　浙江中医药大学
路金才　　　　沈阳药科大学
吕重宁　　　　沈阳药科大学
孟宪生　　　　辽宁中医药大学
邵清松　　　　浙江农林大学
王　帅　　　　辽宁中医药大学
肖　雪　　　　广东药科大学
严　辉　　　　南京中医药大学
俞　冰　　　　浙江中医药大学
张　慧　　　　辽宁中医药大学

序

普通高等教育制药类“十三五”规划教材是为贯彻落实教育部有关普通高等教育教材建设与改革的文件精神，依据中药制药、制药工程和生物制药等制药类专业人才培养目标和需求，在化学工业出版社精心组织下，由全国 11 所高等院校 14 位著名教授主编，集合 20 余所高等院校百余位老师编写而成。

本套教材适应中药制药、制药工程和生物制药等制药类业需求，坚持育人为本，突出教材在人才培养中的基础和引导作用，充分展现制药行业的创新成果，力争体现科学性、先进性和适用性的特点，全面推进素质教育，可供全国高等中医药院校、药科大学及综合院校、西医院校医药学院的相关专业使用，也可供其他从事制药相关教学、科研、医疗、生产、经营及管理工作者参考和使用。

本套教材由下列分册组成：北京中医药大学铁步荣教授主编的《无机化学及实验》、广东药科大学申东升教授主编的《有机化学及实验》、广东药科大学王淑美教授主编的《分析化学及实验》、天津中医药大学张师愚教授主编的《物理化学及实验》、华东理工大学齐鸣斋教授主编的《化工原理》、沈阳药科大学韩静教授主编的《制药设备设计基础》、辽宁中医药大学孟宪生教授主编的《中药材概论》、河南中医药大学冯卫生教授主编的《中药化学》、广东药科大学王岩教授主编的《中药药剂学》、南京中医药大学张丽教授主编的《中药制剂分析》、南京中医药大学陆兔林教授主编的《中药炮制工程学》、中国药科大学柯学教授主编的《中药制药设备与车间工艺设计》、浙江中医药大学万海同教授主编的《中药制药工程学》和江西中医药大学杨明教授主编的《中药制剂工程学》。

本套教材在编写过程中，得到了各参编院校和化学工业出版社的大力支持，在此一并表示感谢。由于编者水平有限，本书不妥之处在所难免，敬请各教学单位、教学人员及广大学生在使用过程中，发现问题并提出宝贵意见，以便在重印或再版时予以修正，不断提升教材质量。

清华大学

罗国安

2018 年元月

前言

全国共有二百余所院校开设制药工程专业，除传统中医药院校外，许多综合性大学也不乏中药制药人才的培养，对于此类学生来说，符合其专业培养方案要求的《中药材概论》现有教材较少，且出版年限较早；其他专业性教材，又存在着专业性过强、知识面过广、针对性不强等问题，不适于此类人才的教育培养。随着中医药现代化的快速发展，技术手段、研究方法的不断革新，信息技术的飞跃进步与教育模式的改革创新，针对中药制药及制药工程专业学生，迫切需要与时俱进的规划教材，来适应人才培养的国家需求。

本教材是供中药制药及制药工程等专业本科生使用的教材，全书分为总论及各论，共19章内容。总论包括中药材的相关定义、中药材的起源和发展简史；中药材基原；中药材产地、采收、加工与贮藏；中药材鉴定；中药材质量评价；中药药性理论；中药功效与现代药理。各论主要按用药部位分类，约收载300味常用中药材，包括植物类、动物类、矿物类及其他类中药材。在单味药材品种的选择上，注重了中药材来源、产地、采收加工、植物形态、性状、化学成分、性味与归经、功能与主治、现代研究及用法用量等内容的相关性。各论附二维码，对应该章相关中药材图片及介绍，文末附中药材汉语拼音索引和中药功效分类索引2种不同索引形式。

本教材在原有教材基础上，根据教学大纲及特点调整了总论中相关知识结构顺序，并对中药材的现代发展简史、中药材生产质量管理规范（GAP）、中药材鉴定新方法、中药材质量标准新规、中药功效与现代药理等相关内容加以补充，针对中药制药及制药工程专业设置与培养要求，完善了知识结构。以传统中药学相关理论知识为基础，吸收中药材现代最新研究进展，保障了知识的先进性。同时引入二维码扫描的形式，提供二百余种中药材高清图片与介绍，丰富了教学资源。

本教材由多年从事中药材教学和科研工作的一线教师编写。第一、四、七、九~十三章，由孟宪生、张慧、王帅编写；第二、五、八（前50味）、十四~十六、十九章，由路金才、吕重宁、严辉编写；第三、六、八（后50味）、十七、十八章，由李范珠、俞冰、邵清松编写；二维码制作及相关中药材图片，由肖雪完成。统稿由主编孟宪生和编委王帅共同完成。

本教材在编写过程中，全体编委会成员团结协作，各尽其能，以期编写出高质量教材，但书中难免存在疏漏之处，恳请广大师生、读者提出宝贵意见，以便再版时修订提高，不胜感激！

目录

第十七章　动物类中药材 / 213

第十八章　矿物类中药材 / 232

第十九章　其他类中药材 / 240

附　录 / 245

主要参考文献 / 250

总　　论

第一章　概述
第二章　中药材基原
第三章　中药材产地、采收、加工与贮藏
第四章　中药材鉴定
第五章　中药材质量评价
第六章　中药药性理论
第七章　中药功效与现代药理

第一章　概　　述

第一节　中药材相关定义

凡具有医疗、诊断、预防疾病和保健作用的物质，统称为“药物”。药物的来源，有的是天然产物及其制品，有的是人工合成的化学品与生化制品。研究各类常用药物的来源、性质和应用的学科，称为药物学。

我国古代记载药物知识的著作，大多称“本草”，本草所载药物主要是植物药、动物药和矿物药，其中以植物药占大多数，故名本草。各种本草都是我国古代的药物学典籍。我国中医历来用以治病的药物，概称“中药”。中药是在中医药理论指导下用于临床防治疾病的药物，包括中药材、饮片和中成药。中药材是指来源于自然界的植物、动物和矿物，未经加工或仅经过简单加工的中药原料。饮片是指药材经过炮制后可直接用于中医临床或制剂生产使用的处方药品。中成药指以饮片为配方原料，根据临床处方的要求，采用适宜的制剂工艺，制备成随时可以取用的药物。草药指主流本草尚未记载，流传于民间，在正规中医机构和人员中应用不普遍，多为民间医生所习用，且加工炮制尚欠规范的部分药物。随着药源普查和对草药的不断研究，一些疗效较好的草药逐渐被中医界所应用，或作药材收购，于是有人将中药和草药统称为中草药。生药一般是指取自生物的药物，兼有生货原药之意。应用最广的是植物药，一部分是动物药，少数为矿物药。大多数生药都是我国历代本草收载的药物，不同的是，生药还包括本草没有记载、中医不常应用而为西医所用的天然药物。

从广义而言，中药材、草药或生药都是来自自然界的天然药物。随着现代医药学的发展、中西医结合的研究和天然药物的普遍使用，中药、草药、中草药、中药材、生药的含义有时较难明确区分。

中药材概论是应用本草学、植物学、动物学、化学、药理学和中医学等学科知识，研究药材的名称、来源、生产、采制、鉴定、化学成分、医疗用途和现代应用的科学。随着中医药的现代化发展与科技手段的进步，中药材已逐步扩展到应用植物化学、植物化学分类学、生物化学、细胞生物学、植物生理学、分子生物学等学科知识来研讨天然药物的来源、分类、资源开发、生产、品质评价、生物合成、药理药效、毒性等内容。

中药材是中药的源头，中药材的产量和质量直接影响中医药行业的兴亡和中医临床用药的安全有效，中药材在我国中医药行业中占有重要地位。

第二节　中药材的起源和发展简史

一、古代本草简介

中药知识是在长期的实践中产生和发展起来的。我国人民在同疾病作斗争的过程中，通过不断尝试，逐渐积累了医药知识和经验。相传在公元前有神农氏“教民播种五谷，尝百草之滋味”。在无文字时代，这些药物知识凭借师承口传丰富起来，它是本草学的萌芽。在文字产生以后，就有了关于药物的记载，后经不断积累、发展，编写出了本草著作。从秦、汉到清代，本草著作约有 400 种之多。这些著作是我国人民长期与疾病作斗争的宝贵经验和知识的总结，是中医药学的宝贵财富，并在国际上产生了重大影响。

早在我国第一部诗歌总集《诗经》中就记载治病的药物。我国发现最早的医学方书《五十二病方》有药物 247 种，该书虽非药学专著，但它是提供先秦时代医药学历史知识的珍贵资料。

《神农本草经》为我国已知最早的药学专著。著者不明，成书年代在汉代。它总结了汉代以前的药物知识，载药 365 种，分上、中、下三品。在序录中记载，药“有毒无毒，阴干暴干，采造时月，生、熟、土地所出，真伪陈新，并各有法”。并对药物的产地、采集时间、方法以及辨别药物形态真伪的重要性有一些原则性的概括。各药的记述，则以药性和功效为主。原书早已失传，现有明代、清代的辑本。

梁代陶弘景以《神农本草经》和《名医别录》为基础编成《本草经集注》，载药 730 种。全书以药物的自然属性分类，分为玉石、草木、虫兽、果、菜、米食、有名未用七类，是后世依药物性质分类的导源。本书对药物的产地、采收、形态、鉴别等有所论述，有的还记载了火烧试验、对光照视的鉴别方法。原书已遗失，现存敦煌残卷。其主要内容却散见于后世本草中。

唐代苏敬、李勣等 22 人集体编撰，由官府颁行的《新修本草》，又称《唐本草》，可以说是我国最早的一部国家药典，也是世界上最早的一部由国家颁布的药典。载药 850 种，新增药 114 种，其中有不少外国输入药物，如安息香、血竭等。该书有较多的基原考证。附有图经 7 卷，药图 25 卷。出现了图文鉴定的方法，开创了我国本草著作图文对照的先例。原书已散失不全，现有尚志钧的辑本《唐·新修本草》。

唐代个人编著的本草亦多，较著名的有孟诜的《食疗本草》、陈藏器的《本草拾遗》和李珣的《海药本草》等。《海药本草》主载外国输入的药物。

随着药物知识的不断丰富，新的本草相继问世，如宋代的《开宝本草》、《嘉祐补注本草》，都是总结性的药物学著作。

北宋后期蜀医唐慎微编成《经史证类备急本草》(简称《证类本草》)，是将《嘉祐补注本草》与《图经本草》合并，内容丰富，图文并茂，载药 1746 种，新增 500 余种，为我国现存最早的完整本草，为研究古代药物最重要的典籍之一。

金、元时代的本草著作，有张元素的《珍珠囊》、李杲的《用药法象》、王好古的《汤液本草》和朱震亨的《本草衍义补遗》等。

明代的伟大医药学家李时珍参阅经史百家著作和历代本草 800 余种，历经 30 年，编写成巨著《本草纲目》。此书 52 卷，约 200 万字，载药 1892 种，附方 11000 余条。可以说这部著作是我国 16 世纪以前医药成就的大总结。该书以药物自然属性作为分类基础，每药标名为纲，列事为目，名称统一，结构严谨，为自然分类的先驱。17 世纪初，该书传到国外，译成多国文字，畅销世界各地，成为世界性的重要药学文献之一。

明代本草著作甚多，尚有朱橚编写的《救荒本草》、兰茂编写的《滇南本草》、刘文泰等编纂的《本草品汇精要》、陈嘉谟编撰的《本草蒙筌》和李中立所著的《本草原始》等。

清代赵学敏编撰《本草纲目拾遗》，是为了拾遗补正李时珍的《本草纲目》而作，载药 921 种，其中新增药物 716 种。吴其濬编撰的《植物名实图考》和《植物名实图考长编》，前者记载植物 1714 种，后者 838 种，是植物学方面科学价值较高的名著，也是考证药用植物的重要典籍。

此外，我国古代许多医学和方剂学著作中也收载药物的知识。例如东汉张仲景所著的《伤寒论》和《金匮要略》，东晋葛洪编著的《肘后备急方》，唐代孙思邈编著的《备急千金要方》和《千金翼方》，宋代陈师文等所编写的《太平惠民和济局方》，明代朱橚等编著的《普济方》等。

二、近现代中药材著作简介

我国中药材的教学和研究到20世纪30年代由赵燏黄（1883～1960）开始，1934年赵燏黄、徐伯鋆编著了我国第一本《现代本草生药学》上篇，接着叶三多广集西欧及日本书籍的有关资料，于1937年编写了《现代本草生药学》下篇。这两本书是当时介绍近代生药学的中文著作，也是中药材课程的教材。

中华人民共和国成立后，在党的中医中药政策指引下，中医药事业得到空前迅猛发展。国家对中药材的质量加强了管理，先后颁布了10版《中华人民共和国药典》(以下简称《中国药典》)，即1953年版、1963年版、1977年版、1985年版、1990年版、1995年版、2000年版、2005年版、2010年版和2015年版。《中国药典》是国家记载药品标准、规格的法典，在保障人民用药安全有效、促进药物研究和生产上起着重大作用。

几十年来，我国中医药科技工作者对中药材开展了多学科的研究，取得了显著的成就。1949～1979年间，我国的中药材研究比较集中于中草药资源和经验鉴别的调查整理和研究，陆续编写出版了《中药材概论参考资料》第一集（1958)，《中药材手册》(1959)，《中药志》(1959～1961)，《药材学》(1960)，《全国中草药汇编》及彩色图谱（1975～1977)，《中药大辞典》（1977)，《中草药学》上、中、下册（1976～1986)，《中药志》第二版Ⅰ～Ⅵ册(1979、1982、1984、1988、1994、1998)。此后又相继出版了《新编中药志》1～3册，《中药材粉末显微鉴定》(1986)，《中药彩色图谱》(1987)，《新华本草纲要》1～3册（1988～1991)，《中国中药资源丛书》(1994)(包括《中国中药资源》、《中国中药资源志要》、《中国中药区划》、《中国常用中药材》、《中国药材地图集》和《中国民间单验方》)，《常用中药材品种整理和质量研究》南方编1～4册（1994～2001)、北方编1～6册（1995～2003)，《中华本草》(1999)，《中华本草全书》(2002)，《中药品质研究》(2008)，以及《中国药材学》、《现代实用本草》、《中国药材商品学》、《中国道地药材》、新版《中药材品种论述》、《中药品种新理论的研究》、《中国中药材真伪鉴别图典》、《常用中药材组织粉末图解》、《中国药用动物志》、《常用中药鉴定大全》、《中药材薄层色谱鉴别》、《民族药志》等大批专著。

另外，值得一提的是，中华人民共和国成立以来国家组织中药鉴定工作者完成了3次(1960～1962、1970～1972、1983～1987）全国中药资源调查，2014年到目前正在进行第四次全国中药资源调查工作，这项工作对于促进中医药科技进步和推动社会经济发展具有重要意义。

第二章 中药材基原

中药材的来源按照自然属性分类主要包括植物药资源、动物药资源和矿物药资源。20世纪80年代，我国进行了全面系统的中药材资源调查，其中药用植物约11000种，约占全部中药资源的87%；药用动物1580余种，约占12%；药用矿物80余种，约占1%。

第一节 药用植物

我国是世界上应用药用植物历史最悠久的国家，中药材主要来源于植物药资源，有记载的药用植物约385科11000种，占中药总数的87%。我国药用植物资源的种类包括藻类、真菌、地衣[1]、苔藓、蕨类、裸子植物和被子植物。

一、藻、菌类和地衣类

藻类植物是一类具有进行光合作用的色素，可以制造养分供本身需要，能独立生活的自养体植物。藻类植物构造简单，没有真正的根、茎、叶分化。藻类植物绝大多数生活在水中。

根据藻类植物光合作用的色素种类，储存养分的不同，植物体的形态，细胞核的构造，细胞壁的成分，鞭毛的有无、数目、着生位置和类型，生殖方式等差异，一般通常将藻类植物分为9个门：蓝藻门、甲藻门、金藻门、黄藻门、硅藻门、裸藻门、绿藻门、褐藻门和红藻门。其中供入药的主要为蓝藻类、绿藻类、红藻类和褐藻类。

目前供药用的藻类主要有螺旋藻、石莼、海带、昆布和羊栖菜等。藻类中药材主要化学成分有多糖类、蛋白质类、脂肪类和维生素类等，其中多糖类成分和蛋白质的氨基酸类分布较普遍，而且多糖类成分大多数有增强免疫和抗癌等作用，此外大部分还具有软坚利水、清热和消炎作用。

菌类植物是一类不具有自然亲缘关系的类群，没有根、茎、叶分化，一般无光合作用色素，依靠现存的有机物质生活的低等植物。菌类植物的营养方式分寄生和腐生。凡是从活的生物体吸取养分者为寄生，凡是从死的动植物体或无生命的有机物吸收养分者为腐生。菌类植物可分为细菌门、黏菌门和真菌门。菌类中药材均属真菌门。

真菌类中药材有较大的药用价值和经济价值。其中具有抗癌作用的真菌就达100种以上，如冬虫夏草、麦角、茯苓、猪苓和灵芝等。菌类中药材主要化学成分有多糖类、核苷类、氨基酸类、生物碱类、甾醇类和三萜类，其中多糖类成分分布较普遍，而且多糖类成分大多数有增强免疫及抗肿瘤作用。此外，抗生素大多源于菌类。

地衣类是一种真菌和一种藻类两个有机体高度结合而成的共生复合体，是一种特殊的类群。通常是绿藻门或蓝藻门的藻类与子囊菌或担子菌的菌类共生。代表性药用植物有松萝、

---

[1] 按照公认的生物分类五界或六界学说，真菌和地衣都属于真菌界，不属于植物。但药用植物学多采用两界学说惯例，故将真菌和地衣归入植物。

雪茶、石耳和石蕊等。地衣类药用植物主要成分为地衣多糖和地衣酸，多数具有抗肿瘤、抗病毒、抗辐射及抗菌等生物活性。

二、苔藓类和蕨类

苔藓类植物是绿色自养性的陆生植物，是高等植物中唯一没有维管束的一类，植物体基本都很矮小。苔藓类植物主要分为苔纲、角苔纲和藓纲。苔藓植物喜欢阴暗潮湿的环境，一般生长在裸露的石壁上，或潮湿的森林和沼泽地里。

目前供药用的苔藓类约有40余种，主要有地钱、回心草和五倍子等。苔藓类植物的主要成分较为复杂，其中芪类、单萜类和倍半萜类成分是苔纲类的特征性成分，藓纲的特征是不含芪类成分。除了上述成分，苔藓类的化学成分还包括生物碱类、黄酮类和酚类化合物等。其中五倍子内所含的多酚类化合物棓酸含量高达70%以上，具有治疗烫伤和顽癣的作用。

蕨类植物是具维管束的孢子植物，世代交替明显，有两个独立生活的孢子体和配子体，孢子体发达。陆生、附生或水生，常见的蕨类植物体（孢子体）有根、茎、叶的分化。

蕨类植物门分为松叶蕨纲、石松纲、水韭纲、木贼纲和真蕨纲。前四纲为小叶型蕨类；真蕨纲为大叶型蕨类，在蕨类植物中占有绝对优势，又分为厚囊蕨亚纲和薄囊蕨亚纲，大多数药用蕨类植物属于薄囊蕨亚纲。

目前供药用的蕨类约450余种，主要的蕨类中药材有石杉、绵马贯众、骨碎补、海金沙和狗脊等。蕨类植物化学成分主要有酚类、黄酮类、生物碱类、甾体类和三萜类等，多数具有抑菌、止血、利胆、驱虫和抗病毒活性。

三、裸子植物

裸子植物是介于蕨类植物和被子植物之间的一类维管植物，因其胚珠和种子是裸露的，故而得名。我国药用裸子植物有10科25属100余种。重要中药有麻黄、银杏叶和松花粉等。

裸子植物的化学成分丰富，主要有以下几种类型。

① 黄酮类：裸子植物中含丰富的黄酮类及双黄酮类成分，双黄酮类是裸子植物的特征性成分。常见的黄酮类有槲皮素、杨梅素和芸香苷等。双黄酮类主要分布在银杏科、柏科及杉科，如银杏叶中含银杏双黄酮。这些黄酮类和双黄酮类成分大部分具有扩张动脉血管的作用。

② 生物碱类：存在于三尖杉科、红豆杉科、罗汉松科和麻黄科等。其中三尖杉酯碱、高三尖杉酯碱和紫杉醇具有显著的抗癌活性。

③ 萜类及挥发油：较普遍存在于裸子植物中，挥发油中含有蒎烯、苧烯、小茴香酮、樟脑等。松科、柏科等多种植物含丰富的挥发油及树脂。

④ 其他成分：树脂、有机酸、木脂素类、昆虫蜕皮激素等成分在裸子植物中也存在。

四、被子植物

我国被子植物已知有2700多属，2.5万～3万种，其中药用种类约11000种，是药用植物最多的类群。大多数中药材（包括中药和民间药物）都来自被子植物。被子植物又分为双子叶植物纲和单子叶植物纲两类。

双子叶植物纲分为离瓣花被亚纲和合瓣花被亚纲。离瓣花被亚纲的中药材主要来源于胡椒科、三白草科、马兜铃科、桑科、毛茛科、防己科、木兰科、樟科、蔷薇科、豆科、芸香科和伞形科等植物；合瓣花被亚纲的中药材主要来源于木樨科、马钱科、龙胆科、唇形科、茄科、玄参科、桔梗科、葫芦科和菊科等植物。

单子叶植物中药材主要来源于兰科、百合科、石蒜科、天南星科和姜科等。

被子植物代表了植物界现存类群中最高的演化水平，它的内部构造和外部形态高度适应地球多样的环境，因而化学成分几乎包含了所有的天然化合物类型，并随着植物的演化在不断发展和复杂化。

第二节　药用动物

动物类中药材的应用在我国有着悠久的历史，远在4000多年前甲骨文中就记载麝、犀、牛、蛇等40多种药用动物。我国历代本草学著作均收载数目不等的动物药，如《神农本草经》收载阿胶、僵蚕、地龙和麝香等65种，唐代的《新修本草》收载128种，明代《本草纲目》收载461种，清代《本草纲目拾遗》又增加160种。现在，《中国药典》2015年版收载动物类中药49种。

动物类中药材根据药用部位分类，常分以下6类：全动物类（如地龙、水蛭、全蝎）；角骨类（如鹿茸、羚羊角、穿山甲）、贝壳类（如牡蛎、石决明、瓦楞子）、脏器类（如鸡内金、紫河车、熊胆）、生理病理产物（如牛黄、蟾酥、珍珠）和加工品（如阿胶、鹿角胶、龟甲胶）。

动物类中药材尤其是来源于高等动物的中药材，所含的化学成分常与人体中某些物质相似，因而可直接用于改善和调节人体的生理功能，疗效确切而显著。如，斑蝥中的斑蝥素具有治疗原发性肝癌的作用；蟾酥中的蟾毒配基类成分具有抗癌和强心作用。

第三节　药用矿物

我国使用矿物药的历史悠久，《神农本草经》中收载矿物药46种，《本草纲目》收载矿物药161种，《中华药典》2015年版一部收载矿物药25种。矿物类中药材虽然比植物类中药少很多，但在临床上具有多种重要用途而不可或缺。

矿物类中药材包括多数可供药用的天然矿物，如自然铜、朱砂和炉甘石等；少数为矿物的加工品，如芒硝、轻粉等；此外还包括动物及其骨骼的化石，如浮石、龙骨等。矿物中药材含有的Cu、Fe、Ca等元素具有滋养性和兴奋性；Mg、K、Na等成分的矿物药具有泻下、利尿作用；含S、As、Hg等成分的矿物药有治疗疥癣和肿瘤的作用。

依中医药学观点，矿物药中阳离子通常对药效起重要作用，所以，矿物药多以阳离子为依据进行分类。现按阳离子的种类将常见的矿物药分类如下。

① 钾化合物类，如硝石（KNO_3）。

② 钠化合物类，如芒硝（$Na_2SO_4 \cdot 10H_2O$）、大青盐（NaCl）等。

③ 钙化合物类，如石膏（$CaSO_4 \cdot 2H_2O$）、龙骨［$CaCO_3$、$Ca_3(PO_4)_2$ 等］等。

④ 镁化合物类，如滑石［$Mg_3(Si_4O_{10})(OH)_2$］等。

⑤ 铝化合物类，如白矾［$KAl(SO_4)_2 \cdot 12H_2O$］等。

⑥ 锌化合物类，如炉甘石（$ZnCO_3$）等。

⑦ 铁化合物类，如磁石（Fe_3O_4）、自然铜（FeS_2）等。

⑧ 铜化合物类，如胆矾（$CuSO_4 \cdot 5H_2O$）、铜绿等。

⑨ 汞化合物类，如朱砂（HgS）、轻粉（Hg_2Cl_2）、红粉（HgO）等。

⑩ 铅化合物类，如铅丹（Pb_3O_4）、密陀僧（PbO）等。

⑪ 砷化合物类，如雄黄（As_2S_2）、雌黄（As_2S_3）、信石（As_2O_3）等。

⑫ 硅化合物类，如白石英、玛瑙、滑石等。

⑬ 其他类，如硫黄、琥珀等。

第三章　中药材产地、采收、加工与贮藏

第一节　中药材的产地

天然药材的分布和生产离不开一定的自然条件。我国疆域辽阔，地处亚洲东部，大部分地区处于北温带，并有大兴安岭北部的寒温带、秦岭淮河以南的亚热带，及华南低纬度的热带，加之地貌复杂，江河湖泽、山陵丘壑、平原沃野及辽阔的海域，形成了复杂的自然地理环境。水土、日照、气候、生物分布等生态因素各地不尽相同，为多种药用植物的生长提供了有利的条件。同时也使各种药材的生产，无论品种、产量和质量都有一定的地域性。古代医药学家经过长期使用、观察和比较，知道即便是分布较广的药材，由于自然条件的不同，各地所产其质量优劣也不一样，并逐渐形成了“道地药材”的概念。

所谓道地药材，又称地道药材，是优质纯真药材的专用名词，是指经过中医临床长期应用优选出来的，产在特定地域，与其他地区所产同种中药材相比，品质和疗效更好，且质量稳定，具有较高知名度的中药材。《本草衍义》云：“凡用药必择土地所宜者，则药力具，用之有据。”强调了气候水土自然与药材的生产、气味的形成、疗效的高低都有密切的关系。历代医药学家都十分重视道地药材的生产。从《神农本草经》、《名医别录》起，众多的本草文献都记载了名贵药材的品种产地资料。常见的道地药材，如甘肃的当归，宁夏的枸杞子，青海的大黄，内蒙古的黄芪，东北的人参、细辛、五味子，山西的党参，云南的三七、茯苓，四川的黄连、川芎、贝母、乌头，山东的阿胶，江苏的薄荷，广东的陈皮、砂仁，河南的“四大怀药”（地黄、牛膝、山药、菊花），浙江的“浙八味”（浙贝母、玄参、杭白菊、白芍、麦冬、温郁金、延胡索、白术）等。道地药材是在长期的生产和用药实践中形成的，并不是一成不变的。环境条件的变化使上党人参绝灭，人们遂以东北人参为贵；川芎在《神农本草经》中原名芎藭，直至宋代始成为道地药材；三七原产于广西田阳，故称为广三七、田三七，而云南后来居上，成为三七的新道地产区，称为滇三七。

现代研究证明，同一种药材由于产地不同，质量会有所差异。如广州产的穿心莲抗菌作用较福建、安徽产者为优；浙江嘉兴产的臭梧桐叶降血压作用比苏州产的强；山东产的金银花中抗菌有效成分绿原酸含量高达 5.87%，而四川天全县产的仅含 0.125%，相差近 50 倍；山西产的甘草中甘草酸含量为 6.58%～8.17%，而甘肃产的甘草中甘草酸含量为 2.57%～3.14%。这些研究成果为道地药材提供了科学依据，说明中药行业讲究“道地”的传统是有道理的。

当前，对道地药材的栽培研究，从道地药材栽培品种的地理分布和生态环境的调查、道地药材生态型与生长环境关系的研究（包括光照、温度、湿度、土壤等）到道地药材植化的研究、道地药材的药理生态研究及野生变家种的生态研究等方面都做了大量的工作，从而在一定程度上满足了部分短缺药材的需求。为了进一步发展优质高效的道地药材生产，我国按 GAP（中药材生产质量管理规范）标准建立新的药材生产基地。《中华人民共和国中医药法》指出：“国家建立道地中药材评价体系，支持道地中药材品种选育，扶持道地中药材生

产基地建设，加强道地中药材生产基地生态环境保护，鼓励采取地理标志产品保护等措施保护道地中药材。”随着医疗事业的发展，国内外中药材需求日益增加，再加上很多道地药材的生产周期较长，产量有限，难以完全满足需要。开展道地药材的生态环境、栽培技术研究，创造特定的生产条件，对发展优质药材生产具有重要的意义。

第二节　中药材的采收

一、合理采收

中药材的采收是中药生产中的关键技术之一，直接影响中药的产量和质量。而中药材质量的好坏，取决于有效物质含量的多少。有效物质含量的高低与产地、采收季节、时间、方法等有着密切的关系。因为动植物在其生长发育的不同时期、药用部分所含有效及有害成分各不相同，因此药物的疗效和毒副作用也往往有较大差异，故药材的采收必须在适当的时节采集。药王孙思邈《备急千金要方》云：“早则药势未成，晚则盛时已歇。”《千金翼方》也谓：“夫药采取，不知时节，不以阴干暴干，虽有药名，终无药实，故不依时采取，与朽木不殊，虚费人工，卒无裨益。”强调了药物适时采收的重要性。近代药物化学研究也证实了生长季节不同，所含有效及有毒成分不同，印证了适时采收的重要性。

确定中药材的适宜采收期，必须将有效成分含量和产量两者结合起来考虑。而这两个指标有时是不一致的，需加以注意。当有效成分的含量有一显著的高峰期，而药用部位的产量变化不大时，此含量高峰期即为适宜采收期。如薄荷的采收，1 年 2 次，第一次在小暑后大暑前（7 月中下旬），主要用于提取薄荷脑；第二次在霜降之前（10 月中下旬），主要作药材用。经实验证明，薄荷在花蕾期叶片中含油量最高，原油的薄荷脑含量则以花盛期为最高；而叶的产量又在花后期为最高。再如牡丹皮 5 年生丹皮酚含量最高，但与 3 年生含量差异并不显著，故可以 3 年生为最佳采收年限。

二、采收的一般原则

根据传统的采药经验及各种药用部位的生长特点，分别掌握合理的采收季节是十分必要的。

（一）植物药类

（1）根及根茎类　一般在早春植物开始长苗前（春初），或地上部分开始枯萎时（秋末）采收。因为春初“津润始萌，未充枝叶，势力淳浓”、“至秋枝叶干枯，津润归流于下”，且“春宁宜早，秋宁宜晚”（《本草纲目》）。现代研究也证明早春及深秋时植物的根茎中营养成分储藏最丰富，有效成分含量较高，此时采集则产量和质量都较高，如天麻、葛根、玉竹、大黄、桔梗、苍术等。但也有少数例外，如半夏、太子参、延胡索等则要在夏天采收。

（2）茎木类　一般在秋、冬两季采收，如鸡血藤、忍冬藤等。有些木类药材全年可采，如苏木、降香、沉香等。

（3）叶类　通常开花前或果实未成熟前采收，此时植物光合作用旺盛，叶片茂盛、性味完壮、药力雄厚，最适于采收，如枇杷叶、荷叶、大青叶、艾叶等。有些特定的药物如桑叶，需在深秋经霜后采集。

（4）花及花粉类　花类药材，一般采收未开放的花蕾或刚开放的花朵，以免香味散失、花瓣散落而影响质量，如辛夷、野菊花、金银花、月季花、旋复花等。对花期短的植物或花朵次第开放者，应分次及时摘取。至于蒲黄、天花粉之类以花粉入药者，则须在花朵盛开时采取。

（5）果实及种子类　果实类药物除青皮、枳实、覆盆子、乌梅等少数药材要在果实未成熟时采收果皮或果实外，一般都在果实成熟时采收，如瓜蒌、槟榔、马兜铃等。以种子入药的，通常在完全成熟后采集，如莲子、银杏、沙苑子、菟丝子等。有些既用全草又用种子入药的，可在种子成熟后割取全草，将种子打下后分别晒干贮存，如车前子、苏子等。有些种子成熟时易脱落，或果壳易裂开，种子散失者，如茴香、牵牛子、豆蔻、凤仙子等，则应在刚成熟时采集。容易变质的浆果如枸杞子、女贞子等，最好在略熟时，于清晨或傍晚时分采收。

（6）树皮、根皮类　通常在春末夏初时节采集。因为此时植物生产旺盛，在植物体内浆液充沛时进行采集，则药性较强，疗效较高，并容易剥离，如黄柏、杜仲、厚朴等。另有些植物根皮则以秋后采收为宜，如牡丹皮、苦楝皮、地骨皮等。

（7）全草类　大多在植物充分生长、枝叶茂盛以及刚开花时采集，从根以上割取地上部分，如益母草、荆芥、紫苏、豨莶草等；如须连根入药的则可拔起全株，如柴胡、小蓟、车前草、地丁等；而须用带叶花梢的更需适时采收，如夏枯草、薄荷等。

（8）藻、菌、地衣类　各自情况不一，如麦角在寄主（黑麦等）收割前采收，生物碱含量较高；茯苓在立秋后采收质量较好；马勃应在子实体刚成熟期采收，过迟则孢子飞散；海藻在夏、秋季采捞；冬虫夏草在夏初子座出土孢子未发散时采挖。

（二）动物药类

为保证药效也必须根据生长活动季节采集，如一般潜藏在地下的小动物全蝎、土鳖虫、地龙、蟋蟀、蝼蛄等虫类药材，大都在夏末秋初捕捉其虫，此时气温高，湿度大，宜于生长，是采收的最好季节；桑螵蛸为螳螂的卵鞘，露蜂房为黄蜂的蜂巢，这类药材多在秋季卵鞘、蜂巢形成后采集，并用开水煮烫以杀死虫卵，以免来年春天孵化成虫；再如蝉蜕为黑蚱羽化时蜕的皮壳，多于夏秋季采取；蛇蜕为锦蛇、乌梢蛇等多种蛇类蜕下的皮膜，因其反复蜕皮，故全年可以采收，唯3～4月最多；又如蟾酥为蟾蜍耳后腺分泌物干燥而成，此药宜在春秋两季蟾蜍活动时采收，此时容易捕捉，腺液充足，质量最佳；再如哈蟆油即林蛙的干燥输卵管，此药宜在白露节前后林蛙发育最好时采收；石决明、牡蛎、蛤壳、瓦楞子等海生贝壳类药材，多在夏秋季捕采，此时发育生长旺盛，钙质充足，药效最佳；一般大动物类药材，虽然四季皆可捕捉，但一般宜在秋季猎取，唯有鹿茸必须在春季清明节前后雄鹿所生幼角尚未骨化时采收质量最好。

（三）矿物药类

一般不受季节变化的影响，故大多可随时采收。但是各种矿物在其地质形成的过程中，受到各种条件的影响，因此也有品位高低的不同，一般应采收品位高的矿石。

三、中药材采收方法

由于中药材品种繁多，植物药、动物药的药用部位各不相同，因此其采收方法必须根据中药材自身特点，并结合药效成分进行采收。

（一）植物类中药材

根据植物类中药材各药用部位的特征，其采收方法可分为人工采收、机械采收与化学采收三大类，其中人工采收最为常见，又可分为采挖法、剪取法、摘取法、割取法、剥取法、砍伐法等多种方法。

1. 人工采收

（1）采挖法　主要用于收获根及根茎类药材。选取雨后的晴天或阴天，在土壤较为湿润时用锄头或特制的工具进行挖取。采挖时注意保持根皮的完整性，避免损伤，影响药材的质量。如野山参在挖取时必须注意保持其支根与须根的完整性。少数全草类药材连根入药的也需要采用挖取的方法进行采收，如细辛、紫花地丁等。

（2）剪取法　主要用于部分茎类、叶类、花类和果实类药材。选取其成熟期或近成熟期，用剪刀或枝剪等工具剪下药用部位，如关木通、鸡血藤、夜交藤、红花、款冬花、五味子、桑葚等。注意采收时，应保护植株，不要过度采收或损伤它，达到合理采收的目的。

（3）摘取法　主要用于成熟不一致的果实、种子和花的收获。由于它们成熟不一致，只能分批采收，以保证其品质与产量，如辛夷花、菊花、金银花等。采摘时，应注意保护植株，不要损伤未成熟部分，以免影响其继续生长发育。另外，有一些果实、种子个体大，或者枝条质脆易断，其成熟期虽一致，也可用本法收获，如佛手、枳壳、连翘、栀子、香橼等。

（4）割取法　主要用于收获全草、花、果实、种子，且是成熟较为一致的草本药用植物。可以根据不同药用植物及其入药部位的具体情况，或齐地割下全株，或只割取花序或果穗；有的全草类一年收割两次或两次以上，注意在其收割后应留茬，以利于萌发新的植株，提高下一次的产量，如薄荷、大青叶、瞿麦等。花、果实、种子的收割，亦因品种与需要而具体对待。如王不留行在大多数种子变为黑色时，将其地上部分齐地面割下置于阴凉通风干燥处后熟 5～7 天，晒干、脱粒、扬去杂质即可。

（5）剥取法　剥取法一般有半环剥取法与环剥法两种，主要用于皮类药材的收获。如杜仲的采收现在多采用半环剥法剥取树皮。在 6～7 月高温湿润季节，此时杜仲树形成层细胞分裂比较旺盛，在离地面 10cm 以上树干，切树干的 1/2 或 1/3，注意割至韧皮部时不伤及形成层，然后剥取树皮，剥去树皮后的部位经 2～3 年后可重新长成树皮。也可采用环剥法，但为了保护杜仲资源，目前采收杜仲皮多以半环剥法进行。

（6）砍伐法　主要用于木类药材。一般采用将树木直接进行砍伐后，除去外皮获得。如苏木一般在其生长 8 年后把树砍下，削去外围的白色边材，截成每段长 60cm，粗者对半剖开，阴干后，扎捆置阴凉干燥处贮藏。沉香的采收是采取含香的树干或根部，用刀削去白色木部，然后再用特制小刀将不含香的部分尽可能地除去，干燥后即可。

（7）其他传统采收方法　对于藻类、菌类、地衣类及孢子类药材的采收，根据各自不同特点采用不同方法进行采收，如冬虫夏草在夏初子座出土孢子未发散时进行采挖；松萝全年均可采收。以孢子入药的药材必须在成熟期及时采收，过迟则孢子飞落。树脂或以植物液汁入药的其他类药材一般是根据植物的不同采收时间和不同药用部位决定采收期和采收方式，如安息香多在 4～10 月，于安息香科植物白花树树干上割成“三角形”切口，其汁顺切口流出凝固成香后采收。

2. 机械采收

随着对中药材现代化研究的深入，部分中药材在采收中，为了提高劳动效率，采用机械采收的方式进行。机械采收根据药材自身的特点，采用不同的机械设备进行采挖。

根及根茎类药材可用拖拉机牵引耕犁进行采挖，注意在采挖过程中不伤及根即可，之后拣取，除去残茎、叶和须根等，有的药材还需趁鲜除去外皮，如北沙参、桔梗、粉防己等；有的药材需趁鲜进行敲打以使木质部与皮层部分分离以除去木心，如白鲜皮、香加皮、地骨皮、五加皮等。

叶类药材可采用往复切割、螺旋式滚动和水平旋转勾刀等切割式采叶机械进行作业。为了避免对树体的影响，一般机采 3～4 年后，结合 1 次人工采收或予以平茬，以恢复树势。

山茱萸的采收传统多采用手工采摘方式进行，近年来部分地区采用山茱萸专门采摘机进行采收。山茱萸采摘机利用振动原理，将树上成熟的山茱萸振落，树下只需要人工将果实接住收集即可。这种机械采摘方式省时、省力又方便，比人工采摘效率提高了 10 倍左右，大大降低了药农的劳动强度。

3. 化学采收

部分中药材按照传统的采收方式，采收效率较低，可以采用适宜的化学试剂处理后进行采收。此类采收适用于部分叶类、果实种子类和树脂类药材。如银杏叶的采收除人工采收和机械采收之外，为提高采收效率，还可采用化学方式采收。于采叶前 10～20 天，喷施浓度为 0.1%的乙烯利，使其自然脱落后进行收集干燥即可，适用于大面积的采叶园。

又如树脂类药材的安息香采收，一般是对生长 10 年以上的健壮成龄树，在夏、秋两季割脂。割脂前，先进行乙烯利处理，于距离地面 9～12cm 的树干基部，在同一水平上按等距离用小刀浅刮树皮 3 处，然后将 10%的乙烯利油剂薄薄地在刮面上刷 1 层，刷药要在晴天进行，处理后 9～11 天，即可开割。收集的液状树脂放阴凉处，自然干燥变白后，用纸包好放木箱内置于阴凉处贮藏。

乙烯利是优质高效植物生长调节剂，具有促进果实成熟、刺激伤流、调节性别转化等效应，而用于中药材的采收还需进行相关实验研究方可进行。

（二）动物类中药材

动物类中药材除了根据其种类不同，选择适宜的采收期外，还需要根据各种药用动物的生长习性、活动规律而采取不同的采收方法。动物类中药材的采收方法常有以下几种：诱捕、网捕、活体收取药用部位等。

动物药，可根据其生长和活动季节捕捉。昆虫类药材，必须掌握其孵化发育活动季节，以卵鞘入药的，如桑螵蛸，则在虫卵孵出前收集，过时则虫卵孵化成虫而影响药效。以成虫入药的，均应在活动期捕捉；有翅昆虫，如斑蝥，须在夏、秋季清晨露水重时捕捉，否则飞起后不易捉到。两栖动物如蛤士蟆，则在秋末当其进入“冬眠期”时捕捉；鹿茸须在清明后 40～60 天（5～7 月）锯取，过时则角化。对动物药材熊胆、牛黄、麝香、马宝、蟾酥在捕捉后或屠宰场进行采收，近年来有人工培植牛黄、活麝取香、活熊抽取胆汁等新的采集方法。

（三）矿物类中药材

矿物类中药材的采收一般没有季节性限制，本草多载“采无时”，实际上说的是矿物药采收时“不拘时节”。大多数与矿藏的采掘相结合进行收集和选取，如石膏、滑石、雄黄、自然铜等。矿物类药材质量的优劣在于选矿，一般应选择杂质少的矿石作药用。如来自盐湖中的大青盐，多系天然结晶而成，不需要加工。有些矿物药需经人工冶炼或升华方法制得，如密陀僧、轻粉、红粉等。

（四）采收中应注意的事项

在采收中药时要注意保护药源，绝不可只顾眼前，无计划地滥采，以致损害药源。因此，必须注意以下几点。

1. 计划采集

既要满足当前的需要，又需考虑长远的利益，做到用什么采什么，用多少采多少，不要贮存过多，以致积压变质，造成浪费。

2. 留根保种

地上部分作药用的，或地上部分可以代根用的，不要连根拔。必须用根或根茎的，以及用全草的，采时应留种，留下一部分块根，或留下一些生长茁壮的植株，以利于繁殖。

3. 充分利用

用根或根茎的药物，若茎、花、叶有同样的功用，应该着重采收其地上部分。此外，应结合开荒、锄草、伐木、剪枝等作业，把有用的根、皮、枝、叶或全草加以收集，贮存备用，做到物尽其用。

在野生资源缺乏时，适当种植以开辟药源有其积极意义。应根据实际需要，对于难以采集或野生株较少的品种，适当地进行引种繁殖，以便扩大药源。

第三节　中药材的加工

中药材加工是指在中医药理论指导下，对作为中药材来源的植物、动物、矿物（除人工制成品及鲜品）进行采收、加工处理的技术，又称初加工或产地加工。中药材采收后，绝大多数为鲜品，因药材内部含水量高，若不及时加工处理，很容易霉烂变质，其药用的有效成分亦随之分解散失，严重影响药材质量和疗效。除了少数要求鲜用，如生姜、鲜石斛、鲜芦根、鲜荷叶等，大部分药材用其干品，必须在产地进行拣洗、切碎、蒸煮烫、熏硫、发汗、干燥等初步加工。初加工时按药材和用药的需要，进行分级和其他技术处理，利于药材的进一步加工炮制和充分发挥其药用功效及按质、按级定价。

我们的祖先用药均为鲜品。但随着中医药科学的进步和社会的发展，单纯采集鲜药已不能满足需要，人们开始将鲜品晒干贮藏备用，这种晒干的方法是最早的药材加工方法。经过几千年的实践、总结和提高，中药材加工技术不断创新与发展，现已成为中药材生产中的关键技术之一。药材的产地加工对于药材商品的形成、饮片和中成药等产品的深加工，以及市场流通和临床使用等方面都具有重要的意义。

（一）中药材加工的目的和意义

1. 中药材加工的目的

① 除去杂质（如泥土、沙石、虫卵等）及非药用部位，保证药材的纯净度。

② 按药典规定进行加工或修制，保证药材质量。使药材尽快灭活、干燥，以保存药效，对需要鲜用的药材进行保鲜处理，防止霉烂、变质和虫蛀。如有效成分为苷类的药材，经过加热处理，能使其中与苷类共存的酶失去活性，便于苷类成分药效的保存；桑螵蛸经过蒸制杀死虫卵，以免虫卵降低药效。

③ 降低或消除药材的毒性或刺激性，保证用药安全。如有的药材毒性很大，通过浸、漂、蒸、煮等加工方法可以降低毒性，如附子等。有的药材表面有大量的毛状物，如不清除，服用时可能刺激口腔和咽喉黏膜，引起发炎或咳嗽，如狗脊、枇杷叶等。

④ 有利于药材商品规格标准化。通过加工分等，对药材制定等级规格标准，使商品规格标准化，有利于药材的国内外交流与贸易。

⑤ 有利于包装、运输与贮藏。通过进行产地初加工、干燥、分等等，有利于药材的包装和贮运。

2. 中药材加工的意义

经过产地加工，应使药材性状符合商品要求，色泽好，香气散失少，有效成分含量高，水分含量适度，纯净度高，保证药材的质量和用药的安全。

（二）中药材加工的一般原则

由于中药材种类繁多，品种规格和地区用药习惯不同，加工方法也各不相同，现将一般常规中药材初加工方法介绍如下。

1. 根及根茎类药材

洗净泥土，除去须根、芦头和残留枝叶等，再进行大小分级，趁鲜切成片、块或段，然后晒干或烘干，如白芷、丹参、牛膝、前胡、射干等。一些肉质性，含水量较高的块根、鳞茎类药材，如天冬、百部、薤白等，应先用沸水稍烫一下，然后再切块晒干或烘干；对于质坚、难以干燥的粗大根茎类药材，如玄参、白芍等药材，先要用沸水煮，再经反复“发汗”，才能完全干燥。还有些种类的药材，如山药、贝母等须用硫黄熏蒸才能较快干燥，保持色泽洁白、粉性足，且能消毒、杀虫防霉，有利于药材的贮藏。

2. 全草类药材

宜放在通风处阴干或晾干，尤其是含芳香挥发油类成分的药材，如薄荷、荆芥、藿香等，忌晒，以避免有效成分损失；有些全草类药材在未干透前就应扎成小捆，再晾至全干，避免散失，如紫苏、薄荷、断血流等。一些含水量较高的肉质叶类，如马齿苋、垂盆草等应先用沸水略烫后再进行干燥。

3. 花类药材

为了保持花类药材颜色鲜艳花朵完整，采后应放置在通风处摊开阴干或在低温下迅速烘干，以避免有效成分的散失，保持浓郁的香气。如红花、芫花、金银花、玫瑰花、月季花等。极少数种类则需先蒸后再进行干燥，如杭白菊等。

4. 果实类药材

直接晒干或烘干即可。但果实大又不易干透的药材，如佛手、酸橙、宣木瓜等应先切开后干燥；以果肉或果皮入药的药材，如瓜蒌、陈皮、山茱萸等，应先除瓤、核或剥皮后干燥。此外，有极少药材如乌梅等还需经烘烤、烟熏等方法加工。

5. 种子类药材

果实采收后，直接晒干、脱粒、收集种子。有些药材要去种皮或果皮，如薏苡、决明子等。有些要击碎果核，取出种仁供药用，如杏仁、酸枣仁等。有些则要蒸，以破坏药材致变质变色的酶，如五味子、女贞子等。

6. 树皮及根皮类药材

趁鲜切成片或块，再晒干即成。但有些种类在采收后应趁鲜刮去外层的栓皮，再进行干燥，如丹皮、椿根皮、黄板皮等；有些树皮类药材采后应先用沸水略烫后，加码叠放，使其“发汗”，等内皮层变成紫褐色时，再蒸软刮去栓皮，然后切成丝、片或卷成筒，再进行干燥，如肉桂、厚朴、杜仲等。

7. 菌类药材

在孢子未散发前挖取，晒至六七成干，除去泥土继续晒干成“毛货”，将毛货浇上黄酒，使其成软体，整理平直，用红线扎成小把，如海藻、昆布、冬虫夏草、灵芝、猪苓、白木耳、马勃等。

8. 动物类药材

环节动物如地龙、水蛭用开水烫死，也可用生石灰、草木灰或酒闷死，洗净、晒干或烘干。软体动物如石决明、瓦楞子、牡蛎、珍珠、海螵蛸等，剥取肉食用，将贝壳洗净晒干备用。节肢动物如全蝎、蜈蚣、土鳖虫、桑螵蛸、蝉蜕、九香虫、僵蚕、虻虫、斑蝥、蜂房等，用捕虫网线、筷子拾取晒干供药用。常用方法有清选、干燥、冰冻或加入防腐剂等。

9. 矿物类药材

清除泥土和非药用部位，以保持药材的纯净度，或经深加工。

（三）中药材加工的方法

中药材种类繁多，来源、药用部位和产地各不相同，药材的性状，如形、色、味、质地及成分各异，故产地加工的方法亦应有所不同，应因地制宜，因种制宜。

1. 拣选、修整

拣出新鲜药材中的杂物，药材中的细小杂物可用筛子筛除或用簸箕簸去或用风斗吹去。

去除非药用部位以及霉变部分，如去除牛膝的芦头、须根，除去山药、白芍的外皮等。有的药材应去心取皮，如牡丹皮、香加皮、远志等，有的应去壳取仁，如薏苡仁、肉豆蔻等。

2. 清洗

药材在采集后，表面会附有泥沙，要将其洗净后才可进一步加工成药材供药用。清洗的方法有喷淋、漂洗、涮洗、淘洗等。有些质地疏松或黏性大的软性药材，在水中洗的时间不宜长，如瓜蒌皮；有的种子类药材因含有多量的黏液质，下水即黏结成团，不易散开，故不能水洗，如葶苈子、车前子等，可用簸筛等方法除去附着的泥沙。应当注意，洗涤有毒的药材，对皮肤有刺激性，如天南星、半夏等，应戴手套；而具有芳香气味的药材一般不用水淘洗，如薄荷、细辛等。

3. 浸漂

浸漂是用水溶去部分有毒成分或盐分，如半夏、天南星、附子等含毒性成分的中药材；海螵蛸、海藻、昆布等含盐分较多的中药。漂的方法，一般是将药材放在盛有水的缸中，天冷时每日换水 2 次，天热时每日换水 2～3 次。漂的天数根据具体情况而定，短则 3～4 天，长则两周。漂的季节最好在春秋二季，因这时温度适宜。夏季由于气温高，必要时可加明矾防腐。

4. 切片

较大的根及根茎类、坚硬的藤木类、肉质的果实类药材及部分菌类药材，大多趁鲜切成块、片，以利于干燥，避免反复加工损失药效。如大黄、土茯苓、乌药、鸡血藤、木瓜、山楂、佛手、香橼、茯苓等。但对于某些具有挥发性成分或有效成分容易氧化的药材，则不宜提早切成薄片干燥或长期保存，否则会降低药材质量，如当归、川芎、常山、槟榔等。

5. 去壳

种子类药材，一般把果实采收后，晒干去壳，取出种子，如车前子、菟丝子等；或先去壳取出种子而后晒干，如苦杏仁、桃仁等；或去壳取仁，如白果、薏苡仁、肉豆蔻等。但有的药材加工时不去壳，临用时才去壳，如豆蔻、草果、砂仁等，以保持其有效成分不致散失。

6. 蒸、煮、烫

含黏液汁、淀粉或糖分多的药材，用一般方法不易干燥，须先经蒸、煮或烫处理，以便易于干燥。加热时间的长短及采用何种加热方法，需视药材的性质而定。如白芍、明党参煮至透心，天麻、红参蒸透，红大戟、太子参置沸水中略烫，鳖甲烫至背甲上的硬皮能剥落时取出、剥取背甲等。药材经加热处理后，不仅容易干燥，有的便于刮皮，如明党参、北沙参等；有的能杀死虫卵，防止孵化，如桑螵蛸、五倍子等；有的熟制后能起滋润作用，如黄精、玉竹等；有的不易散瓣，如菊花。同时，可使一些药材中的酶类失去活力，不致分解药材的有效成分。

7. 发汗

有些药材在加工过程中用微火烘至半干或微煮、蒸后，堆置起来发热，使其内部水分往外溢，变软，变色，增加香味或减少刺激性，有利于干燥。这种方法习称“发汗”。如厚朴、杜仲、续断、玄参等。

（四）中药材干燥的方法

干燥的目的是为了及时除去药材中的大量水分，避免发霉、虫蛀以及有效成分的分解和破坏，利于贮藏，保证药材质量。可根据不同的药材选择不同的干燥方法。

1. 晒干

利用太阳光直接晒干，这是一种最简便、最经济的干燥方法。多数药材可用此法，但需注意：①含挥发油的药材不宜采用此法，以免挥发油散失，如薄荷、金银花等；②药材的色泽和有效成分受日光的照射后易变色变质者，不宜用此法，如白芍、黄连、大黄、红花及一些有色花类药材等；③有些药材在烈日下晒后易爆裂，如郁金、白芍、厚朴等；④药材晒干后，要凉透，才可以包装，否则将因内部温度高而发酵，或因部分水分未散尽而造成局部水分过多而霉变等。

2. 烘干

利用人工加温的方法使药材干燥。一般温度以 50～60℃为宜，此温度对一般药材的成分没有大的破坏作用，同时抑制了酶的活性。对含维生素 C 的多汁果实药材可用 70～90℃的温度以利于迅速干燥。但对含挥发油或需保留酶的活性的药材，不宜用此法，如杏仁、薄荷、芥子等。应注意富含淀粉的药材如欲保持粉性，烘干温度须缓缓升高，以防新鲜药材遇高热淀粉粒发生糊化。

3. 阴干

将药材放置或悬挂在通风的室内或荫棚下，避免阳光直射，利用水分在空气中的自然蒸发而干燥。主要适用于含挥发性成分的花类、叶类及草类药材，如薄荷、荆芥、紫苏叶等。有的药材在干燥过程中易于皮肉分离或空枯，因此必须进行揉搓，如党参、麦冬等。有的药材在干燥过程中要进行打光，如光山药等。

4. 远红外加热干燥

红外线介于可见光和微波之间，是波长为 0.72～1000nm 的电磁波，一般将 5.6～1000nm 区域的红外线称为远红外线。远红外线加热技术是 20 世纪 70 年代发展起来的一项新技术。干燥的原理是电能转变为远红外线辐射出去，被干燥物体的分子吸收后产生共振，引起分子、原子的振动和转动，导致物体变热，经过热扩散、蒸发现象或化学变化，最终达到干燥的目的。它与日晒、火力热烘、电烘烤等法比较，具有干燥速度快，脱水率高，加热均匀，节约能源以及对细菌、虫卵有杀灭作用等优点。近年来用于药材、饮片及中成药等的干燥。

5. 微波加热

微波是指频率为 300～300000MHz、波长为 1～1000nm 的高频电磁波。微波干燥实际上是一种感应加热和介质加热，药材中的水和脂肪等能不同程度地吸收微波能量，并把它转变成热能。本法具有干燥速度快，加热均匀，产品质量高等优点。一般干燥时间缩短为常规干燥的几分之一至百分之一，且能杀灭微生物及霉菌，具有消毒作用。经试验对首乌藤、地黄、草乌及中成药六神丸等效果较好。

第四节　中药材的贮藏

中药材从种植到应用要经历采收、加工、运输、贮藏与保管等若干环节。贮藏贯穿于药材商品流通的整个过程。为了保证药材的质量和数量，要对药材的贮藏给予高度重视，否则药材出现发霉、虫蛀、变色、走油、气味散失、潮解、风化、腐烂等变质现象，导致药材性状、化学成分与性味发生变化而变质，甚至完全失去疗效，有的服用后还会产生毒副作用。

在我国，每年都会因中药材贮藏与保管不当造成不小的经济损失。为此，要更重视贮藏的技术及方法，遵从“安全贮存，科学养护，保证质量，降低消耗，收发迅速，避免事故”的原则，根据产地的药材品种、地理和气候特点，制订相适应的保护措施。

（一）影响药材贮藏变质的因素

药材在贮藏中常受到各种因素的影响，但总的来说不外乎有药材内部因素和外部因素两个方面。

1. 内部因素

中药材的内部因素是指所含的各类化学成分和水分。中药材的有效成分极其复杂，不同的化学成分因其性质各异，在外界因素的影响和内部过量水分的参与下，会产生诸如变色、散失、氧化、分解、聚合、缩合等一系列物理和化学变化，从而引起药材变质。

2. 外部因素

引起药材变质的外部因素主要有氧气、光照、温度、空气湿度、微生物、害虫和贮藏时间等。这些因素可使中药材产生复杂的化学或物理变化而引起药材质量的变化。

（二）贮藏中常见的变质现象

1. 霉变

霉变是指中药材在适宜的温度（20℃～35℃）和湿度（75%以上）条件下，霉菌在其表面或内部滋生、繁殖的现象。霉变时，药材表面一般呈黄白色、黄绿色或黑灰色，手搓有潮湿感、滑腻感，擦之其色变淡，显微镜下可见分生孢子柄，具霉气。其起因是大气中存在着许多真菌孢子，当落在中药材表面后，先见到许多白色毛状、线状、网状物或斑点，继而萌发成黄色或绿色的菌丝，从而分泌出酶溶蚀中药材组织，并使中药材有效成分破坏，失去药用价值。中药材霉变的原因有：①中药材大多是植物的花、果、叶、根、茎以及兽、虫、鱼等有机体，含有丰富的养料，如脂肪、蛋白质、糖类、维生素、水分等，可供霉菌寄生；②中药材未能充分干燥，含水量超出贮藏标准；③中药材吸收外界水分受潮；④中药材本身“发汗”引起霉烂；⑤中药材虫蛀后，其代谢产物及散发出的热量给霉菌创造了生存条件，引起发霉。适宜的温度和湿度是霉菌最易生长、繁殖，即中药材最易发酵、霉变的主要因素。另外，外界环境不清洁也是中药材发霉的主要原因。

2. 虫蛀

中药材经虫蛀后，有的形成孔洞产生蛀粉，有的甚至被完全蛀成粉状。虫蛀危害中药材的途径有：①中药材未贮存前，自然界的害虫将虫卵产于中药材上或中药材附有害虫体，在加工干燥中未能被除去或未被杀死，入库后条件适宜，就会孵化或变活；②中药材仓库的角落及其容器的缝隙内潜伏着害虫和虫卵，对新进库的中药材继续造成损害；③运输中药材的工具和容器内的害虫，钻进运输中的中药材，被带入仓库；④贮藏室周围环境不洁，如垃圾、废物中的有害虫体，飞翔或爬行进入室内危害中药材；⑤如将未生虫的中药材同已被虫蛀的中药材混合同贮，造成虫害的蔓延扩大。

3. 变色

变色是指中药材的天然色泽起了变化。各种中药材都具有其固有色彩，色泽为其主要的质量标准之一。色泽的变化不仅改变中药材外观，而且也影响其内在的质量。加工、贮藏、保管不当，易引起中药材本身固有色泽变化，致使中药材变质失效。

中药材变色的原因有内部和外部因素。

（1）外部因素　药材加工火烘时温度过高或发霉、生虫过程中变色；使用某些杀虫剂也可导致变色。

（2）内部因素　药材所含成分中的结构中具有酚羟基，在酶的作用下经过氧化、聚合作用，形成大分子的有色化合物，较易变色；药材含有的糖及糖酸类分解产生糠醛或其他化合物，这些化合物有活泼的羟基能与一些含氮化合物缩合成棕色色素；药材所含蛋白质中的氨基酸，可能与还原糖作用生成大分子棕色物质。

4. 泛油

泛油又称走油或浸油，即中药材所含挥发油、油脂、糖类等，因受热或受潮而在干燥药材表面呈现出油样物质，此时伴有返软、发黏、颜色变浑、发出油败气味等现象。因此，中药材的走油并非单纯指某些含油药材，实际上也包括某些中药材在受潮、变色、变质后所表现出的油样物质变化。

中药材在贮藏过程中是否泛油主要取决于其内在因素，但外因也是促使其变化的条件。

（1）内在因素　泛油与中药材所含成分有关，一般为含油脂较多的种仁类中药材，如柏子仁、杏仁、桃仁等；含挥发油的中药材，如当归、桂皮、川芎等；含黏液质、糖质较多的中药材，如牛膝、枸杞子、党参等都较易泛油。

（2）外在因素　一方面受温度、湿度的影响，温度高时中药材中的油性物质较易外溢，而含黏液质的中药材吸湿性强，易使其变色、变软、变黏；另一方面受空气、光线及油脂中的杂质等因素影响，如杏仁、桃仁等含油脂类中药材在阳光照射下，会氧化或分解，颜色发红或发黑，产生“走油”现象；又如含糖类和含黏液质的党参、牛膝也会因高温、暴晒而出现泛油、泛糖及变黑等现象。若中药材贮藏保管不善，其所含某些成分会自然变质或长期接触空气而产生走油变质等现象。

5. 气味散失

气味散失是指中药材固有的气味在外界因素的影响下或因贮藏时间长，而使气味散失或变淡薄。中药材固有的气味一般是其有效成分，且是其质量的重要标志。叶类、全草类、芳香类中药材大多含有挥发油，如荆芥、薄荷、藿香、丁香、玫瑰花等。挥发油为中药材的有效成分，其芳香气味是鉴别中药材质量的标志之一，如莪术油具有抗癌活性、当归油及川芎油有活血镇静作用、樟脑油有强心作用等。若挥发油挥发，气味散失，中药材失去油润，产生干枯或皲裂现象，功效将降低甚至消失。

影响气味散失的因素有：①贮藏保管不当，与空气接触，自然挥发散失；②贮藏时间长，随着时间的延长，气味逐渐散失；③贮藏温度高，加速挥发，使气味散失。

6. 风化

风化是指某些含有结晶水的矿物类中药材，因与干燥空气接触，日久逐渐脱水而成粉末状态，如明矾、芒硝等。药物风化失去结晶水后，其化学结构也发生变化，随之药效也发生改变。

7. 潮解溶化

潮解溶化是指固体药物吸收潮湿空气中的水分，并在湿热气候影响下，其外部慢慢溶化成液体状态，从而引起质量变化，如硇砂。一般中药材的含水量为10%～15%，如果贮藏不当，就会吸收空气中水蒸气，使含水量增加。

8. 粘连

粘连是指某些熔点较低的固体树脂类药材、胶类药材，在贮藏室温过高或受潮粘连结块，如安息香、苏合香、琥珀、梧桐胶、鹿角胶等。

（三）中药材贮藏中控制变质的方法

1. 药材的防霉

大气中存在着大量的霉菌孢子，如散落在药材表面上，在适当的温度（25℃左右）、湿度（空气中相对湿度在85%以上或药材含水率超过15%）以及适宜的环境（如阴暗不通风的场所）、足够的营养条件下，即萌发成菌丝，分泌酯，分解和溶蚀药材使药材腐坏，以及产生秽臭恶味。因此，防霉的重要措施是保证药材的干燥、入库后防湿、防热、通风，对已生霉的药材，可用撞刷、晾晒等方法简单除霉，霉迹严重的，可用水、醋、酒等洗刷后再晾晒。

2. 药材的防虫

虫蛀对药材的影响甚大，虫害的预防和消灭，对于大量贮存保管的药材仓库，主要是用氯化苦、磷化铝等化学药剂熏蒸法杀虫。对于药房中小量保存的药材，除药剂杀虫外，可采用下列方法防虫。

（1）密封法　一般按件密封，可采用适当容器，用蜡或血料封固；怕热的药材可用干砂或稻糠埋藏密封；贵细药材，可充二氧化碳或氮气密封。

（2）冷藏法　温度在5℃左右即不易生虫，因此可采用冷窖、冷库等干燥冷藏。

（3）对抗法　这是一种传统方法，适用于数量不多的药材。如泽泻与丹皮同贮，泽泻不生虫、丹皮不变色；蕲蛇中放花椒，鹿茸中放樟脑，瓜蒌、哈蟆油中放酒等均不生虫。

（4）高温控制　曝晒；烘烤；热蒸。

3. 变色的防治

酶引起的变色，如药材中所含成分的结构中有酚羟基，则在酶作用下，经过氧化、聚合，形成了大分子的有色化合物，使药材变色；如含黄酮类、羟基蒽醌类、鞣质类等的药材，因此容易变色。非酶引起的变色原因比较复杂，或因药材中所含糖及糖酸分解产生糠醛及其类似化合物，与一些含氮化合物缩合成棕色色素；或因药材中含有的蛋白质中的氨基酸与还原糖作用，生成大分子的棕色物质，使药材变色。此外，某些外因如温度、湿度、日光、氧气、杀虫剂等多与变色的快慢有关。因此，防止药材的变色，常需干燥避光冷藏。

4. 泛油的防治

泛油指含油药材的油质泛于药材表面以及某些药材受潮、变色后表面泛出油样物质。前者如柏子仁、杏仁、桃仁、郁李仁（含脂肪油）、当归、肉桂（含挥发油）；后者如天冬、孩儿参、枸杞子等（含糖质）。药材“泛油”，除油质成分损失外，常与药材的变质现象相联系，防止“泛油”的主要方法是冷藏和避光保存。此外，如中药材由于化学成分自然分解，挥发、升华而不能久贮的，应注意贮存期限。其他如松香久贮，在石油醚中溶解度降低，明矾、芒硝久贮易风化失水，洋地黄、麦角久贮有效成分易分解等。

5. 散失气味的防治

散失气味是指中药材贮藏养护不当而造成某些易挥发性成分，如挥发油等挥散损失，使中药材的气味发生改变的现象。任何中药材都有自己固定的气味，尤其是有强烈芳香气味的中药材大都含有挥发性成分，这些成分都是重要的有效成分，所以气味常是中药材质量的重要标志之一。如樟脑、冰片、荆芥、薄荷、丁香、肉桂、麝香、安息香等中药材气味的散失常与温度升高、湿度增大或受潮等因素关系密切，在贮藏养护中应采取相应的措施保证中药材固有的气味不致改变。

低温、低湿是贮藏这一类药材的主要措施，药材应贮存在干燥、阴凉、避光的库房内，相对湿度以70%～75%为宜，并不能过多通风。防止气味散失的养护方法可用密封法、吸潮法、晾晒法、气调养护法等，并不宜久贮。

6. 风化、潮解、融化或黏结的防治

有些矿物类中药材因含结晶水，如贮藏养护不当，结晶水容易丧失而造成风化，如芒硝、胆矾、硼砂等。有些经过盐水煮制或盐腌制过的药材具有较多的盐分，容易吸水、潮解、变软、发霉或腐烂，如盐附子、全蝎、盐苁蓉及海产药材昆布、海藻等。有些药材受热易融化，如阿魏。有些药材受潮后极易发生黏结，如乳香、没药、儿茶等。

在贮藏养护中，应采取密封法，使易风化和潮解的药材与外界空气隔绝，并贮藏于阴凉、干燥、避光处，防潮保存。对于盐水煮制或盐腌制的药材，必须放在阴凉干燥的仓库内单独贮藏，不能与其他药材靠拢，以免吸潮流水影响其他药材。最好装入缸、坛内密封，置于阴凉干燥处。盐苁蓉、盐附子等也可用塑料罩帐整件密封。易受热粘连的药材应以缸、铁皮箱装好密封，或装在塑料袋内，置于相应的容器中，用密封法贮藏于阴凉干燥的仓库内，防止高温受热粘连。

（四）常规中药的贮藏方法

1. 含挥发油类药材

如细辛、川芎、白芷、玫瑰花、玳玳花、佛手花、月季花、木香、牛膝等多含挥发油，气味浓郁芳香，色彩鲜艳，不宜长期暴露在空气中。此类药材宜用双层无毒塑膜袋包装，扎紧后贮藏于干燥、通风、避光处。

2. 果实、种子类药材

如郁李仁、薏苡仁、柏子仁、杏仁、芡实、巴豆、莲子等药材多含淀粉、脂肪、糖类、蛋白质等成分。若遇高温则其油易外渗，使药材表面出现油斑污点，引起变质、酸败和变味。此类药材不宜贮藏在高温场所，更不宜用火烘烤，应放在陶瓷缸、坛或金属桶等容器内，贮藏于阴凉、干燥、避光处，可防虫蛀和霉烂变质。

3. 淀粉类药材

如党参、北沙参、何首乌、大黄、山药、葛根、泽泻、贝母等多含淀粉、蛋白质等多种成分。此类药材宜用双层无毒塑膜袋包扎紧后放在装有生石灰或明矾、谷壳等物的容器内贮藏，可防虫蛀、回潮、变质、霉烂。

4. 含糖类药材

如白及、知母、枸杞子、玉竹、黄精、何首乌、地黄、天冬、党参、玄参等含糖类较高的药材，易吸潮而糖化发黏，且不易干燥，致使霉烂变质。因此，这类药材首先应充分干燥，然后装入双层无毒的塑膜袋内包好扎紧，放在干燥、通风而又密封的陶瓷缸、坛、罐内，再放些生石灰或明矾、干燥且新鲜的锯木屑、谷壳等物覆盖防潮。

第五节 中药材生产质量管理规范

一、中药材生产质量管理规范的定义

中药材生产质量管理规范（good agricultural practice for Chinese crude drugs，GAP），是关于药用植物和动物的规范化农业实践的指导方针。它包括基地选择、种质优选、栽种及饲养管理、病虫害防治、采收加工、包装运输与贮藏、质量控制、人员管理等各个环节，均应严格执行标准生产操作规程。

二、实施 GAP 的目的

实施 GAP 的目的，就是从保证中药材质量出发，控制影响中药材质量的各种因子，规范中药材生产的各个环节乃至全过程，以保证中药材“安全、优质、稳定、可控”。药材生产质量管理规范的核心内容和最终目标就是“优质、高产、高效”和“绿色药材”。

三、GAP 的内容

GAP 是国家有关行政部门颁布的具有法律效力的法规，是有关中药材生产应遵循的准则和要求，是政府行为，也是生产中药材的所有单位和个人必须执行的。其内容包括 10 章 57 条。

四、GAP 的意义

实施 GAP 既是中药标准化、集约化、现代化、国际化的需求，也符合当前人们崇尚健康生活的需求。GAP 的实施解决了中药材生产中的一系列突出问题，给长期徘徊不前的中药材质量带来一些新的发展契机。同时，顺应了国家的“三农”政策，改变落后、分散的药材种植和采集形式，把千家万户的农业生产和千变万化的市场相结合。这不仅是对中药材的规范，也是对市场的规范，为更好地建立中药材相关的品牌建立了政策基础。

第四章　中药材鉴定

第一节　中药材鉴定依据

中药材鉴定就是依据药典、部颁和地方标准以及有关资料规定或记载的中药材标准，对商品生药或检品进行真实性、纯度、品质优良度的检定。

一、中国药典

《中华人民共和国药典》简称《中国药典》，是国家药品的法典。它规定了药品的各项要求，全国的药品生产、供应、使用、检验和管理部门等都必须遵照执行。60 多年来，国家先后出版了 10 版药典。第一版（1953 年）收载中药材 65 种，中药成方制剂 46 种。第二版（1963 年）为了突出中药标准的地位，将药典分为两部：一部收载中药材 446 种，中药成方制剂 197 种，并增加了炮制、性味、功能、主治、用法与用量等项内容。第三版（1977 年）一部收载中药材（包括提取物、植物油脂及一些单味药制剂等）882 种，成方制剂 270 种。第四版（1985 年）一部收载中药材（包括植物油脂及单味制剂）506 种，成方制剂 207 种，以后每五年再版一次。每再版一次，在品种和鉴定方法上都有新的增补，如 1985 年版开始收载显微鉴别方法和理化鉴别方法，1990 年版开始增加高效液相色谱法。第五版（1990 年）一部收载中药材 509 种，中药成方及单味制剂 275 种。第六版（1995 年）一部收载中药材 522 种，中药成方及单味制剂 398 种。第七版（2000 年）一部收载中药材 534 种，中药成方及单味制剂 458 种。第八版（2005 年）一部收载中药材 551 种，中药成方及单味制剂 564 种。第九版（2010 年）将药典分为三部：一部收载药材和饮片、植物油脂和提取物、成方制剂和单味制剂等共计 2165 种，其中中药材及饮片 616 种，收载了现代鉴定技术，如液质联用、DNA 分子鉴定、薄层-生物自显影技术等。现行第十版（2015 年）进一步完善《中国药典》结构，分为中药（一部）、化学药（二部）、生物制品（三部），将附录和药用辅料标准合并（四部）。一部共收载品种 2598 种，其中中药材及饮片 619 种。新版药典进一步扩大了对新技术、新方法的应用，以提高中药检测的灵敏度、专属性和稳定性。如将液相色谱-串联质谱法、分子生物学检测技术、高效液相色谱-电感耦合等离子体质谱法等用于中药的质量控制。在检测技术方面，建立了中药材 DNA 条形码分子鉴定法、色素测定法、中药中真菌毒素测定法、近红外分光光度法、基于基因芯片的药物评价技术等指导方法。完善了药典标准体系的建设，进一步体现了《中国药典》的引领作用和技术导向作用。

二、部颁药品标准

《中华人民共和国卫生部药品标准》简称《部颁药品标准》，包括中药材、中成药和进口药材部颁标准。此标准系药典标准的补充，由药典委员会编写，经卫生部批准后执行。其主要收载药典尚未收载的常用且有一定疗效的药品，作为全国药品生产、供应、使用和检验部门检查和监督药品质量的依据。对《中国药典》没有收载的品种，凡来源清楚、疗效确切、经营使用比较广泛的中药材，本着“一名一物”的原则，制定了《中华人民共和国卫生部药品标准·中药材》（第一册）、《中华人民共和国卫生部药品标准·藏药》（第一册）、《中华人民共和国卫生部药品标准·蒙药》（分册）、《中华人民共和国卫生部药品标准·维吾尔药》（分册）等。对于进口药材，我国应用的进口药材约50种，1960年制定了质量标准初稿，相继汇编了《进口药材暂行标准》、《中华人民共和国卫生部进口药材标准》、《儿茶等43种进口药材质量标准》等。

三、地方标准

地方标准是由各省、直辖市、自治区卫生厅（局）审批的药品标准。它收载《中国药典》及《部颁标准》中尚未收载的药品，或虽有收载但规格有所不同的本省、直辖市、自治区生产的药品，它仅具有地区性约束力。

我国中药材资源丰富，品种繁多，在鉴定时尚有许多品种未被国家药品标准收载，没有药用的法定依据。但为了确定其品质，进一步研究探讨地区药用的可能性，还可根据其他有关专著进行鉴定。

第二节　中药材鉴定程序和方法

一、中药材鉴定的一般程序

中药材鉴定就是依据《中国药典》等药品标准，对检品的真实性、纯度、质量进行评价和检定。中药材鉴定程序大体分为以下三步。

（一）取样

检品的来源包括抽检和送检两类。药材的取样是指选取供鉴定用的药材样品。所取样品应具有代表性、均匀性并留样保存。取样的代表性直接影响到鉴定结果的准确性。因此，必须重视取样的各个环节，取样时均应符合下列有关规定。

1. 取样原则

① 取样前应作详细记录，注意品名、产地、规格、等级及各包件是否一致，检查包装的完整性、清洁程度及霉变或其他物质污染等。

② 同批药材总包件数不足5件的，逐件取样；5～99件，随机抽5件取样；100～1000件，按5%比例取样；超过1000件的，超过部分按1%比例取样；包件少的抽取总量应不少于实验用量的3倍；贵重药材，不论包件多少均逐件取样。

③ 每一包件的取样量：一般药材抽取100～500g；粉末状药材抽取25～50g；贵重药材抽取5～10g。

④ 最终抽取的供检验用样品量，一般不得少于检验所需用量的3倍，即1/3供实验室分析用，另1/3供复核用，其余1/3留样保存，保存期至少一年。

2. 取样方法

所取样品混合拌匀，即为总样品。

① 抽取样品总量超过检验用量数倍时，可按四分法再取样，即将所有样品摊成正方形，依对角线划“×”，使其分为四等份，取用对角两份；再如上操作，反复数次，直至最后剩余量足够完成所有必要的实验以及留样为止。

② 对破碎的、粉末状的或大小在1cm以下的药材，可用采样器（探子）抽取样品。

③ 每一包件至少在2～3个不同部位各取样品1份。

④ 包件大的应从10cm以下的深处在不同部位分别抽取。

（二）鉴定

根据不同的检品及要求，按药品标准进行鉴定。

（1）中药材品种（真、伪）的鉴定　包括中药材的来源、性状、鉴别（包括经验鉴别、显微鉴别、理化鉴别、薄层色谱鉴别、气/液相色谱鉴别、生物鉴定等内容）。

（2）中药材质量（优、劣）的鉴定　指中药材的纯度和质量的优良度，鉴定包括检查项（杂质、水分、干燥失重、总灰分、酸不溶性灰分、重金属及有害元素、农药残留量、毒性成分的限量等）、浸出物、有效成分的含量测定等是否符合规定的标准。

（三）结果

提供检验记录和检验报告书。

（1）检验记录　是出具报告书的原始依据，应做到记录原始、数据真实、字迹清楚、资料完整。药检工作者接受检品后，应做好登记记录及检验记录，包括抽检和送检单位、日期、检品名称、数量、产地、批号、包装、检验目的、鉴定项目及方法、结果、结论、检验人、复核人等。其中检验目的、鉴定项目及方法、检验数据及结果为记录的主要部分。

（2）检验报告　是对药品的品质做出的技术鉴定，如果是药品检验所出具的检验报告，则是具有法律效力的技术文件，应长期保存。检验报告包括检验的依据、试验内容、结果、结论及处理意见等，要求做到依据准确，数据无误，结论明确，格式规范，文字简明扼要，书写清晰。检验结果经复核无疑义后，抄送有关部门备案，并将所有原始资料归档保存。

二、中药材鉴定的方法

中药材常用的鉴定方法有来源（原植物、动物和矿物）鉴定、性状鉴定、显微鉴定和理化鉴定等方法。各种方法有其特点和适用对象，有时需要根据检品的具体情况和要求将几种方法配合使用。

（一）来源（原植物、动物和矿物）鉴定

来源鉴定又称“基原鉴定”，是应用植（动、矿）物的分类学知识，对中药材的来源进行鉴定研究，确定其正确的学名，以保证应用品种准确无误。来源鉴定的内容包括原植（动）物的科名、植（动）物名、拉丁学名、药用部位；矿物药的类、族、矿石名或岩石名。这是中药材鉴定的根本，也是中药生产、资源开发及新药研究工作的基础。鉴于中药材植物药为多，故本节以原植物鉴定为例，具体方法如下。

1. 观察植物形态

对具有较完整植物体的中药材检品，应注意对其根、茎、叶、花、果实等器官的观察，对花、果、孢子囊、子实体等繁殖器官应特别仔细，借助放大镜或解剖显微镜，可以观察微小的特征，如毛茸、腺点等的形态构造。在实际工作中遇到的检品经常是不完整的，通常是植物体的一段或一块器官，除对少数特征十分突出的品种可以鉴定外，一般都要追究其原植物，包括深入到产地调查，采集实物，进行对照鉴定。

2. 核对文献

根据已观察到的形态特征和检品的产地、别名、效用等线索，查阅《中国药典》和全国性或地方性的中草药书籍和图鉴，加以分析对照。在核对文献时，首先应查考植物分类方面的著作，如《中国植物志》、《中国高等植物图鉴》、《新华本草纲要》、《中国中药资源丛书》及有关的地区性植物志等；其次再查阅有关论述中药品种方面的著作，如《新编中药志》、《中药材品种论述》、《中药品种新理论的研究》、《常用中药材品种整理和质量研究》、《全国中草药汇编》、《中药大辞典》、《中药鉴定学》，以及各省编写的中药志及药物志等。由于各

书记载植物形态的详略不同，对同一种植物的记述有时也会不一致，因此必要时，还须进一步查对原始文献，以便正确鉴定。原始文献即指第一次发现该种（新种）植物的工作者描述其特征，予以初次定名的文献。

3. 核对标本

当初步鉴定出检品是什么科属时，可以到有关植物标本馆核对已定学名的该科属标本。在核对标本时，要注意同种植物在不同生长期的形态差异，需要参考更多一些的标本和文献资料，才能使鉴定的学名准确。如有条件，能与模式标本（发表新种时所描述的植物标本）进行核对，或请有关专家、植物分类研究单位协助鉴定。

近年来，除经典分类方法外，新的分类手段也用到药用植物学中，如用体细胞染色体的核型分析；用细胞分类中同工酶鉴别法解决同属植物中种间鉴别问题；数量分类研究，是在大量形态数据的基础上，综合植物化学、细胞学和地理学知识进行数学分析。另外，DNA 分子生物学技术的应用，使种间鉴别问题有了新的进展。

（二）性状鉴定

性状鉴定就是通过眼观、手摸、鼻闻、口尝、水试、火试等十分简便的鉴定方法，来鉴别药材的外观性状。在我国医药学宝库中这些方法被赋予了丰富的经验，它具有简单、易行、迅速的特点。熟练地掌握性状鉴别方法是中药鉴定工作者必备的基本功之一。性状鉴定一般包括以下几个方面。

1. 形状

形状是指药材和饮片的形态。不同的药材，往往有其独特的外形。如野山参“芦长碗密枣核丁，紧皮细纹珍珠须”；党参具“狮子盘头芦”；味连形如“鸡爪”，又有“过桥”；天麻有“鹦哥嘴”；防风根头如“蚯蚓头”等，皆取其形也。

2. 大小

大小是指药材和饮片的长短、粗细（直径）和厚度。一般应测量较多的供试品，可允许有少量高于或低于规定值的数值。测量时可用毫米刻度尺。对细小的种子或果实，可将每10 粒种子紧密排成一行，以毫米刻度尺测量后求其平均值。

3. 颜色

各种药材多有不同的颜色。如黄连、丹参、紫草、乌梅、青黛、白芷、红花、金银花、黑白丑，皆取其色也。颜色是衡量药材质量好坏的重要标准之一。

4. 表面特征

表面特征指药材表面是光滑还是粗糙，有无皱纹、皮孔、毛茸或其他附属物等。如白头翁根头部的白毛（叶柄残基）；羌活环节紧密似蚕；金毛狗脊表面密生金黄色毛茸；白芷有唇形皮孔等，都是重要的鉴别特征。

5. 质地

质地指药材的轻重、软硬、坚韧、疏松、致密、黏性或粉性等特征。如南沙参因质地泡松而称为“泡沙参”；粉性强者如粉葛根、天花粉、山药；质坚硬者如穿山龙、郁金等。

6. 断面

断面是指药材折断时的现象，药材折断时注意观察是否易折、有无粉尘散落及折断面是否平坦，有无胶丝，是否分层，有无放射状纹理，包括断面的色泽和质地等特征。自然折断之断面，有粉性者，如山药；有纤维性者，如黄芪；有胶丝相连者，如杜仲；有平坦而粉性者，如牡丹皮。不易折断，或断面不平坦者，可用刀横切之而后观察，有许多经验鉴别留传于世。如广防己之“车轮纹”，乌药、黄芪之“菊花心”，川牛膝之“筋脉点”，茅苍术之“朱砂点”等，都是形象的鉴别特征。

7. 气

有些药材有特殊的香气或臭气，这是由于药材中含有挥发性物质，也成为鉴别药材的重要特征之一。如阿魏、丁香、鱼腥草、败酱草、鸡矢藤，皆有嗅之难忘之气。白芷、当归、薄荷、广藿香、紫苏等，有明显而特殊的香气。

8. 味

味是指口尝中药材的味觉，有酸、甜、苦、辣、咸、涩、淡等。药材的味感与其所含有的化学成分有关。每种药材的味感是比较固定的，对于鉴定药材具有重要意义，是衡量药材品质的标准之一。如乌梅、木瓜、山楂含有机酸以味酸为好；甘草含甘草甜素，党参含糖，以味甜为好；黄连、黄柏含小檗碱，以味苦为好；干姜含姜辣素而味辣；海藻含钾盐而味咸；地榆、五倍子含鞣质而味涩。如果味感改变，就要考虑品种和质量是否有问题。

9. 水试

水试是利用某些药材在水中或遇水发生沉浮、溶解、变色、透明度改变及黏性、膨胀性、荧光等特殊现象进行鉴别药材的一种方法。如西红花入水可见橙黄色直线下降，并逐渐扩散，水被染成黄色；秦皮入水可显蓝色荧光；哈蟆油用温水浸泡，膨胀度不低于 55。这些现象常与药材中所含有的化学成分或其组织构造有关。

10. 火试

火试是利用某些药材用火烧能产生特殊的气味、颜色、烟雾、闪光或响声等现象鉴别药材的一种方法。如降香微有香气，点燃则香气浓烈，有油状物流出，灰烬白色；海金沙火烧有爆鸣声且有闪光；青黛火烧产生紫红色烟雾等。

以上所述，是药材性状鉴定的基本顺序和内容，在描述中药的性状或制定质量标准时，都要全面而仔细地观察这几个方面，但对不同药材各项取舍可以不同。

（三）显微鉴定

显微鉴定是利用显微技术对中药材进行显微分析，以确定其品种和质量的一种鉴定方法。显微鉴定主要包括组织鉴定和粉末鉴定。组织鉴定是通过观察药材的切片或磨片鉴别其组织构造特征，适合于完整的药材或粉末特征相似的同属药材的鉴别；粉末鉴定是通过观察药材的粉末制片或解离片鉴别其细胞分子及内含物的特征，适合于破碎、粉末状药材或中成药的鉴别。进行显微鉴定时，由于鉴定材料的不同（完整、破碎、粉末）和药用种类及药用部位的不同，显微鉴定的方法也不同。鉴定时，首先要根据观察的对象和目的，选择具有代表性的药材，制备不同的显微制片，然后依法进行鉴别。

1. 组织构造与细胞形态鉴别

进行组织构造与细胞形态鉴别时，鉴定者必须具有植（动）物解剖的基本知识，掌握制片的基本技术。制片方法如下。

（1）横切片或纵切片　选取药材适当部位切成 10～20μm 厚的薄片，用甘油醋酸试液、水合氯醛试液或其他试液处理后观察。对于根、根茎、茎藤、皮、叶类等，一般制作横切片观察，必要时制备纵切片；果实、种子类需作横切片及纵切片；木类需观察三维切片（横切、径向纵切及切向纵切）。组织切片的方法有徒手切片法、滑走切片法、石蜡切片法、冰冻切片法等。其中以徒手切片法最为简便、快速，较为常用。手切的薄片为了能够清楚地观察组织构造和细胞及其内含物的形状，必要时把切片用适当的溶液进行处理和封藏。

（2）解离组织片　如需观察细胞的完整形态，尤其是纤维、导管、管胞、石细胞等细胞彼此不易分离的组织，需利用化学试剂使组织中各细胞之间的细胞间质溶解，使细胞分离。如样品中薄壁组织占大部分，木化组织少或分散存在的，可用氢氧化钾法；如样品坚硬，木化组织较多或集成群束的，可用硝铬酸法或氯酸钾法。

（3）表面制片　鉴定叶、花、果实、种子、全草等类药材，可取叶片、萼片、花冠、果皮、种皮制成表面片，加适宜试液，观察各部位的表皮特征。

（4）粉末制片　粉末状药材可选用甘油醋酸试液、水合氯醛试液或其他适当试液处理后观察。为了使细胞、组织能观察清楚，需用水合氯醛试液装片透化。透化方法为：取粉末少许，置载玻片上，滴加水合氯醛液，在小火焰上微微加热透化，加热时必须续加水合氯醛液至透化清晰为度，为避免放冷后析出水合氯醛结晶，可在透化后滴加稀甘油少许，再加盖玻片。

（5）花粉粒与孢子制片　取花粉、花药（或小的花朵）或孢子囊群（干燥样品浸于冰醋酸中软化），用玻璃棒捣碎，过滤于离心管中，离心，取沉淀加新鲜配制的醋酐与硫酸（9：1）混合液1～3mL，置水浴上加热2～3min，离心，取沉淀，用水洗涤2次，加50%甘油与1%苯酚3～4滴，用品红甘油胶封藏观察。也可用水合氯醛试液装片观察。

（6）磨片制片　坚硬的矿物药、动物药，可采用磨片法制片。选取厚度1～2mm的样品材料，置粗磨石上，加适量水，用食指和中指压住材料，在磨石上往返磨砺，待两面磨平，厚度约数百微米时，将材料移至细磨石上，加水，用软木塞压在材料上，往返磨砺至透明（矿物药厚约0.03mm），用水冲洗，再用乙醇处理和甘油乙醇试液装片。

2. 细胞内含物鉴定和细胞壁性质检查

（1）细胞内含物鉴定　观察中药材组织切片或粉末中的内含物时，一般用醋酸甘油试液或蒸馏水装片观察淀粉粒，并利用偏振光显微镜观察未糊化淀粉粒的偏光现象；用甘油装片观察糊粉粒，加碘试液，显棕色或黄棕色，加硝酸汞试液显砖红色；观察菊糖，可用水合氯醛试液装片不加热立即观察。草酸钙结晶在装片时加入硫酸溶液逐渐溶解，并析出针状硫酸钙结晶；碳酸钙（钟乳体）加入稀盐酸溶解，同时有气泡产生；硅质加硫酸不溶解，黏液细胞遇钌红试液显红色。脂肪油、挥发油或树脂，加苏丹Ⅲ试液呈橘红色、红色或紫红色；加乙醇脂肪油不溶解，挥发油则溶解。

（2）细胞壁性质检查　木质化细胞壁加间苯三酚试液1～2滴，稍放置，加盐酸1滴，因木化程度不同，显红色或紫红色。木栓化或角质化细胞壁遇苏丹Ⅲ试液，稍放置或微热，呈橘红色至红色。纤维素细胞壁遇氯化锌碘试液或先加碘试液再加硫酸溶液显蓝色或紫色。硅质化细胞壁遇硫酸无变化。

3. 显微测量

观察细胞和内含物时，常需要测量其直径、长短（以微米计算），作为鉴定依据之一。测量可用目镜测微尺进行。先将目镜测微尺用载台测微尺标化，计算出每一小格的微米数，应用时将测得目的物的小格数，乘以每一小格的微米数，即得所测定物的大小。测量微细物体时宜在高倍镜下进行，而测量较大物体时可在低倍镜下进行。

4. 扫描电镜与偏光镜的应用

（1）电子显微镜　中药材显微鉴定的手段中应用最多的是扫描电子显微镜。与光学显微镜及透射电镜相比，扫描电镜具有以下特点：能够直接观察样品表面的结构；样品制备过程简单，有的粉末和某些新鲜材料可直接送入观察；样品可以在样品室中作三度空间的平移和旋转，可以从各种角度对样品进行观察；景深大，图像富有立体感；图像的放大范围广，分辨率也比较高；电子束对样品的损伤与污染程度较小；在观察形貌的同时，还可利用从样品发出的其他信号作微区成分分析。

（2）偏光显微镜　主要用于观察和分析矿物类中药材的化学性质，用于鉴定矿物类中药材。对于透明矿物，一般使用透射光源的偏光显微镜，对于不透明矿物则使用反射光源的偏光显微镜。亦可用于研究动物、植物类中药材的组织及细胞内含物，如淀粉粒、草酸钙簇晶等。

（四）理化鉴定

理化鉴定是利用某些物理的、化学的或仪器分析方法，鉴定中药材的真实性、纯度和品质优劣程度的一种鉴定方法。通过理化鉴定，分析中药材中所含的主要化学成分或有效成分的有无和含量的多少，以及有害物质的有无等。常用的理化鉴定方法如下。

1. 物理常数的测定

包括相对密度、旋光度、折射率、硬度、黏稠度、沸点、凝固点、熔点等的测定。这对挥发油、油脂类、树脂类、液体类药（如蜂蜜等）和加工品类（如阿胶等）药材的真实性和纯度的鉴定，具有特别重要的意义。

2. 一般理化鉴别

（1）呈色反应　利用药材的某些化学成分能与某些试剂产生特殊的颜色反应来鉴别。一般在试管中进行，亦有直接在药材饮片或粉末上滴加各种试液，观察呈现的颜色以了解某成分所存在的部位。例如将马钱子胚乳薄片置于白瓷板上，加1%钒酸铵的硫酸溶液1滴，迅速显紫色（示番木鳖碱）；另取切片加发烟硝酸1滴，显橙红色（示马钱子碱）。

（2）沉淀反应　利用药材的某些化学成分能与某些试剂产生特殊的沉淀反应来鉴别。如山豆根的70%乙醇提取液，蒸干，残渣用1%盐酸溶解，滤液加碘化汞钾，生成明显的淡黄色沉淀。芦荟水提液，加等量饱和溴水，生成黄色沉淀。

（3）泡沫反应和溶血指数的测定　利用皂苷的水溶液振摇后能产生持久性的泡沫和溶解红细胞的性质，可测定含皂苷类成分药材的泡沫指数或溶血指数作为质量指标。如2015年版《中国药典》用泡沫反应鉴别猪牙皂。通常如有标准皂苷同时进行比较，则更有意义。

（4）微量升华　利用中药材中所含的某些化学成分在一定温度下能升华的性质，获得升华物，在显微镜下观察其结晶形状、颜色及化学反应作为鉴别特征。如大黄粉末升华物有黄色针状（低温时）、枝状和羽状（高温时）结晶，在结晶上加碱液则呈红色，可进一步确证其为蒽醌类成分。

（5）显微化学反应　显微化学反应是将中药材粉末、切片或浸出液，置于载玻片上，滴加某些化学试剂使产生沉淀、结晶或特殊颜色，在显微镜下观察进行鉴定的一种方法。如黄连滴加30%硝酸，可见针状小檗碱硝酸盐结晶析出。丁香切片滴加3%氢氧化钠的氯化钠饱和溶液，油室内有针状丁香酚钠结晶析出。

（6）荧光分析　利用中药材中所含的某些化学成分，在紫外线或自然光下能产生一定颜色的荧光性质进行鉴别。可直接取中药材饮片、粉末或浸出物在紫外线灯下进行观察。如含有伞形花内酯成分的药材（常山等），新鲜切片显亮绿色荧光。有些中药本身不产生荧光，但用酸、碱或其他化学方法处理后，可使某些成分在紫外线灯下产生可见荧光。如芦荟水溶液与硼砂共热，所含芦荟素即起反应，显黄绿色荧光。

3. 常规检查

（1）水分测定　2015年版《中国药典》规定水分测定方法有5种，即费休法、烘干法、甲苯法、减压干燥法和气相色谱法。烘干法适用于不含或少含挥发性成分的中药材；甲苯法适用于含挥发性成分的中药材；减压干燥法适用于含有挥发性成分的贵重中药材。另外，也可应用红外线干燥法和导电法测定水分含量，迅速而简便。

（2）灰分测定　将中药材粉碎、加热，高温灼烧至灰化，则细胞组织及其内含物灰烬成为灰分而残留，由此所得的灰分称为“生理灰分或总灰分”。各种中药材的生理灰分应在一定范围以内，故所测灰分数值高于正常范围时，有可能在加工或运输、贮存等环节中有其他无机物污染或掺杂。中药材中最常见的无机物质为泥土、沙石等，测定灰分的目的是限制药材中的泥沙等杂质。2015 年版《中国药典》规定了中药材总灰分的最高限量，如补骨脂不得过 8.5%，阿魏不得过 5.0%，安息香不得过 0.5%等，这对保证中药材的纯度具有重要意义。

（3）膨胀度检查　膨胀度是衡量药品膨胀性质的指标，是指按干燥品计算，每 1g 药品在水或其他规定的溶剂中，在一定的时间与温度条件下膨胀后所占有的体积（mL）。主要用于含黏液质、胶质和半纤维素类的中药材。如葶苈子、车前子等种子类药材种皮含有丰富的黏液质，其吸水膨胀的程度和其所含的黏液呈正比关系。葶苈子有南葶苈子和北葶苈子之分，外形有时不易区分，但两者的膨胀度差别较大，2015 年版《中国药典》要求北葶苈子膨胀度不得低于 12，南葶苈子膨胀度不得低于 3，通过测定比较可以区别二者。

（4）酸败度检查　酸败度是指油脂或含油脂的种子类药材，在贮藏过程中发生复杂的化学变化，产生游离脂肪酸、过氧化物和低分子醛类、酮类等分解产物，因而出现异臭味，影响药材的感官性质和内在质量。本检查通过酸值、羰基值或过氧化值的测定，以控制含油脂种子类药材的酸败程度。酸败度限度制定要与种子药材外观性状或经验鉴别结合起来，以确定上述各值与种子泛油程度有无明显的相关性，具明显相关性的才能制定限度。如 2015 年版《中国药典》规定苦杏仁的过氧化值不得超过 0.11。

（5）色度检查　含挥发油类成分的中药材，常易在贮藏过程中氧化、聚合而致变质，经验鉴别称为“走油”。2015 年版《中国药典》规定检查白术的色度，就是利用比色鉴定法，检查有色杂质的限量，进而了解和控制其药材走油变质的程度。

（6）有害物质检查　药物的安全性和有效性是同等重要的。在中药材品质研究和评价中，对有害物质的检查和控制是一项长期而艰巨的任务。中药材的有害物质主要有内源性的有害物质和外源性的有害物质。

内源性的有害物质主要为严重危害人体健康的毒性成分。如肾毒性成分马兜铃酸，主要存在于马兜铃科马兜铃属的关木通、广防己、青木香、马兜铃、天仙藤、朱砂莲等药材中。肝毒性成分吡咯里西啶生物碱，主要存在于千里光、佩兰等药材中。对马兜铃酸和吡咯里西啶生物碱常用的检测方法是高效液相色谱法、高效毛细管电泳及其与质谱联用等技术。

外源性的有害物质主要是检查砷盐、残留的农药、重金属及有害元素、黄曲霉毒素和二氧化硫等。

砷盐检查：2015 年版《中国药典》一部采用古蔡氏法或二乙基硫代氨基甲酸银法两种方法检查砷盐。规定玄明粉含砷盐不得过 20mg/kg；芒硝含砷盐不得过 10mg/kg；石膏含砷盐不得过 20mg/kg。规定用原子吸收分光光度法和电感耦合等离子体质谱法测定砷元素，并规定甘草、黄芪、丹参、西洋参、白芍、金银花含砷不得过 2mg/kg。

农药残留量的检测：农药的种类很多，主要有有机氯、有机磷和拟除虫菊酯类等。其中有机氯类农药中滴滴涕（DDT）和六六六（BHC）是使用最久、数量最多的农药。有机磷农药常见的有敌敌畏、对硫磷、乐果等。2015 年版《中国药典》采用气相色谱法和质谱法测定药材及制剂中部分有机氯、有机磷和拟除虫菊酯类农药的残留量。

重金属的检查：重金属是指在实验条件下能与硫代乙酰胺或硫化钠作用显色的金属杂质，如铅、镉、汞、铜等。测定重金属总量用硫代乙酰胺或硫化钠显色反应比色法，测定铅、镉、汞、铜重金属元素采用原子吸收光谱法和电感耦合等离子体质谱法。

黄曲霉毒素的检查：黄曲霉毒素为黄曲霉等的代谢产物，是强烈的致癌物质。各国对食品和药品中黄曲霉毒素的限量都作了严格的规定，但目前还没有公认的植物药中黄曲霉毒素的限量标准。2015 年版《中国药典》采用高效液相色谱法，结合柱后衍生法和高效液相-串联质谱法测定药材中的黄曲霉毒素（以黄曲霉毒素 B_1、B_2、G_1 和 G_2 总量计）。

二氧化硫的检查：有的中药材在加工或贮藏中常使用硫黄熏蒸以达到杀菌防腐、漂白药材的目的。目前许多国家对药品或食品中残留的二氧化硫均作了严格的限量。2015 年版《中国药典》采用酸碱滴定法、气相色谱法、离子色谱法测定经硫黄熏蒸处理过的药材中二氧化硫的残留量。

4. 色谱法

色谱法又称层析法，是一种物理或物理化学分离分析方法，也是中药材化学成分分离和鉴别的重要方法之一。其基本原理是利用物质在流动相与固定相两相中的分配系数差异而被分离，当两相相对运动时，样品中的各组分，将在两相中多次分配，分配系数大的组分迁移速度慢，反之迁移速度快而被分离。根据色谱分离原理，可分为吸附色谱、分配色谱、离子交换色谱、空间排阻色谱等。根据流动相与固定相的分子聚集状态及操作形式进行分类，可分为纸色谱法、柱色谱法、薄层色谱法、气相色谱法、高效液相色谱法、蛋白电泳色谱法、毛细管电泳色谱法等。现仅就常用的后五种方法简介如下。

（1）薄层色谱法　是将供试品溶液点于薄层板上，在展开容器内用展开剂展开，使供试品所含成分分离，所得色谱图与适宜的对照物（对照品或对照药材）按同法所得的色谱图对比，并可用薄层扫描仪进行扫描，用于鉴别、检查或含量测定。薄层色谱法因其快速、简便和灵敏，是目前中药鉴定中用于定性鉴别使用最多的色谱法之一。

（2）气相色谱法　是采用气体为流动相（载气）流经装有填充剂的色谱柱进行分离测定的色谱方法。被测物或其衍生物气化后，被载气带入色谱柱进行分离，各组分先后进入检测器，用记录仪、积分仪或数据处理系统记录色谱信号。所用的仪器为气相色谱仪，由载气源、进样部分、色谱柱、柱温箱、检测器和数据处理系统组成。气相色谱法最适用于含挥发油及其他挥发性成分药材的分析，用于药品的鉴别、杂质检查、水分测定、农药残留量测定和含量测定。

（3）高效液相色谱法　是采用高压输液泵将规定的流动相泵入装有填充剂的色谱柱进行分离测定的色谱方法。注入的供试品，由流动相带入柱，各成分在柱内被分离，并依次进入检测器，由记录仪、积分仪或数据处理系统记录色谱信号。高效液相色谱法具有分离效能高、分析速度快、灵敏度和准确度高、重现性好、专属性强等特点，因该法不受样品挥发性的约束，对低挥发性、热稳定性差、高分子化合物和离子型化合物均较适合，现已成为中药材含量测定方法的首选和主流。

（4）毛细管电泳色谱法　毛细管电泳色谱又称高效毛细管电泳色谱（HPCE），是近几年分析化学中发展最为迅速的领域之一，具有色谱和电泳两种分离机理，是依据样品中各组分之间淌度和分配行为上的差异而实现分离的一类液相分离技术。HPCE 有多种分析模式，毛细管区带电泳（CZE）、毛细管胶束电动色谱（MECC）、毛细管等速电泳（CITP）、毛细管等电聚焦电泳（CIEF）、毛细管凝胶电泳（CGE）等分别适用于各种不同性质物质的分离。具有高效、低耗、用样少、应用范围广的优点。在中药材鉴定、生物分析及生命科学领域中有着极为广阔的应用前景。

（5）蛋白电泳色谱法　利用中药材含有蛋白质、氨基酸等带电荷的成分，在同一电场作用下，由于各成分所带电荷性质、数目及分子量不同，泳动的方向和速度不同，在一定时间内，各成分移动距离不同，出现谱带的条数不同而达到分离鉴定的目的。目前常用的聚丙烯酰胺凝胶电泳是指以聚丙烯酰胺凝胶为支持介质的电泳分离方法，按其分离原理可分为连续缓冲系统和不连续缓冲系统两种，按其实验所用仪器及操作方法又可分为圆盘型和平板型两种。该法较适于蛋白质、氨基酸等成分的分析与鉴定，特别是动物类中药材和果实种子类中药材。

5. 光谱法

光谱法是通过测定物质在特定波长处或一定波长范围内对光的吸收度，对该物质进行定性和定量分析的方法。一般常用波长为：紫外线区 200～400nm，可见光区 400～850nm，红外线区 2.5～15μm（或按波数计为 4000～667cm^{-1}）。所用仪器为紫外分光光度计、可见分光光度计（或比色计）、红外分光光度计和原子吸收分光光度计。

（1）紫外-可见分光光度法　对主成分或有效成分在 200～760nm 处有最大吸收波长的中药材，常可选用此法。测定样品时，所用溶剂在所测定波长附近应无吸收，不得有干扰吸收峰。测定时一般应以配制样品的同批溶剂为空白。所配样品溶液的吸光度读数以在 0.3～0.7 之间误差较小。

紫外分光光度法不仅能测定有色物质，对有共轭双键等结构的无色物质也能精确测定，具有灵敏、简便、准确，既可作定性分析又可作含量测定等优点，适用于大类成分的含量测定，如总黄酮、总生物碱、总蒽醌等。紫外分光光度法在中药鉴别中应用实例很多，如人工牛黄的三氯甲烷提取液在 453nm 处有最大吸收，从而鉴别药材。

可见分光光度法是比较溶液颜色深度以确定物质含量的方法。在可见光区 400～850nm，有些物质对光有吸收，有些物质本身并没有吸收，但在一定条件下加入显色试剂或经过处理使其显色后，可用此法测定。显色时因为影响呈色深浅的因素较多，所以测定时需用标准品或对照品同时比较。常使用的仪器为可见分光光度计。比色法多用于中药材的定量分析及物理常数的测定。

（2）红外分光光度法　红外分光光度法是鉴别化合物和确定物质结构的常用手段之一。在药物分析中，以红外光谱具有的“指纹”特性作为药物鉴定的依据，是各国药典共同采用的方法，但通常仅限于西药等单组分、单纯化合物的鉴定。由于中药材是许多成分的混合物体系，它们的红外光谱是组成它们的所有化合物的红外光谱的叠加。中药材的正品与伪品，不同产地、不同生境的药材，栽培品与野生品，只要药材中所含的化学成分不同或各成分含量的比例不同，就可导致红外光谱的差异，凭借红外光谱图的这些差异特征，如峰位、峰强度和峰（或谱带）形状特征，可以鉴别中药材的真伪优劣。关于红外光谱的标准图谱已有文献资料、专著可供查阅，如《药品红外光谱集》、《中药二维相关红外光谱鉴定图集》等。

（3）原子吸收分光光度法　原子吸收分光光度法的测量对象是呈原子状态的金属元素和部分非金属元素，是由待测元素灯发出的特征谱线通过供试品经原子化产生的原子蒸气时，被蒸气中待测元素的基态原子所吸收，通过测定辐射光强度减弱的程度，求出供试品中待测元素的含量。通常通过比较标准品溶液和供试品溶液的吸光度，求得供试品中待测元素的含量。本法的特点为专属性强，检测灵敏度和精密度均高，测定速度快，是目前用于测定中药中重金属及有害元素、微量元素最常用的方法。测定中药材中微量元素的方法，还有原子发射光谱、中子活化分析、离子发射光谱、等离子体吸收、X 射线荧光光谱、X 射线能量色散分析、荧光光谱、X 射线衍射等方法。

（4）荧光光度法　荧光光度法基本原理是蒸气状态的原子因吸收能量而跃迁至高能态，并在这个过程中发射出具有固定波长的荧光。荧光光度法具有两个特征光谱，即激发光谱与发射光谱。激发光谱是指不同激发波长的辐射引起物质发射某一波长荧光的相对效率，发射光谱表示所发射的荧光中各种波长组分的相对强度。荧光物质的最大激发波长和最大发射波长是鉴定物质的依据，也是定量测定时最灵敏的光谱条件。荧光鉴别具有检测简便、无损、快速和可重复等优点，可作为中药材真伪鉴定的依据，且有普遍意义。

（5）核磁共振光谱法　核磁共振光谱法是将有磁矩的原子核放入磁场后，用适宜频率的电磁波照射，原子核吸收能量，从而发生能级的跃迁，同时产生核磁共振信号，得到核磁共振光谱。核磁共振光谱主要有核磁共振氢谱（^{1}H-NMR）和核磁共振碳谱（^{13}C-NMR），其中核磁共振氢谱在化学结构及药物分析领域中早已得到广泛的应用，用于中药材的鉴定是近几年发展起来的又一个应用的重要方面。核磁共振氢谱与红外光谱、紫外光谱类似，也属于吸收光谱，其提供的结构信息独具特点，可以获得化合物包括各类质子的化学位移、数量、偶合关系等结构信息，根据不同中药材结构信息的差异，从而应用于中药材鉴定中。实验研究表明，中药材的^{1}H-NMR 图谱具有高度的特征性和重现性，可依照图谱上显示的特征共振信号和数据鉴别中药材。

6. 色谱-光谱联用法

每一种分析技术均有其适用范围和局限性。如色谱技术分离能力强、检测灵敏度高、分析速度快，是分析复杂混合物的首选技术，但在对未知物定性方面往往难于给出可靠信息。另一类技术，如质谱（MS）、红外光谱（IR）和核磁共振谱（NMR）等，则具有很强的鉴定未知物结构的能力，却不具有分离能力，因而对复杂混合物无能为力。于是，便出现了将两者长处结合起来的联用技术，联用技术已成为分析仪器发展的一个重要方向。如气相-质谱（GC-MS）、红外-质谱（IR-MS）、高效液相-质谱（HPLC-MS）、质谱-质谱（MS-MS）等。后者称“串联质谱”，分析时不需要对中药材提取分离，可直接以粉末进样，对粉末药材非常适用。气相-质谱与计算机联用，充分发挥了气相色谱的高分离效能和质谱的高鉴别能力的特点，已得到广泛的应用。

7. 浸出物测定

对某些暂时无法建立含量测定项的中药材，或已有含量测定项的中药材，为了更全面地控制中药材的质量，一般可根据该中药材已知化学成分的类别，结合用药习惯、中药材质地等，选用适宜溶剂，测定中药材中可溶性物质的含量，用于控制中药材的质量。通常选用水、一定浓度的乙醇（或甲醇）、乙醚作溶剂，用冷浸法或热浸法做中药材的浸出物测定。如 2015 年版《中国药典》规定降香的乙醇浸出物不得少于 8.0%；黄芪的水溶性浸出物不得少于 17.0%。

8. 含量测定

中药材含有多种成分，常共具临床疗效，有时甚至具双向调节作用，很难确定某一化学成分即是中医用药的唯一有效成分，有些尚不一定能与中药疗效完全吻合，或不能与临床疗效直观地比较。然而药物有效必定有其物质基础，以中医理论为指导，结合现代科学研究择其具生理活性的主要化学成分，作为有效或指标性成分之一，进行含量测定，鉴定评价中药质量。有效成分或指标性成分清楚的可进行针对性定量；有效成分尚不清楚而化学上大类成分清楚的可对总成分如总黄酮、总生物碱、总皂苷、总蒽醌等进行含量测定；含挥发油成分的可测定挥发油含量。常用的含量测定方法有经典分析方法（容量法、重量法）、分光光度法、气相色谱法、高效液相色谱法、薄层扫描法、薄层-分光光度法等。

9. 指纹图谱测定

中药指纹图谱是指某种（或某产地）中药材中所共有的、具有特征性的某类或数类成分的色谱、光谱、DNA 分子的图谱。其中化学成分指纹图谱的特点是：通过指纹图谱的特征性，能有效鉴别样品的真伪或产地。通过指纹图谱主要特征峰的面积或比例的制定，能有效控制样品的质量，确保样品质量的相对稳定。中药材指纹图谱是指中药材经适当处理后，采用一定的分析手段，得到的能够标示其特征的共有峰的图谱。在国际上，如日本、德国、英国、法国、美国、加拿大、印度等许多国家，对一些传统药、天然药和草药，都把指纹图谱作为质量控制标准的内容之一。在 2000 年国家食品药品监督管理局颁布了《中药注射剂指纹图谱研究的技术要求》（暂行），2002 年又颁布了《中药注射剂指纹图谱实验研究技术指南》和两个“计算机辅助中药指纹图谱相似度计算软件”。详细规定了原料药材、半成品、成品的供试品收集与制备及制定指纹图谱的各项技术要求，具体应用时应参照执行。

此外，还有 X 射线衍射分析法、差热分析法、计算机图像分析法、模式识别法等先进技术和方法应用于中药材鉴定，将对中药材的现代分析起到推动作用。

（五）生物鉴定

生物鉴定是近年来兴起的一种中药材品质鉴定新方法，它是利用中药材或其所含的药效组分对生物体的作用强度，以及用生命信息物质特异性遗传标记特征和基因表达差异等鉴定中药。常用的方法有分子生物学鉴定、细胞生物学鉴定、免疫学鉴定、生物效应鉴定等。分子生物学鉴定中的DNA分子标记鉴定、DNA分子条形码鉴定方法在中药材鉴定领域应用广泛，并收载于《中国药典》中，如应用DNA分子鉴定技术鉴别乌梢蛇、蕲蛇等蛇类药材。

DNA分子遗传标记鉴定技术直接分析生物的基因型，与传统的方法比较，具有下列特点。

① 遗传稳定性：DNA分子作为遗传信息的直接载体，不受外界因素和生物体发育阶段及器官组织差异的影响，每一个体的任一体细胞均含有相同的遗传信息。因此，用DNA分子特征作为遗传标记进行物种鉴别更为准确可靠。

② 遗传多样性：比较物种间DNA分子的遗传多样性的差异来鉴别中药材的基原，通过选择适当的DNA分子遗传标记，能在属、种、亚种、居群或个体水平上对研究对象进行准确鉴别。

③ 化学稳定性：DNA分子作为遗传信息的载体，除具有较高的遗传稳定性外，在诸多的生物大分子中，比蛋白质、同工酶等具有较高的化学稳定性。在陈旧标本中所保存下来的DNA仍能够用于DNA分子遗传标记的研究。

DNA条形码鉴定是近年来基于分子标记技术发展起来的一种物种鉴定新技术，它利用基因组中一段公认标准的、相对较短的DNA片段作为标记，对物种进行快速、准确、自动化的识别和鉴定。DNA条形码在中药材鉴定中的成功应用将带来中药材鉴定方法的革命性突破。DNA条形码鉴定快速准确，重复性和稳定性高，有望实现中药材鉴定标准化和自动化，克服传统鉴定法的诸多缺陷，是传统中药材鉴定方法的有效补充。

第五章　中药材质量评价

中药材质量评价一般包括3个方面内容：安全性、真实性与质量优劣评价。中药材发挥治病功效，是其所含的化学物质基础与机体相互作用的结果。由于中药材的化学成分极为复杂，因此，质量优劣评价方法和相应的质量标准研究，长期以来一直是个难题。中药材的有效性取决于其所含的化学成分，目前大多数的中药材质量评价方法和标准仍主要建立在对药材中与药效有关的化学成分的定性和定量分析。

第一节　中药材化学成分简介

中药材所含的化学成分往往很复杂，尤其是植物类中药材，主要有皂苷类、蒽醌类、黄酮类和生物碱类等。每一种中药材都往往可能含有多种成分，这些成分和中药材发挥药效有着密切关系。因此，在中药材的研究过程中，必须了解中药材化学成分的组成和性质等信息。

一、黄酮类

（一）结构类型

黄酮类化合物是存在于自然界中，具有2-苯基色原酮结构的一类化合物。由黄酮类化合物与糖结合的苷叫做黄酮苷。

根据基本结构，黄酮类化合物主要分为黄酮、黄酮醇、二氢黄酮、二氢黄酮醇、异黄酮、二氢异黄酮、查耳酮、橙酮、花色素、黄烷及双黄酮类化合物。天然黄酮类化合物大多数以O-苷形式存在，此外，还发现少量C-苷。

（二）分布与活性

黄酮类化合物在植物界中广泛分布，主要成分为黄酮类化合物的中药材如银杏叶、卷柏、淫羊藿、葛根、甘草和黄芩等。不同结构类型的黄酮类化合物存在于不同的植物类群中，如黄酮醇类化合物以山柰酚、槲皮素、异鼠李素和杨梅素最为常见，主要分布于双子叶植物中；异黄酮类化合物集中分布于豆科、蔷薇科及鸢尾科中，以大豆素、葛根素和染料木素等较常见；双黄酮主要分布于裸子植物中，较常见的有银杏黄酮和柏黄酮等。

呫酮是结构和性质与黄酮相似的一类化合物，以苷或苷元的形式集中分布于双子叶植物的龙胆科、桑科、漆树科、豆科、远志科等以及单子叶植物的百合科和鸢尾科中。天然的呫酮主要为C-苷和O-苷。

黄酮类化合物是药用植物的主要活性成分之一，具有保护心脑血管系统、抗炎、抗菌、抗病毒等生物活性。其中黄酮类化合物在防治心脑血管疾病如冠心病、心绞痛、动脉粥样硬化、脑血栓等方面已发挥了重要作用，如灯盏乙素、葛根素、银杏双黄酮等。

二、蒽醌类

（一）结构类型

蒽醌类成分是蒽醌（9，10-蒽二醌）各种衍生物的总称。由蒽的衍生物与糖结合的苷称为蒽苷。

中药材中存在的蒽醌衍生物都是羟基蒽醌及其苷。大多数的蒽醌苷是蒽醌的羟基与糖缩合而成。蒽醌的羟基在同 1 个苯环上时，称为茜草素型蒽醌，主要分布于茜草科茜草属植物中。如果羟基在蒽醌的 2 个苯环上，称大黄素型蒽醌，主要有芦荟大黄素、大黄酸、大黄素、大黄酚、大黄素甲醚等。此外，中药材中尚有少量其他类型的蒽醌衍生物，如氧化蒽酚、蒽酚、蒽酮、二蒽酮、二蒽醌等。

（二）分布与活性

蒽醌类化合物大多分布于蓼科、鼠李科、豆科、茜草科、百合科、杜鹃花科、马鞭草科等。主要含有蒽醌类成分的中药材有大黄、何首乌、虎杖、茜草、巴戟天、番泻叶、决明子、芦荟等。

蒽醌类化合物具有广泛的药理活性，包括抗菌、抗炎、抗病毒以及致泻作用等。如大黄中的大黄素、大黄酚、芦荟大黄素、大黄酸等对多种细菌均有不同程度的抑制作用；天然蒽醌类化合物多具有致泻作用，且蒽醌苷的致泻作用一般要强于苷元，如番泻叶苷。

三、皂苷类

皂苷是广泛存在于植物界的一类特殊的苷类成分，因它的水溶液振摇后可生产持久的肥皂样的泡沫而得名。

（一）结构类型

根据水解后生成皂苷元的结构，皂苷可分为三萜皂苷与甾体皂苷两大类。组成的糖常见的有葡萄糖、半乳糖、鼠李糖、阿拉伯糖、木糖及葡萄糖醛酸、半乳糖等。

（1）三萜皂苷　三萜皂苷的皂苷元为 30 个碳原子组成的三萜类衍生物。大多数苷元在 C24 或 C28 位含有—COOH，故又称酸性皂苷；少数苷元只含醇羟基而呈中性，如人参皂苷、柴胡皂苷等。三萜皂苷元的结构可分为五环三萜及四环三萜。

（2）甾体皂苷　甾体皂苷的皂苷元由 27 个碳原子组成，不含羧基，呈中性，故又称中性皂苷。甾体皂苷的基本骨架为螺旋甾烷或其异构体异螺旋甾烷。

（二）分布与活性

三萜皂苷大多分布于双子叶植物中，如毛茛科、豆科、伞形科、五加科、桔梗科、远志科、葫芦科、石竹科等；甾体皂苷大多分布于单子叶植物，如百合科、龙血树科、薯蓣科等。主要含有三萜皂苷类成分的中药材有人参、三七、西洋参、甘草、黄芪、柴胡、党参、桔梗、白头翁、酸枣仁、远志、山银花等；主要含有甾体皂苷类成分的中药有麦冬、天门冬、重楼、知母、黄精、穿山龙等。

大多数皂苷能与红细胞膜上胆甾醇相互作用，渗透性增加，导致红细胞膜破裂，血红蛋白流失而具有溶血作用。皂苷类化合物还具有杀灭钉螺、抗炎、抗病原微生物、抗肿瘤等活性。

四、生物碱类

生物碱是一类存在于生物界（主要是植物）、大多具显著生物活性的含氮碱性化合物。氮通常在环中。分子中含有碳、氢、氧和氮四种元素，极少不含氧原子。

（一）结构类型

生物碱种类繁多，按母核的基本结构分为 60 类左右，主要有以下 12 类：有机胺类，吡咯烷类，吡啶类，喹啉类，异喹啉类，喹唑酮类，吲哚类，莨菪烷类，亚胺唑类，嘌呤类，甾体类，萜类等。

（二）分布与活性

生物碱类化合物在植物界分布广泛，其中绝大多数存在于双子叶植物中。主含生物碱的中药有黄连、麻黄、三颗针、黄柏、川乌、附子、马钱子、延胡索、防己、洋金花、白鲜皮、贝母、百部等。不同结构类型的生物碱在植物界中的分布具有规律性，例如，异喹啉类和苄基异喹啉类生物碱集中分布于番荔枝科、小檗科、大戟科、樟科、木兰科、防己科、睡莲科、罂粟科、毛茛科、芸香科等；吲哚类生物碱多分布于夹竹桃科、马钱科、茜草科、蒺藜科、苦木科等；莨菪烷类生物碱主要分布于茄科；二萜类生物碱集中分布于毛茛科乌头属、翠雀属和飞燕草属。

生物碱是中药材中一类重要的活性成分，目前已经有 80 余种用于临床，如黄连中的小檗碱用于抗菌消炎，麻黄中的麻黄碱用于平喘，萝芙木中的利血平用于降压，喜树中的喜树碱与长春花中的长春新碱用于抗肿瘤，黄杨中的环常绿黄杨碱 D 用于治疗冠心病、心绞痛，唐古特山莨菪中的樟柳碱，用于止咳、镇静、解痉以及改善微循环障碍等。

五、强心苷类

强心苷成分是一类具有强心生理活性的甾体苷类化合物。

（一）结构类型

强心苷的基本结构是由甾醇母核和连在 C17 位上的不饱和共轭内酯环构成苷元部分，然后通过甾体母核 C3 位上的羟基和糖缩合而成。根据苷元部分 C17 位上连接的不饱和内酯环的类型分为甲型和乙型两类。

（二）分布与活性

强心苷类化合物存在于许多有毒植物中，尤以玄参科、夹竹桃科、萝藦科、十字花科植物最普遍。主含强心苷类成分的中药有洋地黄叶、毛花洋地黄叶、香加皮、黄花夹竹桃等。

强心苷类化合物具有强心作用，主要用以治疗充血性心力衰竭及节律障碍等心脏疾病，如临床常用的异羟基洋地黄毒苷、地高辛和去乙酰毛花洋地黄苷 C。

六、香豆素类

香豆素类化合物是邻羟基桂皮酸内酯成分的总称。香豆素类与糖结合而成的苷叫香豆素苷。

（一）结构类型

按香豆素母核不同的取代基而分为以下几类。

简单香豆素类：绝大部分在苯环上有取代基，并且 7 位羟基与其 6 位和 8 位没有形成呋喃环和吡喃环的一类化合物，如葡萄内酯、当归内酯。

呋喃香豆素类：香豆素核上 7 位羟基与其 6 位或 8 位异戊烯基缩合成呋喃环的一类化合物，又可分为 6,7-呋喃骈香豆素（简称呋喃骈香豆素）和 7,8-呋喃骈香豆素（又称异呋喃骈香豆素），如补骨脂内酯。

吡喃香豆素类：香豆素核上 7 位羟基与其 6 位或 8 位异戊烯基缩合成吡喃环的一类化合物，如花椒和美花椒中花椒内酯、美花椒内酯。

其他类：凡是无法归属到上述三种类型的香豆素类化合物。

（二）分布与活性

香豆素集中分布于伞形科、芸香科等植物类群。主含香豆素的中药材有前胡、蛇床子、枳实、茵陈、秦皮和葫芦巴等。

香豆素类化合物具有多方面的药理作用，如抗病毒、抗肿瘤、抗骨质疏松和抗凝血等作用。如蛇床子素具有抑制乙肝表面抗原的作用，7-羟基香豆素具有抗肿瘤作用。

七、环烯醚萜类

（一）结构类型

环烯醚萜类是由 2 个异戊二烯构成的含有 10 个碳原子的一类单萜化合物，其母核都为环状，具有烯键和醚键，常与糖结合成环烯醚萜类。

（二）分布与活性

环烯醚萜广泛分布于植物界，集中分布于玄参科、茜草科、唇形科、山茱萸科、败酱科、马鞭草科、忍冬科、木樨科、杜仲科等植物类群。主含环烯醚萜的中药有玄参、地黄、丁香等。

环烯醚萜类化合物具有多方面的药理活性，如獐牙菜苷对肝损伤具有保护作用，东尼平苷能促进胆汁分泌，山茱萸总环烯醚萜具有降低血糖的作用。

八、挥发油

挥发油又称精油，是一类具有芳香气味的、可随水蒸气蒸馏的、与水不相混溶的油状液体的总称。

（一）结构类型

挥发油为多种类型成分的混合物，一种挥发油往往含有几十种到一二百种成分，其中以某种或数种成分占较大的比例。挥发油的基本组成为脂肪族、芳香族和萜类化合物。挥发油中存在的萜类主要是单萜和倍半萜，通常它们含量较高，但无香气，不是挥发油的芳香成分。而某些萜类的含氧衍生物及芳香族化合物含量虽少，但它们具有挥发油的特异芳香味和显著的生物活性。

（二）分布与活性

挥发油主要分布于菊科、伞形科、唇形科、芸香科、樟科、姜科等芳香植物较集中的植物类群中。此外，在松科、柏科、木兰科、瑞香科、桃金娘科等某些植物中也含有丰富的挥发油。主含挥发油的中药材有苍术、白术、艾蒿、薄荷、藿香、广藿香、当归、川芎等。

挥发油多具有祛痰止咳、平喘、健胃、解热镇痛、抗菌消炎等作用。如薄荷油有消炎作用，柴胡挥发油有退热作用。

九、木脂素类

（一）结构类型

木脂素是一类由 2 分子苯丙素衍生物（C_6-C_3）聚合而成的化合物，通常所指是其二聚物，少数是三聚物和四聚物。

（二）分布与活性

木脂素类化合物主要分布于木兰科、樟科、爵床科、芸香科、蔷薇科、菊科、姜科等植物类群中。主要含有木脂素类成分的中药材有厚朴、五味子、桃儿七等。

木脂素类化合物具有多方面的药理作用，如抗真菌、抗炎、免疫抑制等。最引人注目的是鬼臼毒素具有显著的抗肿瘤活性，此外五味子素能降低谷丙转氨酶（GPT），可用于治疗肝炎，厚朴酚具有肌肉松弛作用。

除上述成分外，植物类药材中还含有萜类、鞣质、多肽类、蛋白质、有机酸、树脂、无机成分等。

第二节　中药材质量标准及起草说明

中药材质量标准是一个国家或地区对药材的质量和检验方法所作的技术规定，是药品生产、供应、使用以及管理部门共同遵循的法律。中药材质量标准包括两方面含义：一是标准的制定，包括新药材质量标准的制定以及已有质量标准的修订，即对于那些已有标准或虽有质量标准但在某些方面不完善的药材，需要对药材进行细致的研究及试验，制定出相应的质量标准，并由国家相应主管部门颁布；二是标准的应用，即中药材质量的检验，依据法定药材质量标准，对待检样品的一项或多项质量特性进行观察、测量、试验，并将结果与规定的质量要求进行比较，判断药材质量合格与否。

一、中药材质量标准内容

中药材质量标准具体内容一般包括名称、来源、性状、鉴别、检查、浸出物、含量测定、炮制、性味与归经、功能与主治、用法与用量、注意与贮藏等项。有关项目的主要内容要求如下。

（一）名称

中药材名称包括中文名、汉语拼音名、拉丁名。命名应明确、简短、科学，不用容易误解和混同的名称。

（二）来源

来源包括原植（动）物的科名，植（动）物的中文名、拉丁学名、药用部位、采收季节和产地加工等。矿物药包括该矿物的类、族、矿石名或岩石名、主要成分及产地加工。

（三）性状

性状一般包括药材的外形、颜色、表面特征、质地、断面及气味等特征的描述，描述一般以主要特征进行详细和重点介绍。

（四）鉴别

鉴别包括显微鉴别、理化鉴别、色谱或光谱鉴别和指纹图谱鉴别等。选用方法要求专属、灵敏。

1. 显微鉴别

包括组织切片、粉末或表面制片、显微化学反应。

2. 理化鉴别

包括呈色反应、沉淀反应、荧光反应等，凡有相同功能团的成分均可能呈阳性反应，因此专属性不强，不宜作为质量标准中最终鉴别项目。

3. 色谱鉴别

利用薄层色谱（TLC）、气相色谱（GC）或高效液相色谱（HPLC）等对中药材进行真伪鉴定的方法。色谱鉴别应设对照品或对照药材。

4. 光谱鉴别

在中药材鉴别时，由于多数药材的提取物在 270～280nm 均可能有最大吸收，因而往往不能构成某一药材的鉴别特征，所以在一般情况下，光谱直接用于鉴别的不多。目前光谱鉴别在类似品或掺伪品鉴别中应用较多。

5. 指纹图谱鉴别

中药指纹图谱是指某些中药材或中药制剂经适当处理后，采用一定的分析手段，得到的能够标示其化学特征的色谱图或光谱图。它是建立在中药化学成分系统研究的基础上，主要用于评价中药材以及中药制剂半成品质量的一种分析方法。

中药指纹图谱必须同时具有系统性、特征性和重现性。系统性是指指纹图谱反映的化学成分应包括有效组分群中的主要成分，或指标成分的全部。特征性是指指纹图谱中反映的化学成分信息，是具有高度选择性的，这些信息的综合结果能特征地区分目标中药材的真伪与优劣。重现性指在规定的方法和条件下，不同的操作人员和不同的实验室所建立的指纹图谱的误差应在允许的范围之内。

（五）检查

中药材质量标准中的“检查”部分是指中药材中可能掺入的一些杂质以及与中药材质量有关的项目，根据品种不同或具体情况，检查内容不同，是保证质量的重要项目之一。

有关检查项目如下。

1. 杂质

杂质是指基原与规定相符，但其性状或来源部位与规定不符的药材，或来源与规定不同的物质。无机杂质如沙石、泥块、尘土等。

2. 药用部分比例

为保证中药质量，有的中药材需规定药用部位的比例。例如穿心莲中穿心莲叶不得少于 35％。

3. 灰分

灰分有总灰分及酸不溶性灰分，对测定中药材品质颇为重要。根据中药材的具体情况，可规定其中一项或两项。易夹杂泥沙药材或对难以加工处理和炮制也不易除去泥沙的中药材，应规定总灰分。同一中药材来源不同，其总灰分含量也会相差悬殊。因此需对多产地（或多购进地）的产品进行测定后，再定出总灰分限度。不易夹杂泥沙或未经涂抹而产品加工比较光洁的药材，可不规定总灰分。

4. 水分

对容易吸湿发霉变质、酸败的中药材一般规定水分检查。

5. 酸败度

酸败是指油脂或含油脂的种子类中药材，在贮藏过程中，与空气、光线接触，发生复杂的化学变化，产生特异的刺激气味，即产生低分子化合物醛类、酮类和游离脂肪酸，从而影响了中药的质量。本检查是通过酸值、羰基值或过氧化值的测定，以控制含油脂种子类的酸败程度。

6. 重金属和有害元素

重金属和有害元素是指在实验条件下能与硫代乙酰胺或硫化钠作用显色的金属杂质，如砷、汞、铅、镉、铜、铝等。加强重金属和有害元素的检查是保证中药安全性的措施之一。

7. 农药残留

重点检查有机氯类、有机磷类和拟除虫菊酯类。加强农药残留的检查也是保证中药材安全性的措施之一。

8. 特殊检查项目

对某些炮制是否得当的毒性药材或者容易混入有毒有害物质的药材，应当进行有针对性的检查，如寄生于夹竹桃树上的桑寄生应对强心苷进行检查。

（六）浸出物

某些中药材确实无法建立含量测定项，并且证明浸出物的指标能明显区别中药材的质量优劣，可结合用药习惯、中药材质地及已知化学成分类别等，选定适宜的溶剂测定其浸出物。

（七）含量测定

对中药材中所含的化学成分尤其是有效成分进行定量分析，是中药材内在质量最有效的检测方法。

1. 待测成分选定原则

待测定成分的选择一般应遵循以下原则。

（1）有效成分　对于有效成分清楚、基础研究扎实、且其药理作用与该中药材的功能主治相一致的成分，应作为含量测定的首选成分。

（2）毒性成分　许多毒剧药中的毒性成分，往往也是有效成分，对其进行含量测定，控制其含量范围，既可保证其安全性，又可保证其有效性。例如，川乌含有多种二萜类生物碱，其中酯型生物碱（包括单酯型、双酯型）具有毒性，同时又具有镇痛活性，《中国药典》2015年版以乌头碱、次乌头碱和新乌头碱作为质量控制指标之一，并制定上下限（三者总量应为0.050%～0.17%），确保安全有效。

（3）总成分　有效成分类别清楚的，可进行总成分的测定，如总黄酮、总生物碱、总皂苷、总有机酸等。

（4）易损成分　测定在采收、加工、贮藏过程中易损失的成分，可确保其质量。如含挥发油成分的中药材，往往需要测定挥发性成分或总挥发油。

（5）指标性成分　指标性成分是指与该中药材的功能主治不直接相关，但可间接反映该中药材质量的化学成分。对于无法确定有效成分的中药材，可选择指标性成分，但要求专属性强，最好是该中药材的特征性成分。

（6）生物效应测定　在建立化学成分的含量测定确有困难时，也可考虑建立生物效应测定法。

2. 含量测定方法

测定方法的选择应遵循“准确、灵敏、简便、快速”的原则，同时要考虑到方法的专属性、重现性、稳定性及实际工作中的可操作性等。目前所采用的测定方法主要是HPLC法，此外还包括有GC法、UV法等。

（八）炮制

根据用药需要进行炮制的品种，应制订合理的加工炮制工艺，明确辅料用量和炮制品的质量要求。

（九）性味与归经

涉及中药与疗效有关的性质和性能。

此外，还包括功能与主治、用法与用量、注意与贮藏等项。

二、中药材质量标准起草说明

中药材质量标准起草说明是说明标准起草过程中，制订各个项目的理由及规定各项指标和检测方法的依据，也是对该药品从历史考证，药材的原植（动、矿）物品种，中药材形态鉴别，成方制剂的处方、制法，以及它们的理化鉴别、质量控制、临床应用、贮藏等全面资料的汇总。

（一）编写格式及要求

1. 中药材

（1）来源　简要说明始载于何种本草，历来本草的考证及历代本草记载中有无品种改变情况，目前使用和生产的药材品种情况，以及历版药典的收载、修订情况。

（2）名称　对正名选定的说明，历史名称、别名或国外药典收载名。

① 原植（动）物形态：按常规描写。突出重点，同属两种以上的可以前种为主描述，其他仅写主要区别点。学名有变动的应说明依据。

② 生境：野生或栽培（有无 GAP 基地）。

③ 主产地：主产的省、直辖市、自治区名称，按产量大小次序排列。地道药材产地明确的可写出县名。

④ 采收时间：采收时间与药材质量有密切关系的，采收时间应进行考察，并在起草说明中列入考察资料。

⑤ 采收加工：产地加工的方法，包括与主要主产地不同的方法或有关这方面的科研结果。

（3）性状

① 正文描述性状的药材标本来源及彩色照片。

② 增修订性状的理由，由于栽培发生性状变异，应附详细的质量研究资料。

③ 未列入正文的某些性状特点及缘由。

④ 各药材标本间的差异，多品种来源药材的合写或分写的缘由。

⑤ 曾发现过的伪品、类似品与本品性状的区别点。

⑥ 性状描述中其他需要说明的有关问题。

（4）成分

① 摘引文献已报道的化学成分。注意核对其原植（动、矿）物品种的拉丁学名，应与标准收载的品种一致。化学成分的中文名称后用括号注明外文名称，外文名用小写，以免混淆。

② 有些试验研究结果，应注明是起草时的试验结果还是引自文献资料。

（5）鉴别

① 收载各项鉴别的理由，包括修订上版药典鉴别的理由。

② 老药工对本品的经验鉴别方法。

③ 理化鉴别反应原理。

④ 起草过程中曾做过的试验，但未列入正文的显微鉴别及理化试验方法。

⑤ 薄层色谱法实验条件选择的说明。

⑥ 多来源品种各种的鉴别试验情况。

⑦ 伪品、类似品与正品鉴别试验的比较，并进一步说明选定方法的专属性。

⑧ 显微鉴别组织或粉末特征应提供彩色照片，照片应标注各个特征，并附标尺或放大倍数，薄层色谱应附彩色照片，光谱鉴别应附光谱图。所有附图附在最后。

（6）检查

① 正文规定各检查项目的理由。

② 实验数据（包括历版药典起草中曾做过的实验数据及修订本版药典时所做的实验数据），规定各检查项限度的理由。

③ 浸出物，规定浸出物测定的理由，选用浸出溶剂和方法的理由；浸出物测定结果与商品等级规格或药工经验鉴别质量优劣是否相关；实验数据以及规定浸出物限量的理由。

（7）含量测定

① 选定测定成分和测定方法的理由，测定条件确定的研究资料。

② 测定方法的原理及其研究资料（方法学验证如重现性、精密度、稳定性、回收率等研究资料）。

③ 实验数据以及规定限度的理由。

④ 液相色谱、气相色谱等图谱。

（8）炮制

① 简述历代本草对本品的炮制记载。

② 本品的炮制研究情况（包括文献资料及起草时研究情况）。

③ 简述全国主要省份炮制规范收载的方法，说明正文收载炮制方法的理由。

④ 正文炮制品性状、鉴别及规定炮制品质量标准的理由和实验数据。

（9）药理　叙述本品文献报道及实际所做的药理实验研究结果（如抑菌、毒性、药理作用等的结果）。

（10）性味与归经　参考历代本草和临床应用记载。

（11）功能与主治　文献报道和起草地区临床医生的新用途。

（12）用法与用量　文献报道和起草地区临床医生的新用途。

（13）注意

（14）贮藏　需特殊贮存条件的应说明理由。

（15）类似品及伪品　综合文献报道及工作中曾碰到的伪品、类似品的情况，能知道学名的写明学名。

（16）参考文献　起草说明中涉及的问题，如是从书刊中查到的应用脚注表示，参考文献书写按《药物分析杂志》的格式，次序按脚注号依次排列。

（17）附图　说明与伪品、类似品的区别，尽可能附正品与伪品、类似品的药材照片。显微特征（组织与粉末）及色谱鉴别、含量测定均应附照片或图。

2. 植物油脂和提取物

（1）历史沿革　说明标准收载、修订情况，若为分列或合并的请注明理由。

（2）来源　提取物的来源，扼要说明其以何种原植（动）物及部位加工制得，目前的使用和生产现状。

（3）名称　说明命名的依据，挥发油和油脂应突出所用原植物名称，粗提物应加上提取溶剂名称，有效部位提取物应突出加上有效部位名称，有效成分提取物应以有效成分名称命名。

（4）制法

① 粗提物和有效部位提取物应列出详细的制备工艺，应说明关键的各项技术指标和要求的含义，及确定最终制备工艺及主要参数的理由。

② 对药材的前处理方法进行说明，包括粉碎、切制等。

③ 已有国家标准的提取物制法原则上应统一工艺；如制法有重大差异的，应予以说明并进行必要的区分。

④ 工艺过程中需注意的事项。

（5）性状

① 挥发油和油脂应规定外观颜色、气味、溶解度、相对密度和折射率等。

② 粗提物和有效部位提取物应规定外观颜色、气味等。

③ 有效成分提取物应规定外观颜色、溶解度、熔点、比旋度等。

④ 其他需要说明的有关问题。

（6）鉴别

① 收载各项鉴别的理由，操作中应注意的事项；包括修订上版药典鉴别的理由。

② 理化鉴别反应原理。

③ 色谱法实验条件选择的说明，并说明其专属性和可行性。

④ 应建立中药色谱特征图谱。包括色谱条件的选择，供试品溶液的制备，特征图谱的建立和辨识，中药材提取物和原药材之间的相关性分析、方法学验证，数据处理等。特征图谱应满足专属性、重现性和可操作性的要求。中药色谱特征图谱应附图，要求清晰真实，附在起草说明的最后一项中，按《药物分析杂志》的格式要求绘制。

（7）检查

① 正文规定各检查项目的制订理由，对药典附录通则规定以外的检查项目除说明制订理由，还要说明其限度制订的理由。

② 实验数据，规定各检查项限度的理由。

③ 作为注射剂原料的提取物还应对其安全性等检查项进行研究，并按照相应注射剂品种项下的规定选择检查项目，列出控制限度及列入质量标准的理由。

（8）含量测定

① 规定含量测定的理由。

② 测定方法的原理及其研究资料（包括各项实验条件确定的依据及方法学验证，如重现性、精密度、稳定性、回收率等研究资料）。

③ 实验数据以及规定限度的理由。

（9）稳定性研究　应提供光照、温度、湿度（包括含水量）等因素对提取物稳定性影响的实验数据，确定使用期、有效期的建议或说明。列表附在最后页。需特殊贮存条件的应说明理由。

（10）问题及改进　应说明本标准尚存在的问题及今后改进意见。

（11）参考文献　起草说明中涉及的问题，如系从书刊中查到的应用脚注表示，参考文献书写按《药物分析杂志》的格式，次序按脚注号依次排列。

（12）附图与附表　按顺序依次排列。

（二）附图格式及要求

1. 显微特征图要求

应采用显微照相（或摄像）系统记录显微特征图，并存储为 bmp 格式或 jpg 格式的文件，在图像外空白处标记各特征名称，并标注坐标尺。

2. TLC 图谱（彩色照片）要求

TLC 鉴别图谱中应有供试品（至少 3 个批号）、对照品或对照药材（多来源者应包括所有来源的对照药材）、空白对照等。

薄层色谱应统一格式。薄层板尺寸：10cm×10cm、10cm×20cm。点样：圆点状或条带状均可；点样基线距底边 10～15mm；高效板基线距底边 8～10mm；左右边距 12～15mm；圆点状点样，点间距离 8～10mm；条带状点样，条带宽 4～8mm，条带间距离不少于 5mm。展距：5～8cm。

TLC 限量检查、含量测定图谱还应提供系统适用性试验图谱（包括检测灵敏度和分离度及重复性），图谱中不加注文字或符号，编辑文本时在图像外空白处标记供试品、对照品或对照药材、阴性等编号，溶剂前沿，以及展开时的温度、湿度等。

色谱成像和记录应采用数码相机或数码摄像设备记录色谱图像，并存储为 bmp 格式或 jpg 格式的文件。

此外，还应附有以下薄层色谱条件信息：薄层板列出预制薄层板的商品名、规格、型号和批号等，自制薄层板应注明固定相种类、黏合剂或其他改性剂的种类、浓度，涂布厚度等；点样注明点样量、点样方式（接触或喷雾）；展开剂溶剂种类、配比、分层情况，展开剂用量；展开缸规格（单、双槽；×），展开方式与展距，预平衡和预饱和的方式（预平衡或预饱和缸还是板）、时间。

3. HPLC、GC 等图谱要求

含量测定的方法学考察及验证须提供系统适用性试验（理论板数、分离度、拖尾因子）、HPLC 测定波长的选择图（UV 最大吸收扫描图，一般提供对照品的即可）、空白图谱（辅料或其他物质干扰图谱），供试品及对照品图谱。以上色谱图应采用相同的标尺，被测成分峰的峰高应为色谱量程的 1/3～2/3 之间，至少应记录至杂质峰完全出来或主峰保留时间 3 倍以上，图上同时也需标明理论板数、分离度、拖尾因子。如果阴性色谱峰与样品峰缺失过多，请解释原因，必要时附药材或溶剂峰的色谱图。

色谱图要求采用工作站记录色谱图，并存储为 bmp 格式或 jpg 格式的文件。除特殊情况外，一般在色谱图上标明各色谱峰对应的已知组分或代号及相应的保留时间，标注清楚色谱图坐标。编辑文本时在图像外空白处标记各已知成分的保留时间、分离度和理论板数、供试品来源及批号。

第三节　中药材商品规格

药材既有药用性，又有商品性。为了适应商品性的要求和临床用药，必须按照质量的优劣划分规格与等级，以确定相应的销售价格，在市场上进行商品交换。药材的规格、等级是传统习惯和现代标准结合制定的品质外观标志，但由于绝大多数药材药效成分和化学等质量控制方法还没确定，因此，在制定药材商品规格、等级标准时，仍以传统的外观质量和性状特征为主。药材商品规格与等级制定的基本原则为：以国家标准和地方标准为依据制定，要体现按质论价的特点，有利于促进优质药材的生产，不断改进加工技术和提高生产效益，在质量稳定的条件下力求简化标准，标准要便于量化。

一、药材商品规格与等级的制定

药材商品规格标准通常按下列方法制定，即根据产地、采收时间、生长期、加工方法和药用部位的不同等来划分。一般包括品名、来源（学名）、干鲜品、药用部位、商品特征、品质要求和非药用部位的去留程度等。

药材的等级，是指同种规格或同一品名的药材按加工部位形状、色泽、大小、重量等性质要求，制定出若干标准。每一个标准即为一个等级。通常以质量最优者为一等品，最次者（符合药用标准的）为末等，一律按一、二、三、四……的顺序排列，一般不以“特等”或“等外”的字样来分等。药材的等级标准较规格标准更为具体。

统货是对既无规格也无等级的药材通称。在商品药材中，对品质基本一致或部分经济价值低、优劣差异不大、不影响生产加工者，均列为“统货”。

二、药材商品鉴定

药材的商品鉴定内容主要包括基原、产地与采制、商品特征和规格等级等项目，在实际工作中经常配合使用，以综合控制中药商品的质量。

（一）基原

基原是药材鉴别的最关键信息。药材的各种鉴别方法都是建立原植物、原动物、原矿物）鉴定的基础上，它是其他鉴定方法的基础。

（二）产地与采制

药材商品的一个重要属性是产地。同一种药材的产地不同，其性状和质量均有差异。

（三）商品特征

1. 描述方法

药材的商品特征即商品的性状，是目前对药材商品进行鉴定最常用的宏观指标，方法学上称为“性状鉴定法”。对药材商品性状特征的描述，主要采用生物形态学术语和传统的经验鉴别知识相结合的方法进行。中药的商品特征，有些是药用部位的固有属性；有些则在商品加工过程形成，如厚朴的“筒朴”呈双卷筒状，肉桂的“板桂”呈板片状。

2. 主要内容

（1）形状　形状指药材的外形，一般比较固定。药材的形状与药用部分有关。有些药材的外部形态是其商品规格或等级的重要依据。

（2）大小　大小指药材的长短、粗细、厚薄。

（3）色泽　药材的色泽是判断药材质量的重要指标之一。

（4）表面　表面指药材的表面特征，如药材表面是光滑还是粗糙，有无鳞叶、皮孔或毛茸等，是商品鉴别的重要特征。

（5）质地　质地指药材的软硬、坚韧，疏松、致密，油性、黏性或粉性等特征。

（6）断面　断面指药材断面的特征和药材在折断时所观察到的现象。药材折断时可观察其易折断或不易折断，有无粉尘散落，是否平坦，是显纤维性或是颗粒性或裂片状，是否可以层层剥离等。切断面可观察皮部与木部的比例、维管束和射线的形状、有无内皮层或形成层、有无分泌组织、有无橡胶丝等。对于横切面特征的描述，经验鉴别也有很多术语，如“菊花心”、“车轮纹”、“朱砂点”等。

（7）气味　气味指药材具有的特殊香气、臭气和其他味感。药材的气味主要来源于其含有的挥发性物质，对气味不明显的药材，可切碎后或用热水浸泡一下再闻。

通过观察商品特征，能较为直观、快速地鉴别大部分常用药材，但部分药材的品质难以单纯凭观察性状特征达到鉴定目的，必须结合其他的方法进行鉴别。

（四）规格等级

药材作为中药的原料商品，它不仅注重内在的质量（治疗效果），也注重商品外在的感官要求。如丹参以条粗壮、质坚实、色红者为佳。在药材商品流通领域中，规格等级的鉴别要根据国家或地方颁布的有关标准进行检验，以确定是否货真价实。如黄连根据基原有川连（味连）、雅连、云连等商品规格。

第六章 中药药性理论

中医学认为疾病的发生发展过程都是致病因素作用于人体，引起机体正邪斗争，导致阴阳气血偏盛偏衰或脏腑经络功能活动异常的结果。因此，中药治病的基本作用是扶正祛邪，消除病因，恢复脏腑生理功能；纠正阴阳气血偏盛偏衰，使之恢复正常，达到治愈疾病、恢复健康的目的。药物之所以能够针对病情，发挥上述基本作用，是基于中药具有若干特性和作用，即所谓药物的偏性，也就是以中药的偏性来纠正疾病所表现出来的阴阳偏盛偏衰。而中药与疗效有关的性质和性能统称为药性，它包括中药发挥疗效的物质基础和治疗过程中所体现出来的作用，是药物性质与功能的高度概括。研究药性形成的机制及其运用规律的理论称为药性理论，包括四气五味、升降浮沉、归经、毒性等。

药性理论是在长期医疗实践中，以阴阳、脏腑、经络学说为依据，根据药物的各种性质及所表现出来的治疗作用总结出来的用药规律，是中医学理论体系的一个重要组成部分，是学习、研究、运用中药必须掌握的基本理论知识。

第一节 四气五味

一、四气

《神农本草经》序录云："药有酸咸甘苦辛五味，又有寒热温凉四气。"这是有关药性基本理论之一的四气与五味的最早概括。每味药物都有四气五味的不同，因而也就具有不同的治疗作用。

四气，即寒热温凉四种不同的药性，又称四性。它反映了药物对人体阴阳盛衰、寒热变化的作用倾向，为药性理论重要组成部分，是说明药物作用的主要理论依据之一。寒与凉、温与热之间仅是程度上的不同，即"凉次于寒"、"温次于热"。有些本草文献对中药的四性还用"大热"、"大寒"、"微温"、"微凉"加以描述，这是对中药四气程度不同的进一步区分，示以斟酌使用。此外，四性以外还有一类平性药，是指寒热界限不很明显、药性平和、作用较缓和的一类药，如天麻、茯苓等。《神农本草经》载药365种，平性药竟占100味之多。天麻性平，凡肝风内动、惊厥抽搐，不论寒热虚实皆可应用，可见无论从文献记载，或临床实践，均可证明平性是客观存在的，"平"应入性。

药性的寒热温凉是由药物作用于人体所产生的不同反应和所获得的不同疗效而总结出来的，它与所治疗疾病的性质是相对而言的。如患者表现为高热烦渴、面红目赤、咽喉肿痛、脉洪数，这属于阳热证，用石膏、知母、栀子等药物治疗后，上述症状得以缓解或消除，说明它们的药性是寒凉的；反之，如患者表现为四肢厥冷、面色㿠白、脘腹冷痛、脉微欲绝，这属于阴寒证，用附子、肉桂、干姜等药物治疗后，上述症状得以缓解或消除，说明它们的药性是温热的。

一般来讲，寒凉药具有清热泻火、凉血解毒、滋阴除蒸、泻热通便、清热利尿、清化热痰、清心开窍、平肝息风等作用；而温热药则具有温里散寒、暖肝散结、补火助阳、温阳利水、温经通络、引火归原、回阳救逆等作用。

温热药大多用于治疗中寒腹痛、寒疝作痛、阳痿不举、宫冷不孕、阴寒水肿、风寒痹证、血寒经闭、虚阳上越、亡阳虚脱等阴寒证；而寒凉药则主要用于实热烦渴、温毒发斑、血热吐衄、火毒疮疡、热结便秘、热淋涩痛、黄疸水肿、痰热喘咳、高热神昏、热极生风等阳热证。

寒与凉、热与温之间具有程度上的差异，因而在用药时也要注意。如当用热药而用温药、当用寒药而用凉药，则病重药轻达不到治愈疾病的目的；反之，当用温药而用热药则反伤其阴，当用凉药反用寒药则易伤其阳。至于表寒里热、上热下寒、寒热中阻而致的寒热错杂的复杂病证，则当寒、热药并用，使寒热并除。若为寒热错杂、阴阳格拒的复杂病证，又当采用寒热并用佐治之法治之。如遇到真寒假热则当用热药治疗，真热假寒证则当选用寒药以治之，不可真假混淆。

二、五味

五味理论在春秋战国时代就以饮食调养的理论出现了，如四时五味的宜忌，过食五味所产生的不良后果等，是其主要讨论的内容。五味作为药性理论最早见诸于《黄帝内经》、《神农本草经》。《黄帝内经》对五味的作用、阴阳五行属性及应用都做了系统的论述。《黄帝本经》不仅明确指出“药有酸、咸、甘、苦、辛五味”，还以五味配合四气，共同标明每种药物的药性特征，开创了先标明药性后论述效用的本草编写先例，为五味学说的形成奠定了基础。经后世历代医家的补充，逐步完善了五味理论。

五味是指药物有酸、苦、甘、辛、咸五种不同的味道，因而具有不同的治疗作用。有些还具有淡味或涩味，因而不止五种。但是，五味是最基本的五种滋味，所以仍然称为五味。

五味的产生，首先是通过口尝，即用人的感觉器官辨别出来的，是药物真实味道的反映。然而和四气一样，五味更重要的是通过长期的临床实践观察，不同味道的药物作用于人体，产生了不同的反应，获得不同的治疗效果，从而总结归纳出五味的理论。也就是说，五味不仅仅是药物味道的真实反映，更重要的是对药物作用的高度概括。自从五味作为归纳药物作用的理论出现后，五味的“味”也就超出了味觉的范畴，而是建立在功效的基础之上。因此，本草书籍记载中有时出现与实际口尝味道不同的地方。总之，五味既代表了药物味道的“味”，又包含了药物作用的“味”，而后者构成了五味理论的主要内容。五味与四气一样，也具有阴阳五行的属性，《黄帝内经》云：“辛甘淡属阳，酸苦咸属阴。”

《黄帝内经·素问·藏气法时论》提出“辛散、酸收、甘缓、苦坚、咸软”，这是对五味作用的最早概括。后世在此基础上进一步补充，日臻完善。根据前世文献，结合临床实践，下面将五味所代表药物的作用及主治病证分述如下。

辛　“能散，能行”，即辛味药具有发散、行气、行血的功效。一般来讲，解表药、行气药、活血药多具有辛味。因此辛味药多用于治疗表证及气血阻滞之证。如生姜发散风寒、陈皮行气除胀、郁金活血化瘀等。另外，《黄帝内经》提出“辛以润之”，是说辛味药还有润养的作用，如款冬花润肺止咳、菟丝子滋养补肾等。大多数辛味药以行、散为功，“辛润”之说缺乏代表性。

甘　“能补，能和，能缓”，即甘味药具有补益、和中、调和药性和缓急止痛的作用。一般来讲，滋养补虚、调和药性及缓止疼痛的药物多具有甘味。甘味药多用于治疗正气不足、身体诸痛及调和药性、中毒解救等。如党参补气、阿胶补血、饴糖缓急止痛、甘草调和药性并解药食中毒等。

酸　“能收，能涩”，即酸味药具有收敛、固涩的作用。一般固表止汗、敛肺止咳、涩肠止泻、固精缩尿、固崩止带的药物具有酸味。酸味药物多用于治疗体虚多汗、肺虚久咳、久泻肠滑、遗精滑精、遗尿尿频、崩带不止等。如五味子固表止汗、乌梅敛肺止咳、五倍子涩肠止泻、山茱萸涩精止遗以及赤石脂固崩止带等。

苦 “能泄，能燥，能坚”，即苦味药具有清泻火热、泄降气逆、通泄大便、燥湿、坚阴（泻火存阴）等作用。一般来讲，清热泻火、降气平喘、降逆止呕、通利大便、清热燥湿、苦温燥湿、泻火存阴的药物具有苦味。苦味药多用于治疗热证、喘咳、呕恶、便秘、湿证、阴虚火旺等。如黄连、栀子清热泻火，苦杏仁、葶苈子降气平喘，半夏、陈皮降逆止呕，大黄、枳实泻热通便，龙胆草、黄柏清热燥湿，苍术、厚朴苦温燥湿，知母、黄柏泻火存阴等。

咸 “能下，能软”，即咸味药具有泻下通便、软坚散结的作用。一般来讲，泻下或润下通便及软化坚硬、消散结块的药物具有咸味。咸味药多用于治疗大便燥结、痰核、瘿瘤、癥瘕痞块等。如芒硝泻热通便，海藻、牡蛎消散瘿瘤，鳖甲软坚消癥等。

另外，《黄帝内经·素问·宣明五气篇》有“咸走血”之说。肾属水，咸入肾，心属火而主血，咸走血即以水胜火之意。如犀角、大青叶、玄参、紫草、青黛、白薇都具有咸味、均入血分，均具有清热凉血解毒之功。《黄帝内经·素问·至真要大论》又曰：“五味入胃，各归所喜……咸先入肾。”故不少入肾经的咸味药如紫河车、海狗肾、蛤蚧、龟板、鳖甲等都具有良好的补肾作用。同时为了引药入肾，增强补肾作用，不少药物如知母、黄柏、杜仲、巴戟天等药用盐水炮制也是这个意思。

淡 “能渗，能利”，即淡味药具有渗湿利小便的作用，故有些利水渗湿的药物具有淡味。淡味药多用于治疗水肿、脚气、小便不利之证。如薏苡仁、通草、灯心草、茯苓、猪苓、泽泻等。由于《神农本草经》未提淡味，后世医家主张“淡附于甘”，故只言五味，不称六味。

涩 与酸味药的作用相似，多用于治疗虚汗、泄泻、尿频、遗精、滑精、出血等。如莲子固精止带，禹余粮涩肠止泻，乌贼骨收涩止血等。故本草文献常以酸味代表涩味功效，或与酸味并列，标明药性。

由于每种药物都同时具有性和味，因此两者必须综合起来看。缪希雍谓“物有味必有气，有气斯有性”，强调了药性是由气和味共同组成的。换言之，必须把四气和五味结合起来，才能准确地辨别药物的作用。一般来讲，气味相同，作用相近，同一类药物大都如此，如辛温的药物多具有发散风寒的作用，甘温的药物多具有补气助阳的作用。有时气味相同、又有主次之别，如黄芪甘温，偏于甘以补气，锁阳甘温，偏于温以助阳。气味不同，作用有别，如黄连苦寒，党参甘温，黄连功能清热燥湿，党参则补中益气。而气同味异，味同气异者其所代表药物的作用则各有不同。如麻黄、苦杏仁、大枣、乌梅、肉苁蓉同属温性，由于五味不同，麻黄辛温散寒解表、杏仁苦温下气止咳、大枣甘温补脾益气、乌梅酸温敛肺涩肠、肉苁蓉咸温补肾助阳；再如桂枝、薄荷、附子、石膏均为辛味，因四气不同，又有桂枝辛温解表散寒、薄荷辛凉疏散风热、附子辛热补火助阳、石膏辛寒清热降火等不同作用。至于一药兼有数味，则标志其治疗范围的扩大，如当归辛甘温，甘以补血、辛以活血行气、温以祛寒，故有补血、活血、行气止痛、温经散寒等作用，可治血虚、血滞、血寒所引起的多种疾病。一般临床用药是既用其气，又用其味，但有时在配伍其他药物复方用药时，就可能出现或用其气或用其味的不同情况。如升麻辛甘微寒，与黄芪同用治中气下陷时，则取其味甘升举阳气的作用；若与葛根同用治麻疹不透时，则取其味辛以解表透疹；若与石膏同用治胃火牙痛，则取其寒性以清热降火。此即王好古《汤液本草》所谓：“药之辛、甘、酸、苦、咸，味也；寒、热、温、凉，气也。味则五，气则四，五味之中，每一味各有四气，有使气者，有使味者，有气味俱使者……所用不一也。”由此可见，药物的气味所表示的药物作用以及气味配合的规律是比较复杂的，因此，既要熟悉四气五味的一般规律，又要掌握每一药物气味的特殊治疗作用以及气味配合的规律，这样才能很好地掌握药性，指导临床用药。

第二节　升降浮沉

升降浮沉是药物对人体作用的不同趋向性。升，即上升提举，趋向于上；降，即下达降逆，趋向于下；浮，即向外发散，趋向于外；沉，向内收敛，趋向于内。升降浮沉也就是指药物对机体有向上、向下、向外、向内四种不同作用趋向。它是与疾病所表现的趋向性相对而言的。其中，升与降，浮与沉是相对立的，升与浮，沉与降，既有区别，又有交叉，难以截然分开，在实际应用升与浮、沉与降又常相提并论。升降浮沉表明了药物作用的定向概念，也是药物作用的理论基础之一。由于疾病在病势上常常表现出向上（如呕吐、呃逆、喘息）、向下（如脱肛、遗尿、崩漏）、向外（如自汗、盗汗）、向内（表证未解而入里）；在病位上则有在表（如外感表证）、在里（如里实便秘）、在上（如目赤肿痛）、在下（如腹水、尿闭）等的不同，能够针对病情、改善或消除这些病证的药物，相对来说也就分别具有升降浮沉的作用趋向了。

药物升降浮沉作用趋向性的形成，虽然与药物在自然界生成禀赋不同、形成药性不同有关，并受四气、五味、炮制、配伍等诸多因素的影响，但更主要的是与药物作用于机体所产生的不同疗效、所表现出的不同作用趋向密切相关。与四气、五味一样，也同样是通过药物作用于机体所产生的疗效而概括出来的用药理论。

影响药物升降浮沉的因素主要有四气五味和药物质地轻重，以及炮制和配伍。

药物的升降浮沉与四气五味有关：一般来讲，凡味属辛、甘，气属温、热的药物，大都是升浮药，如麻黄、升麻、黄芪等药；凡味属苦、酸、咸，性属寒、凉的药物，大都是沉降药，如大黄、芒硝、山楂等。

药物的升降浮沉与药物的质地轻重有关：一般来讲，花、叶、皮、枝等质轻的药物大多为升浮药，如苏叶、菊花、蝉衣等；而种子、果实、矿物、贝壳及质重者大多都是沉降药，如苏子、枳实、牡蛎、代赭石等。除上述一般规律外，某些药也有特殊性，如旋覆花虽然是花，但功能降气消痰、止呕止噫，药性沉降而不升浮；苍耳子虽然是果实，但功能通窍发汗、散风除湿，药性升浮而不沉降，故有“诸花皆升，旋复独降；诸子皆降，苍耳独升”之说。此外，部分药物本身就具有双向性，如川芎能上行头目、下行血海，白花蛇能内走脏腑、外彻皮肤。由此可见，既要掌握药物的一般共性，又要掌握每味药物的不同个性，具体问题作具体分析，才能确切掌握药物的作用趋向。应当指出，药物质地轻重与升降浮沉的关系，是前人用药的经验总结，因为两者之间没有本质的联系，故有一定的局限性，只是从一个侧面论述了与药物升降浮沉有关的作用因素。

药物的升降浮沉与炮制配伍的影响有关：药物的炮制可以影响转变其升降浮沉的性能。如有些药物酒制则升，姜炒散，醋炒收敛，盐炒下行。如大黄，属于沉降药，峻下热结、泻热通便，经酒炒后，大黄则可清上焦火热，可治目赤头痛。故李时珍说：“升者引之以咸寒，则沉而直达下焦，沉者引之以酒，则浮而上至巅顶。”药物的升降浮沉通过配伍也可发生转化，如升药升麻配当归、肉苁蓉等咸温润下药同用，虽有升降合用之意究成润下之剂，即少量浮药配大量沉降药也随之下降；又牛膝引血下行为沉降药，与桃仁、红花及桔梗、柴胡、枳壳等升达清阳开胸行气药同用，也随之上升，主治胸中瘀血证，这就是少量沉降与大队升浮药同用，随之上升的例证。一般来讲，升浮药在大队沉降药中能随之下降；反之，沉降药在大队升浮药中能随之上升。由此可见，药物的升降浮沉是受多种因素的影响，它在一定的条件下可相互转化，正如李时珍所说：“升降在物，亦在人也。”

升降浮沉代表不同的药性，标示药物不同的作用趋向。一般升浮药，其性主温热，味属辛、甘、淡，质地多为轻清至虚之品，作用趋向多主上升、向外。就其所代表药物的具体功效而言，分别具有疏散解表、宣毒透疹、解毒消疮、宣肺止咳、温里散寒、暖肝散结、温通经脉、通痹散结、行气开郁、活血消癥、开窍醒神、升阳举陷、涌吐等作用。故解表药、温里药、祛风寒湿药、行气药、活血祛瘀药、开窍药、补益药、涌吐药等多具有升浮特性。

一般沉降药，其性主寒凉，味属酸、苦、咸，质地多为重浊坚实之品，作用趋向多主下行向内。就其所代表的药物的具体功效而言，分别具有清热泻火、泻下通便、利水渗湿、重镇安神、平肝潜阳、息风止痉、降逆平喘、止呕、止呃、消积导滞、固表止汗、敛肺止咳、涩肠止泻、固崩止带、涩精止遗、收敛止血、收湿敛疮等作用。故清热药、泻下药、利水渗湿药、降气平喘药、降逆和胃药、安神药、平肝息风药、收敛止血药、收涩药等多具有沉降药性。

药物具有升降浮沉的性能，可以调整脏腑气机的紊乱，使之恢复正常的生理功能，或作用于机体的不同部位，因势利导，驱邪外出，从而达到治愈疾病的目的。具体而言，病变部位在上在表者宜升浮不宜沉降，如外感风热则应选用薄荷、菊花等升浮药来疏散；病变部位在下在里者宜沉降不宜升浮，如热结肠燥大便秘结者则应选用大黄、芒硝等沉降药来泻热通便；病势上逆者，宜降不宜升，如肝阳上亢头晕目眩则应选用代赭石、石决明等沉降药来平肝潜阳；病势下陷，宜升不宜降，如气虚下陷久泻脱肛，则应用黄芪、升麻、柴胡等升浮药来升阳举陷。总之，必须针对疾病发生部位有在上在下、在表在里的区别，病势上有上逆下陷的区别，根据药物有升降浮沉的不同特性，恰当选用药物，这也是指导临床用药必须遵循的重要原则。此外，为了适应复杂病机，更好地调节紊乱的脏腑功能，还可采用升降浮沉并用的用药方法，如治疗表邪未解、邪热壅肺、汗出而喘的表寒里热证，常用石膏清泄肺火、肃降肺气，配麻黄解表散寒、宣肺止咳，二药相伍，一清一宣，升降并用，以成宣降肺气的配伍。治疗心肾不交虚烦不眠、腰冷便溏、上热下寒证，常用黄连清心降火安神，配肉桂补肾引火归原，以成交通心肾、水火既济的配伍。再如治疗湿浊中阻、头痛昏蒙、腹胀便秘、升降失调的病证，常用蚕砂和中化湿，以生清气，配皂角滑肠通便，润燥降浊，以成调和脾胃、升清降浊的配伍。可见升降并用是适应复杂病机，调节紊乱脏腑功能的有效用药方法。

《黄帝内经·素问·六微旨大论》谓："升降出入，无器不有。"指出气机升降是人体生命活动的基础，如一旦发生故障便会产生疾病。故《黄帝内经·素问·阴阳应象大论》说："其高者，因而越之；其下者，引而竭之；中满者，泻之以内；其有邪者，渍形以为汗；其在皮者，汗而发之。"阐明了应根据升降出入障碍所产生疾病的病势和病位的不同，采取相应的治疗方法，为药升降浮沉理论的产生和发展奠定了理论基础。金元时期升降浮沉学说得到了全面发展，张元素在《医学启源》中旨承《黄帝内经》，首倡"气味厚薄升降图说"，用运气学说阐发了药物具有升降浮沉不同作用趋向的道理。其后，李东垣、王好古、李时珍等又作了进一步的补充，使药物升降浮沉学说趋于完善。它作为说明药物作用及指导临床用药的理论依据，是对四气五味的补充和发展。

第三节　归经与毒性

一、归经

归经是指药物对于机体某部分的选择性作用，即某药对某些脏腑经络有特殊的亲和作用，因而对这些部位的病变起着主要或特殊的治疗作用，药物的归经不同，其治疗作用也不同。归经指明了药物治病的适用范围，也就是说明了药效所在，包含了药物定性定位的概念，也是阐明药物作用机制、指导临床用药的药性理论基本内容之一。

药物归经理论的形成可追溯到先秦的文史资料如《周礼》以及秦汉以来的《黄帝内经》、《神农本草经》、《名医别录》、《千金要方》等大量医药文献，广泛论述了五味作用定向定位的概念，可视为归经理论的先声。《伤寒论》六经分经用药为归经理论的形成奠定了基础。唐宋时期《食疗本草》、《本草拾遗》、《本草衍义》、《苏沈良方》等医药文献都部分地论述了药物定向定位的归经作用，并逐渐与脏腑经络联系在一起，出现了药物归经理论的雏形。金元时代，易水学派代表人物张元素《珍珠囊》正式把归经作为药性主要内容加以论述，王好古的《汤液本草》、徐彦纯的《本草发挥》又全面汇集了金元时期医家对归经的学术见解，标志着系统的归经理论已确立。明代刘文泰《本草品汇精要》、贾所学《药品化义》均把"行某经"、"入某经"作为论述药性的固定一项内容。清代沈金鳌的《要药分剂》正式把"归经"作为专项列于"主治"项后说明药性，并采用五脏六腑之名。《松厓医经》、《务中药性》系统总结了十二经归经药。《本草分经》、《得配本草》又列出及改订入各奇经八脉的药物。温病学派的兴起，又产生了卫、气、营、血及三焦归经的新概念，使归经学说臻于完善。

中药归经理论的形成是在中医基本理论指导下以脏腑经络学说为基础，以药物所治疗的具体病证为依据经过长期临床实践总结出来的用药理论。它与机体因素即脏腑经络生理特点、临床经验的积累、中医辨证理论体系的不断发展与完善及药物自身的特性密不可分。因为经络能沟通人体内外表里，所以一旦机体发生病变，体表病变可以通过经络影响到内在脏腑；反之，内在脏腑病变也可以反映到体表上来。由于发病所在脏腑及经络循行部位不同，临床上所表现的症状则各不相同。如心经病变多见心悸失眠；肺经病变常见胸闷喘咳；肝经病变每见胁痛抽搐等证。临床用朱砂、远志能治愈心悸失眠，说明它们归心经；用桔梗、苏子能治愈喘咳胸闷，说明它们归肺经；而选用白芍、钩藤能治愈胁痛抽搐，则说明它们能归肝经。至于一药能归数经，是指其治疗范围的扩大。如麻黄归肺与膀胱经，它既能发汗宣肺平喘，治疗外感风寒及咳喘之证，又能宣肺利尿，治疗风水水肿之证。由此可见，归经理论是通过脏腑辨证用药，从临床疗效观察中总结出来的用药理论。

归经理论与临床实践密切相关，它是伴随着中医理论体系的不断发展而日臻完善的，如《伤寒论》创立了六经辨证系统，临床上便出现了六经用药的归经方法。如麻黄、桂枝为太阳经药，石膏、知母为阳明经药等。随着温病学派的崛起，又创立了卫气营血、三焦辨证体系，临床上相应出现了卫气营血、三焦用药的归经方法。如金银花、连翘为卫气药，犀角、生地为营血分药，黄芩主清上焦、黄连主清中焦、黄柏主清下焦等。然而这些归经方法与脏腑辨证归经方法密切相关。如《伤寒论》六经每经可分为手足二经，故实际为十二经。十二经根源于脏腑，故六经证候的产生，也是脏腑经络病变的反映。同样，卫气营血、三焦证候也与脏腑经络关系密切。如卫分病证以肺卫见证为主；气分病证多见阳明热证；营分病证多见热损营阴，心神被扰；血分证多见热盛动血，热扰心神。上焦病候主要包括手太阴肺和手厥阴心包经的病变；中焦病候主要包括手、足阳明及足太阴脾经的病变；而下焦病候则主要是足少阴肾和足厥阴肝经的病变。可见，归经方法虽有不同，但是都与脏腑经络密不可分。脏腑经络学说实为归经的理论基础，故探讨归经的实质，必须抓住脏腑经络学说这个核心。

此外，还有依据药物自身的特性，即形、色、气味、禀赋等的不同，进行归经的方法。如味辛、色白入肺、大肠经，味苦、色赤入心、小肠经等，都是以药物的色与味作归经依据的。又如磁石、代赭石重镇入肝；桑叶、菊花轻浮入肺则是以药物的质地轻重作归经的依据。再如麝香芳香开窍入心经；佩兰芳香醒脾入脾经；连翘像心而入心经清心降火等，都是以形、气归经的例子。其中尤以五味与归经的关系最为密切。以药物特性作为归经方法之一，虽然也存在着药物特性与归经没有必然联系的缺陷，但它是从药物自身角度分析药物归经还是有一定意义的。可见归经受多种因素的影响，因此要全面分析归经，不能偏执一说，才能得出正确结论。

掌握归经便于临床辨证用药，即根据疾病的临床表现，通过辨证审因，诊断出病变所在脏腑经络部位，按照归经来选择适当药物进行治疗。如病患热证，有肺热、心火、胃火、肝火等的不同，治疗时用药不同。若肺热咳喘，当用桑白皮、地骨皮等肺经药来泻肺平喘；若胃火牙痛当用石膏、黄连等胃经药来清泻胃火；若心火亢盛、心悸失眠，当用朱砂、丹参等心经药以清心安神；若肝热目赤，当用夏枯草、龙胆草等肝经药以清肝明目。再如外感热病、热在卫分，发热、微恶风寒、头痛、咽痛，当用金银花、连翘等卫分药以辛凉解表，清热解毒；若热入气分，面赤恶热、高热烦渴，则当用石膏、知母等气分药以清热泻火、生津止渴，等等。可见归经理论为临床辨证用药提供了方便。

掌握归经理论还有助于区别功效相似的药物。如同是利尿药，有麻黄的宣肺利尿、黄芪的健脾利尿、附子的温阳利水、猪苓的通利膀胱之水湿等的不同；又如羌活、葛根、柴胡、吴茱萸、细辛同为治头痛之药，但羌活善治太阳经头痛、葛根善治阳明经头痛、柴胡善治少阳经头痛、吴茱萸善治厥阴经头痛、细辛善治少阴经头痛。因此，在熟悉药物功效的同时，掌握药物的归经对相似药物的鉴别应用有十分重要的意义。

运用归经理论指导临床用药，还要依据脏腑经络相关学说，注意脏腑病变的相互影响，恰当选择用药。如肾阴不足、水不涵木、肝火上炎、目赤头晕，治疗时当选用黄柏、知母、枸杞、菊花、地黄等肝、肾两经的药物来治疗，以益阴降火、滋水涵木；而肺病久咳、痰湿稽留、损伤脾气、肺病及脾、脾肺两虚，治疗时则要肺脾兼顾，采用党参、白术、茯苓、陈皮、半夏等肺、脾两经的药物来治疗，以补脾益肺，培土生金。而不能拘泥于见肝治肝、见肺治肺的单纯分经用药的方法。

在运用归经理论指导药物临床应用时，还必须与四气五味、升降浮沉学说结合起来，才能做到全面准确。如同归肺经的药物，由于有四气的不同，其治疗作用也异。如紫苏温散肺经风寒、薄荷凉散肺经风热、干姜性热温肺化饮、黄芩性寒清肺泻火。同归肺经的药物，由于五味的不同，作用亦殊。如乌梅酸收固涩、敛肺止咳，麻黄辛以发表、宣肺平喘，党参甘以补虚、补肺益气，陈皮苦以下气、止咳化痰，蛤蚧咸以补肾、益肺平喘。同归肺经的药物，因其升降浮沉之性不同，作用迥异。如桔梗、麻黄药性升浮，故能开宣肺气、止咳平喘；杏仁、苏子药性降沉，故能泻肺止咳平喘。四气五味、升降浮沉、归经同是药性理论的重要组成部分，在应用时必须结合起来，全面分析，才能准确地指导临床用药。

四气五味只是说明药物具有不同的寒热属性和治疗作用，升降浮沉只是说明药物的作用趋向。二者都缺乏明确的定位概念，只有归经理论才把药物的治疗作用与病变所在的脏腑经络部位有机地联系起来了。事实证明，掌握好归经理论对于指导临床用药意义很大。然而，由于历代医家对一些药物功效的观察，认识上所存在的差异，归经方法的不同，以及药物品种的混乱，因此出现了本草文献中对某些药物归经的记载不够统一，不够准确，造成归经混乱的现象。据不完全统计，仅大黄一味就有十四种归经的说法，涉及十经之多，这充分说明归经学说有待整理和提高，但绝对不能因此而贬低归经学说的科学价值。正如徐灵胎所说："不知经络而用药，其失也泛，必无捷效；执经络而用药，其失也泥，反能致害。"既承认归经理论的科学性，又要看到它的不足之处，这是正确对待归经理论的态度。

二、毒性

历代本草书籍中，常在每一味药物的性味之下，标明其"有毒"、"无毒"。"有毒无毒"也是药物性能的重要标志之一，它是掌握药性必须注意的问题。

古代常常把毒药看作是一切药物的总称，而把药物的毒性看作是药物的偏性。故

《周礼·天官冢宰下》有“医师掌医之政令，聚毒药以供医事”的说法，《尚书·说命篇》则谓：“药不瞑眩，厥疾弗瘳。”明代张景岳《类经》云：“药以治病，因毒为能，所谓毒者，因气味之偏也。盖气味之正者，谷食之属是也，所以养人之正气。气味之偏者，药饵之属是也，所以去人之邪气，其为故也，正以人之为病，病在阴阳偏胜耳……大凡可辟邪安正者，均可称为毒药，故曰毒药攻邪也。”而《药治通义》引张戴人语：“凡药皆有毒也，非指大毒、小毒谓之毒。”论述了毒药的广义含义，阐明了毒性就是药物的偏性。与此同时，古代还把毒性看作是药物毒副作用大小的标志。如《黄帝内经·素问·五常政大论》云：“大毒治病，十去其六；常毒治病，十去其七；小毒治病，十去其八；无毒治病，十去其九；谷肉果菜食养尽之，无使过之、伤其正也。”而《神农本草经》三品分类法也是以药物毒性的大小、有毒无毒作为分类依据的。并提出了使用毒药治病的方法：“若用毒药以疗病，先起如黍粟，病去即止，不去倍之，不去十之，取去为度。”综上所述，古代药物毒性的含义较广，既认为毒药是药物的总称，毒性是药物的偏性，又认为毒性是药物毒副作用大小的标志。而后世本草书籍在其药物性味下标明“有毒”、“大毒”、“小毒”等记载，则大都指药物的毒副作用的大小。

随着科学的发展，医学的进步，人们对毒性的认识逐步加深。所谓毒性一般是指药物对机体所产生的不良影响及损害性，包括急性毒性、亚急性毒性、亚慢性毒性、慢性毒性和特殊毒性如致癌、致突变、致畸胎、成瘾等。所谓毒药一般是指对机体发生化学或物理作用，能损害机体引起功能障碍疾病甚至死亡的物质。剧毒药一是指中毒剂量与治疗剂量比较接近，或某些治疗量已达到中毒剂量的范围，因此治疗用药时安全系数小；二是指毒性对机体组织器官损害剧烈，可产生严重或不可逆的后果。

中药的副作用有别于毒性作用。副作用是指在常用剂量时出现与治疗需要无关的不适反应，一般比较轻微，对机体危害不大，停药后可自行消失。如临床常见服用某些中药可引起恶心、呕吐、胃痛腹泻或皮肤瘙痒等不适反应。用药副作用的产生与药物自身特性、炮制、配伍、制剂等多种因素有关。通过医药人员努力可以尽量减少副作用，减少不良反应的发生。过敏反应也属于不良反应范围，其症状轻者可见瘙痒、皮疹、胸闷、气急，重者可引起过敏性休克，除药物因素外，多与患者体质有关。此外，由于中药常见一药多效能，如常山既可解疟，又可催吐，若用于治疗疟疾，则催吐就是副作用，可见中药副作用还有一定的相对性。

伴随临床用药经验的积累，对毒性研究的深入，中药毒性分级情况各不相同。如《黄帝内经·素问·五常政大论》把药物毒性分为“大毒”、“常毒”、“小毒”、“无毒”四类；《神农本草经》分为“有毒”、“无毒”两类；《证类本草》、《本草纲目》将毒性分为“大毒”、“有毒”、“小毒”、“微毒”四类。近代中药毒性分级多沿袭临床用药经验及文献记载，分级尚缺乏明确的实验数据。目前，正从中药中毒后临床表现的不同程度、已知的定量毒理学研究的数据、小剂量与中毒剂量之间的范围大小、中毒剂量与中毒时间的不同，以及中药的产地、炮制不同进行中药毒性分级的全面探讨，深信会得到科学的结论。当今《中国药典》采用大毒、有毒、小毒三类分类方法，是目前通行的分类方法。

正确对待中药的毒性，是安全用药的保证，这里包含如何总体评估中药的毒性、如何正确看待文献记载及如何正确看待临床报告。

首先要正确总体评价中药毒性。目前中药品种已多达 12800 多种，而见中毒报告的才 100 余种，其中许多还是临床很少使用的剧毒药，由于现今大多数中药品种是安全的，这是中药一大优势，尤其与西药化学合成药造成众多药源性疾病的危害相比，中药安全低毒的优势就更加突出了，这也是当今提倡回归自然、返璞归真，中药受到世界青睐的主要原因。

其次正确对待中药毒性，还要正确对待本草文献记载。历代本草对药物毒性多有记载，这是前人的经验总结，值得借鉴。但由于受历史条件的限制，也出现了不少缺漏和错误的地方，如《本草纲目》认为马钱子无毒；《中国药学大辞典》认为黄丹、桃仁无毒等等，说明对待药物毒性的认识，随着临床经验的积累、社会的发展，有一个不断修改、逐步认识的过程。相信文献，不能尽信文献，实事求是，才是科学态度。

正确对待中药毒性，还要重视中药中毒的临床报道。自中华人民共和国成立以来，出现了不少中药中毒报告，仅引起中毒的单味药就达上百种之多，其中植物药 90 多种，如关木通、苍耳子、苦楝根皮、昆明山海棠、狼毒、萱草、附子、乌头、夹竹桃、雪上一枝蒿、福寿草、槟榔、乌桕、巴豆、半夏、牵牛子、山豆根、艾叶、白附子、瓜蒂、马钱子、黄药子、杏仁、桃仁、枇杷仁及曼陀罗花和苗、莨菪等；动物药及矿物药各十余种，如斑蝥、蟾蜍、鱼胆、芫青、蜂蛹及砒霜、升药、胆矾、铅丹、密陀僧、皂矾、雄黄、降药等。由此可见，文献中认为大毒、剧毒的固然有中毒致死的，小毒、微毒，甚至无毒的同样也有中毒病例发生，故临床应用有毒中草药固然要慎重，就是“无毒”的，也不可掉以轻心。认真总结经验，既要尊重文献记载，更要重视临床经验，相互借鉴，才能全面深刻准确地理解掌握中药的毒性，保证安全用药。

正确对待中药毒性，还要加强对有毒中药的使用管理。此处所称的有毒中药，是指列入国务院《医疗用毒性药品管理办法》的中药品种。即砒石、砒霜、水银、生马钱子、生川乌、生草乌、生白附子、生附子、生半夏、生南星、生巴豆、斑蝥、青娘虫、红娘虫、生甘遂、生狼毒、生藤黄、生千金子、生天仙子、闹羊花、雪上一枝蒿、红升丹、白降丹、蟾酥、洋金花、红粉、轻粉、雄黄。

掌握药物毒性强弱对指导临床用药具有重要意义。首先，在应用毒药时要针对体质的强弱、疾病部位的深浅，恰当选择药物并确定剂量，中病即止，不可过服，以防止过量和蓄积中毒。同时要注意配伍禁忌，凡两药合用能产生剧烈毒副作用的禁止同用，并严格执行毒药的炮制工艺，以降低毒性；对某些毒药要采用适当的制剂形式给药。此外，还要注意个体差异，适当增减用量，说服患者不可自行服药。医药部门要抓好药品鉴别，防止伪品混用，注意保管好剧毒中药，从不同的环节努力，确保用药安全，以避免中毒的发生。

其次，根据中医“以毒攻毒”的原则，在保证用药安全的前提下，也可采用某些毒药治疗某些疾病。如用雄黄治疗疔疮恶肿、水银治疗疥癣梅毒、砒霜治疗白血病等，让有毒中药更好地为临床服务。

最后，掌握药物的毒性及其中毒后的临床表现，便于诊断中毒原因，以便及时采取合理、有效的抢救治疗手段，对于搞好中药中毒抢救工作具有十分重要的意义。

第七章 中药功效与现代药理

第一节 中药功效

中药功效是在中医药理论指导下，对药物治疗作用的高度概括，是通过药物作用于机体后，对其生理功能和病理变化所产生的不同调节效应而被人们所认识，并通过简洁的术语加以表达。它源于医疗实践，进而指导临床用药，是临床中药学研究的重要内容之一。

中药功效名目繁多，内容丰富。不同类别、不同层次的功效构成了纵横交错的网络系统，形成了较为完善的中药功能体系。功效分类法是现代中药学普遍采用的分类方法，常见的功效与分类方法见表 7-1。

表 7-1 中药的功效与分类方法

功效		具体分类	药材举例
解表药	以发散表邪为主要功效，常用于治疗表证的药物	发散风寒药	麻黄、桂枝、生姜等
		发散风热药	薄荷、柴胡、葛根等
清热药	以清解里热为主要功效，常用于治疗里热证的药物	清热泻火药	石膏、知母、天花粉等
		清热燥湿药	黄芩、黄连、黄柏等
		清热解毒药	金银花、连翘、板蓝根等
		清热凉血药	生地黄、玄参、牡丹皮等
		清虚热药	青蒿、白薇、地骨皮等
泻下药	以泻下通便为主要功效，常用于治疗里实积滞证的药物	攻下药	大黄、芒硝、番泻叶等
		润下药	火麻仁、郁李仁、松子仁等
		峻下逐水药	甘遂、京大戟、芫花等
祛风湿药	以祛除风湿之邪为主要功效，常用于治疗痹证的药物	祛风寒湿药	独活、威灵仙、川乌等
		祛风湿热药	秦艽、防己、桑枝等
		祛风湿强筋骨药	桑寄生、五加皮、狗脊等
化湿药	以化湿运脾为主要功效，常用于治疗湿阻中焦证的药物		广藿香、苍术、厚朴等
利水渗湿药	以通利水道、渗除水湿为主要功效，常用于治疗水湿内停病证的药物	利水消肿药	茯苓、薏苡仁、泽泻等
		利尿通淋药	车前子、滑石、木通等
		利湿退黄药	茵陈、金钱草、虎杖等
温里药	以温里祛寒为主要功效，常用于治疗里寒证的药物		附子、干姜、肉桂等
行气药	以疏理气机为主要功效，常用于治疗气滞证的药物		陈皮、枳实、乌药等
消食药	以消化食积为主要功效，常用于治疗饮食积滞证的药物		山楂、六神曲、麦芽等

续表

功效		具体分类	药材举例
驱虫药	以驱虫或杀虫为主要功效，常用于治疗肠道寄生虫病的药物		使君子、苦楝皮、槟榔等
止血药	以制止体内外出血为主要功效，常用于治疗各种出血的药物	凉血止血药	小蓟、大蓟、地榆等
		化瘀止血药	三七、茜草、蒲黄等
		收敛止血药	白及、仙鹤草、血余炭等
		温经止血药	艾叶、炮姜、灶心土等
活血化瘀药	以通利血脉、促进血行、消散瘀血为主要功效，常用于治疗瘀血证的药物	活血止痛药	川芎、延胡索、郁金等
		活血调经药	丹参、红花、牛膝等
		活血疗伤药	土鳖虫、马钱子、骨碎补等
		破血消癥药	莪术、三棱、水蛭等
化痰药	以祛痰或消痰为主要功效，常用于治疗痰证的药物	温化寒痰药	半夏、天南星、白附子等
		清化热痰药	川贝母、瓜蒌、桔梗等
止咳平喘药	以止咳平喘为主要功效，常用于治疗咳嗽、喘证的药物		苦杏仁、百部、紫菀等
安神药	以安定神志为主要功效，常用于治疗心神不宁证的药物		朱砂、琥珀、酸枣仁等
平抑肝阳药	以平抑肝阳为主要功效，常用于治疗肝阳上亢证的药物		石决明、牡蛎、赭石等
息风止痉药	以息风止痉为主要功效，常用于治疗肝风内动证的药物		羚羊角、牛黄、天麻等
开窍药	以开窍醒神为主要功效，常用于治疗闭证神昏的药物		麝香、冰片、苏合香等
补虚药	以补虚扶弱、纠正人体的气血阴阳不足为主要功效，常用于治疗各种虚证的药物	补气药	人参、西洋参、黄芪等
		补阳药	鹿茸、淫羊藿、冬虫夏草等
		补血药	当归、熟地黄、阿胶等
		补阴药	北沙参、百合、麦冬等
收涩药	以收敛固涩为主要功效，常用于治疗各种滑脱证的药物	固表止汗药	麻黄根、浮小麦、糯稻根等
		敛肺涩肠药	五味子、乌梅、五倍子等
		固精缩尿止带药	山茱萸、覆盆子、桑螵蛸等
涌吐药	以促使呕吐为主要功效，常用于治疗毒物、宿食、痰涎等停滞在胃脘或胸膈以上所致病证为主的药物		常山、甜瓜蒂、胆矾等
攻毒杀虫止痒药	以攻毒疗疮、杀虫止痒为主要功效，常用于治疗痈肿疮毒、疥癣瘙痒等为主的药物		硫黄、雄黄、白矾等
拔毒化腐生肌药	以拔毒化腐、生肌敛疮为主要功效，常用于治疗疮疡脓出不畅，或久溃不敛等的药物		红粉、轻粉、硼砂等

第二节　现代中药药理

中药应用于临床已有几千年的历史，但用现代药理学的方法研究中药的作用却为时不长。中医药理论是古代医家实践经验的总结，由于缺乏现代科学的表述，难以与国际接轨。中药要走出国门，为世界人民健康服务，必须实现中药现代化。

西药药理学发展较早，中药药理学的起步阶段是在借鉴西药的经验并采用其方法的基础上进行的。但由于中、西医药学理论存在较大差异，中药药理在借鉴西药的基础上，形成了自己独特的体系。现代中药药理既要遵循中医药理论，又要结合现代医药知识，现将中药功效的基本药理作用概括如表 7-2 所示。

表 7-2　中药功效的基本药理作用

功效	主要药理作用	现代应用举例
解表药	1. 发汗作用 2. 解热作用 3. 镇痛作用 4. 抗菌作用 5. 抗炎与免疫调节作用	麻黄：用于支气管哮喘、低血压、荨麻疹、鼻塞等 桂枝：用于预防流行性感冒、降血压、治疗风湿性关节炎等
清热药	1. 抗病原微生物 2. 解热抗炎 3. 抗病毒作用 4. 抗毒素作用 5. 对免疫功能的影响	黄芩：用于小儿呼吸道感染、小儿菌痢、急性胆囊炎、病毒性肝炎 黄连：用于细菌性痢疾、急性胃肠炎、心脑血管疾病、糖尿病、呼吸道感染等
泻下药	1. 泻下作用 2. 利尿作用 3. 抗病原微生物作用 4. 抗炎作用 5. 抗肿瘤作用	大黄：用于便秘、肠梗阻、急性感染性疾病、各种出血性疾病、急慢性肾衰竭等 番泻叶：用于便秘、急性胃及十二指肠出血、急性机械性肠梗阻、急性痢疾等
祛风湿药	1. 抗炎作用 2. 镇痛作用 3. 对免疫系统作用（抑制机体过高的免疫功能）	秦艽：用于风湿性关节炎和类风湿性关节炎、小儿急性黄疸型传染性肝炎、流行性脑脊髓膜炎、肩关节周围炎 五加皮：用于风湿性关节炎、类风湿性关节炎和强直性脊柱炎，关节痛，小儿行迟，水肿
化湿药	1. 调整胃肠运动功能 2. 促进消化液分泌 3. 抗病原微生物作用 4. 抗溃疡作用 5. 对中枢神经系统抑制作用	厚朴：用于急性肠炎、细菌性痢疾、龋齿、肌强直 苍术：用于胃下垂、佝偻病、小儿疾病（小儿腹泻、小儿厌食症等）、皮肤科疾病（皮肤瘙痒、急慢性荨麻疹等）
利水渗湿药	1. 利尿作用 2. 抗菌作用 3. 利胆作用 4. 降压 5. 影响脂质代谢 6. 降血糖 7. 影响免疫功能	茯苓：用于水肿、肾病综合征、肿瘤、衰老等 猪苓：用于肝炎、肿瘤、银屑病、顽固性水肿、糖尿病肾病等

续表

功效	主要药理作用	现代应用举例
温里药	1. 对消化系统的作用 (1)促进胃肠运动及消化功能兼能驱风；(2)镇吐；(3)对平滑肌的作用；(4)抗胃溃疡作用 2. 对心血管系统的作用 (1)强心；(2)抗心律失常；(3)抗心肌缺血及缺氧；(4)抗休克 3. 对中枢神经系统和植物神经系统作用 4. 对血液系统的作用 5. 抗炎及免疫促进作用	附子：用于抗休克，缓慢性心律失常，风湿性关节炎、关节痛、腰腿痛、神经痛，胃下垂，慢性肾衰竭，偏头痛 肉桂：用于支气管哮喘、慢性支气管炎，腰痛等
行气药	1. 调节胃肠运动 2. 调节消化液分泌 3. 利胆 4. 松弛支气管平滑肌 5. 调节子宫平滑肌 6. 对心血管系统的影响	枳实：用于术后麻痹性肠梗阻，胃下垂、子宫脱垂、脱肛， 消化不良，休克等 陈皮：用于消化不良、支气管炎、急性乳腺炎等
消食药	1. 助消化 2. 调节胃肠运动	山楂：用于消化不良、高脂血症、冠心病等 麦芽：用于消化不良、乳汁郁积等
止血药	1. 收缩局部血管 2. 促进凝血因子生成 3. 提高血小板活性 4. 抗纤维蛋白溶解	三七：用于出血、心脑血管疾病、外伤肿痛、肝炎等。 蒲黄：用于出血、冠心病、心绞痛、高脂血症等
活血化瘀药	1. 改善血液流变性、抗血栓形成 2. 改善血流动力学 3. 改善微循环 4. 保护血管内皮系统功能 5. 抗炎、镇痛	丹参：用于冠心病、脑缺血、肝炎和早期肝硬化、慢性肾功能不全等 川芎：用于缺血性脑病、冠心病、血栓闭塞性脉管炎、动脉粥样硬化、泌尿系统疾病、呼吸系统疾病等
化痰止咳平喘药	1. 祛痰 2. 止咳 3. 平喘 4. 抗肿瘤、降血脂等	桔梗：用于痰多、咳嗽、慢性支气管炎等 半夏：用于咳嗽痰多、支气管炎、咽部异物感症、突发性失声
安神药	1. 镇静、改善睡眠 2. 抗惊厥 3. 抗心肌缺血、降压等	酸枣仁：用于失眠、神经衰弱 远志：用于失眠、健忘、慢性支气管炎等
平肝息风药	1. 镇静、抗惊厥 2. 降低血压 3. 抗血栓 4. 保护神经细胞 5. 解热、镇痛	天麻：用于神经衰弱，眩晕，血管神经性头痛、三叉神经痛、坐骨神经痛，老年性痴呆，高血压，癫痫、惊厥 钩藤：用于高血压、惊厥
开窍药	1. 调节中枢神经系统功能 2. 抗脑损伤 3. 改善学习记忆 4. 抗心肌缺血 5. 抗炎	麝香：用于冠心病、心绞痛、中枢性昏迷等 冰片：用于冠心病、心绞痛，咽喉肿痛、口腔溃疡

续表

功效	主要药理作用	现代应用举例
补虚药	1. 调节机体免疫功能 2. 影响内分泌系统 3. 改善中枢神经系统功能 4. 影响物质代谢 (1)促进蛋白质和核酸合成;(2)调节糖代谢;(3)改善脂质代谢 5. 调节某些器官和系统功能 (1)影响心血管系统;(2)促进造血功能;(3)改善消化系统功能 6. 抗自由基损伤	人参:用于休克,体质虚弱、倦怠乏力,白细胞减少症,肺癌、肝癌等 黄芪:用于上呼吸道感染、病毒性心肌炎、心力衰竭、肝炎等 冬虫夏草:慢性支气管炎、支气管哮喘、慢性阻塞性肺炎,性功能低下症,肾衰竭,慢性肝炎,心律失常
收涩药	1. 保护创面、黏膜 2. 抗菌 3. 止泻 4. 止咳 5. 止血、保肝等	五味子:用于肝炎、神经衰弱、失眠等 山茱萸:用于糖尿病、子宫功能性出血或月经过多、遗精、遗尿、小便频数及虚汗症

随着传统中药的现代化发展，运用现代科学方法，诠释中药药物效应动力学、中药药物代谢动力学、中药药物作用机制等研究内容，逐渐成为现代中药药理研究的热点与发展方向。

各　论

第八章　根及根茎类中药材

根及根茎类中药材是以植物地下部分入药的药材的总称，通常分为根（含块根）、根及根茎、根状茎、块茎、球茎、鳞茎以及带叶柄残基的根茎等。如何首乌等块根，苍术、黄精和川芎等根状茎，半夏、天麻等块茎，百合、川贝母等鳞茎。

性状鉴别一般应注意其形状、表面纹理、质地和断面等。根类药材的形状通常为圆柱形、长圆锥形或纺锤形等。根茎类药材中最常见的为根状茎，多呈结节状圆柱形，常具分枝，或呈不规则团块状或拳形团状。块茎多呈不规则块状或者类球状，鳞茎和球茎呈球形或扁球形，三者均肉质肥大。根的表面常有纹理，横纹或纵纹，有的可见皮孔，如人参等。根的质地和断面因加工方法和品种而异，有的质重坚实，有的体轻松泡，如天麻等以质重坚实为优。根的折断面常呈粉性或纤维性、角质状。观察根的横断面，首先应注意区别单子叶植物根和双子叶植物根，其次应注意根的断面组织中有无分泌物散布，如当归有棕黄色油点。少数双子叶植物根断面有异构造型，如何首乌的云锦花纹。一般来说，根茎类中药的横断面，双子叶植物断面中央有明显的髓部，可见形成层环纹，木质部有明显的放射状纹理；单子叶植物根茎断面无形成层，皮层和中柱均有维管束小点散布。同样，根茎类药材鉴定中也应注意断面组织中有无分泌物散布。少数双子叶植物根茎横断面同样有异常构造，如大黄的星点。

狗脊　Cibotii Rhizoma

【来源】 本品为蚌壳蕨科植物金毛狗脊 *Cibotium barometz*（L.）J. Sm. 的干燥根茎。

【产地】 主产于福建、四川。分布于华南、西南及浙江、福建、江西、湖南、台湾。生于山脚沟边及林下阴湿处酸性土上。

【采收加工】 秋、冬二季采挖，除去泥沙，干燥；或去硬根、叶柄及金黄色绒毛，切厚片，干燥，为“生狗脊片”；蒸后晒至六七成干，切厚片，干燥，为“熟狗脊片”。

【性状】 本品呈不规则的长块状，长 10～30cm，直径 2～10cm。表面深棕色，残留金黄色绒毛；上面有数个红棕色的木质叶柄，下面残存黑色细根。质坚硬，不易折断。无臭，味淡、微涩。生狗脊片呈不规则长条形或圆形，长 5～20cm，直径 2～10cm，厚 1.5～5mm；切面浅棕色，较平滑，近边缘 1～4mm 处有 1 条棕黄色隆起的木质部环纹或条纹，边缘不整齐，偶有金黄色绒毛残留；质脆，易折断，有粉性。熟狗脊片呈黑棕色，质坚硬。

【化学成分】 主要成分为间苯三酚衍生物绵马酚，此外还有少量黄酮类和酚酸类成分。

【性味与归经】 苦、甘，温。归肝、肾经。

【功能与主治】 祛风湿，补肝肾，强腰膝。用于风湿痹痛、腰膝酸软、下肢无力。

【现代研究】 本品及其炮制品具有镇痛作用和不同程度的止血作用。

【用法用量】 6～12g。

绵马贯众　Dryopteridis Crassirhizomatis Rhizoma

【来源】 本品为鳞毛蕨科植物粗茎鳞毛蕨 *Dryopteris crassirhizoma* Nakai 的干燥根茎

和叶柄残基。

【产地】 主产于东北、华北。生于山地林下。俄罗斯（远东地区）、朝鲜、日本也有分布。

【采收加工】 秋季采挖，削去叶柄，须根，除去泥沙，晒干。

【性状】 本品呈长倒卵形，略弯曲，上端钝圆或截形，下端较尖，有的纵剖为两半，长7～20cm，直径4～8cm。表面黄棕色至黑褐色，密被排列整齐的叶柄残基及鳞片，并有弯曲的须根。叶柄残基呈扁圆形，长3～5cm，直径0.5～1.0cm；表面有纵棱线，质硬而脆，断面略平坦，棕色，有黄白色维管束5～13个，环列；每个叶柄残基的外侧常有3条须根，鳞片条状披针形，全缘，常脱落。质坚硬，断面略平坦，深绿色至棕色，有黄白色维管束5～13个，环列，其外散有较多的叶迹维管束。气特异，味初淡而微涩，后渐苦、辛。

【化学成分】 主要成分为间苯三酚衍生物，如绵马酸类，包括绵马酸BBB、绵马酸PBB、绵马酸PBP等。

【性味与归经】 苦，微寒；有小毒。归肝、胃经。

【功能与主治】 清热解毒，驱虫。用于虫积腹痛、疮疡。

【现代研究】 本品中的绵马贯众素对绦虫有较强的毒性，对猪蛔虫、绵羊肺线虫、肝吸虫也有不同程度的抑制作用；绵马酸、黄绵马酸还具有抗病毒作用；绵马贯众对痢疾杆菌、伤寒杆菌、大肠杆菌及部分皮肤真菌也均有抑制作用。

【用法用量】 4.5～9g。

骨碎补 Drynariae Rhizoma

【来源】 本品为水龙骨科植物槲蕨 *Drynaria fortunei*（Kunze）J. Sm. 的干燥根茎。

【产地】 主产于湖南、浙江、广西、江西，以湖南产量最大。分布于西南及浙江、福建、江西、湖北、湖南、广东、广西等地。附生于海拔200～1800m的林中岩石或树干上。

【采收加工】 全年均可采挖，除去泥沙，干燥，或再燎去茸毛（鳞片）。

【性状】 本品呈扁平长条状，多弯曲，有分枝，长5～15cm，宽1～1.5cm，厚0.2～0.5cm。表面密被深棕色至暗棕色的小鳞片，柔软如毛，经火燎者呈棕褐色或暗褐色，两侧及上表面均具凸起或凹下的圆形叶痕，少数有叶柄残基及须根残留。体轻，质脆，易折断，断面红棕色，维管束呈黄色点状，排列成环。无臭，味淡，微涩。

【化学成分】 主含柚皮苷、橙皮苷等成分。

【性味与归经】 苦，温。归肾、肝经。

【功能与主治】 疗伤止痛，补肾强骨；外用消风祛斑。用于跌仆闪挫、筋骨折伤、肾虚腰痛、筋骨痿软、耳鸣耳聋、牙齿松动；外治斑秃、白癜风。

【现代研究】 本品具有促进骨对钙的吸收作用，同时提高血钙和血磷的水平，有利于骨钙化和骨质的形成，防治骨质疏松。此外骨碎补还具有降血脂和抗菌作用。

【用法用量】 3～9g。

细辛 Asari Radix et Rhizoma

【来源】 本品为马兜铃科植物北细辛 *Asarum heterotropoides* Fr. Schmidt var. *mandshuricum*（Maxim.）Kitag.、汉城细辛 *Asarum sieboldii* Miq. var. *seoulense* Nakai 或华细辛 *Asarum sieboldii* Miq. 的干燥根和根茎。前二种习称"辽细辛"。

【产地】 **北细辛** 主产于黑龙江、吉林、辽宁。分布于东北及山东、山西、河南及陕西等地。生长于林下坡地或山沟阴湿而肥沃的地上。

汉城细辛 主产于辽宁东南部。分布于辽宁、山东。生于林下及山沟阴湿地上。

华细辛　主产于山东、安徽、浙江、江西、河南、湖北、陕西、四川。分布于陕西、山东、安徽、浙江、江西、河南、湖北、四川等地。生于林下阴湿腐殖质土中。

【采收加工】 夏季果熟期或初秋采挖，除净地上部分和泥沙，阴干。

【性状】 **北细辛**　常卷曲成团。根茎横生呈不规则圆柱形，具短分枝，长1～10cm，直径0.2～0.4cm；表面灰棕色，粗糙，有环形的节，节间长0.2～0.3cm，分枝顶端有碗状的茎痕。根细长，密生节上，长10～20cm，直径0.1cm；表面灰黄色，平滑或具纵皱纹，有须根及须根痕；质脆，易折断，断面平坦，黄白色或白色。气辛香，味辛辣、麻舌。

汉城细辛　根茎直径0.1～0.5cm，节间长0.1～1cm。

华细辛　根茎长5～20cm，直径0.1～0.2cm，节间长0.2～1cm。气味较弱。

【化学成分】 本品挥发油含量丰富，其主要成分有甲基丁香油酚、细辛醚、细辛脂素等多种成分，还含有马兜铃酸。

【性味与归经】 辛，温。归心、肺、肾经。

【功能与主治】 解表散寒，祛风止痛，通窍，温肺化饮。用于风寒感冒、头痛、牙痛、鼻塞流涕、鼻鼽、鼻渊、风湿痹痛、痰饮喘咳。

【现代研究】 本品挥发油具有降温、抗惊厥、抗炎、免疫抑制和抗菌作用。从细辛中分离的消旋去甲乌药碱具有肾上腺素能β受体激动剂样作用，因而有增强脂质代谢及升高血糖的功效。

【用法用量】 1～3g。散剂每次服0.5～1g。外用适量。

大黄　Rhei Radix et Rhizoma

【来源】 本品为蓼科植物掌叶大黄 *Rheum palmatum* L.、唐古特大黄 *Rheum tanguticum* Maxim. ex Balf. 或药用大黄 *Rheum officinale* Baill. 的干燥根及根茎。

【产地】 **掌叶大黄**　主产于甘肃、青海、西藏、四川等地。分布于四川西部、云南西北部、西藏东部、陕西、甘肃东南部、青海。生于山地林缘或草坡，野生或栽培。

唐古特大黄　主产于青海、甘肃、西藏及四川等地。分布于四川及西藏东北部、甘肃、青海。生长于山地林缘较阴湿的地方。

药用大黄　主产于四川、贵州、云南、湖北、陕西等地。分布于河南东部、湖北西部、四川、云南、贵州、陕西南部等地。生于山地林缘或草坡。

【采收加工】 秋末茎叶枯萎或次春发芽前采挖，除去细根，刮去外皮，切瓣或段，绳穿成串干燥或直接干燥。

【植物形态】 **掌叶大黄**　高大粗壮草本，高1.5～2m，根及根状茎粗壮木质，肥厚。茎直立中空。叶片长宽近相等，顶端窄渐尖或窄急尖，基部近心形，通常成掌状半裂，裂片3～7，每一大裂片又分为近羽状的窄三角形小裂片，叶上面粗糙到具乳突状毛，下面及边缘密被短毛；叶柄粗壮，圆柱状，与叶片近等长，密被锈乳突状毛；茎生叶向上渐小，柄亦渐短；托叶鞘大，桶状。大型圆锥花序，分枝较聚拢，密被粗糙短毛；花小，通常为紫红色，有时黄白色；花梗关节位于中部以下；花被片6，2轮；雄蕊9，花柱3。果实矩圆状椭圆形到矩圆形，两端均下凹。种子宽卵形，棕黑色。花期6月，果期8月。果期果序的分枝直而聚拢。

唐古特大黄　与上种相似，主要区别为叶片深裂，裂片窄长，呈三角形披针状或窄线形。

药用大黄　与上述两种区别在于，叶片浅裂，浅裂片呈大齿状或宽三角状，花较大，黄白色，果枝展开。

【性状】 本品呈类圆柱形、圆锥形、卵圆形或不规则块状，长3～17cm，直径3～

10cm。除尽外皮者表面黄棕色至红棕色，有的可见类白色网状纹理及星点（异型维管束）散在，残留的外皮棕褐色，多具绳孔及粗皱纹。质坚实，有的中心稍松软，断面淡红棕色或黄棕色，显颗粒性；根茎髓部宽广，有星点环列或散在；根木部发达，具放射状纹理，形成层环明显，无星点。气清香，味苦而微涩，嚼之粘牙，有砂粒感。

【化学成分】 主要为蒽醌衍生物，包括蒽醌苷和双蒽醌苷。双蒽醌苷中有番泻苷 A、B、C、D、E、F；游离型的苷元有大黄酸、大黄酚、大黄素、芦荟大黄素、大黄素甲醚等。

【性味与归经】 苦，寒。归脾、胃、大肠、肝、心包经。

【功能与主治】 泻下攻积，清热泻火，凉血解毒，逐瘀通经，利湿退黄。用于实热积滞便秘、血热吐衄、目赤咽肿、痈肿疔疮、肠痈腹痛、瘀血经闭、产后瘀阻、跌仆损伤、湿热痢疾、黄疸尿赤、淋证、水肿；外治烧烫伤。酒大黄善清上焦血分热毒，用于目赤咽肿、齿龈肿痛。熟大黄泻下力缓、泻火解毒，用于火毒疮疡。大黄炭凉血化瘀止血，用于血热有瘀出血症。

【现代研究】 本品具有导泻、利胆、保肝、抗胃和十二指肠溃疡、抗菌和抗病毒等作用。大黄煎剂有明显的泻下作用，可刺激大肠局部或黏膜下神经丛，使动脉蠕动加强而致泻；大黄的抗菌谱广，敏感细菌有葡萄球菌、溶血性链球菌等，其中以葡萄球菌、淋病双球菌最敏感；大黄煎剂对流感病毒也有较强的抑制作用。

【用法用量】 3～30g，用于泻下不宜久煎。外用适量，研末调敷患处。

虎杖 Polygoni Cuspidati Rhizoma et Radix

【来源】 本品为蓼科植物虎杖 *Polygonum cuspidatum* Sieb. et Zucc. 的干燥根茎和根。

【产地】 主产于江苏、安徽、浙江、广东、广西、四川、贵州、云南等地。分布于华东、中南、西南及河北、陕西、甘肃等地。多生于山谷溪边。

【采收加工】 春、秋二季采挖，除去须根，洗净，趁鲜切短段或厚片，晒干。

【性状】 本品多为圆柱形短段或不规则厚片，长 1～7cm，直径 0.5～2.5cm。外皮棕褐色，有纵皱纹及须根痕，切面皮部较薄，木部宽广，棕黄色，射线放射状，皮部与木部较易分离。根茎髓中有隔或呈空洞状。质坚硬。气微，味微苦、涩。

【化学成分】 含游离蒽醌和蒽醌苷，如大黄素、大黄酚、大黄素 8-*O*-β-D-葡萄糖苷、大黄素-8-甲醚等。还含芪类化合物，如虎杖苷和白藜芦醇等。

【性味与归经】 微苦，微寒。归肝、胆、肺经。

【功能与主治】 利湿退黄，清热解毒，散瘀止痛，止咳化痰。用于湿热黄疸、淋浊、带下、风湿痹痛、痈肿疮毒、水火烫伤、经闭、癥瘕、跌仆损伤、肺热咳嗽。

【现代研究】 本品具有降血脂、抗菌、抗病毒和抗肿瘤作用。

【用法用量】 9～15g。外用适量，制成煎液或油膏涂敷。

何首乌 Polygoni Multiflori Radix

【来源】 本品为蓼科植物何首乌 *Polygonum multiflorum* Thunb. 的干燥块根。

【产地】 主产于河南、湖北、广西、广东、贵州、四川、江苏。分布于华东、中南及河北、山西、四川、贵州、云南、陕西、甘肃、台湾等地。生长于草坡、路边、山坡石隙及灌木丛中。

【采收加工】 秋、冬二季叶枯萎时采挖，削去两端，洗净，个大的切成块，干燥。

【植物形态】 多年生草本。块根肥厚，长椭圆形，黑褐色。茎缠绕，多分枝，具纵棱，无毛，微粗糙，下部木质化。叶卵形或长卵形，顶端渐尖，基部心形或近心形，两面粗糙，边缘全缘；托叶鞘膜质，偏斜，无毛。花序圆锥状，顶生或腋生分枝开展，具细纵棱，沿棱密被小突起；花被5深裂，白色或淡绿色，花被片椭圆形，大小不相等，外面3片较大背部具翅，果时增大，花被果时外形近圆形；雄蕊8；花柱3，极短，柱头头状。瘦果卵形，具3棱。花期8～9月，果期9～10月。

【性状】 本品呈团块状或不规则纺锤形，长6～15cm，直径4～12cm。表面红棕色或红褐色，皱缩不平，有浅沟，并有横长皮孔及细根痕。体重，质坚实，不易折断，断面浅黄棕色或浅红棕色，显粉性，皮部有4～11个类圆形异型维管束环列，形成云锦状花纹，中央木部较大，有的呈木心。气微，味微苦而甘涩。

【化学成分】 含蒽醌类化合物，主为大黄素、大黄酸、大黄酚蒽酮等，含二苯乙烯类成分何首乌丙素、白藜芦醇等。

【性味与归经】 苦、甘、涩，温。归肝、心、肾经。

【功能与主治】 解毒，消痈，截疟，润肠通便。用于疮痈、瘰疬、风疹瘙痒、久疟体虚、肠燥便秘。

【现代研究】 本品有明显的降脂、提高免疫和抗衰老作用；可提高血浆中高密度脂蛋白胆固醇/总胆固醇比值，降低血浆总胆固醇、胆固醇酯和三酰甘油含量；还具有降低血小板与红细胞聚集的作用，有效避免微血栓的形成；可明显延缓性成熟后小鼠胸腺退化萎缩，增加胸腺重量，提高巨噬细胞吞噬能力，激活T淋巴细胞；还可影响生物体中枢神经递质的含量，延缓大脑的衰老。

【用法用量】 3～6g。

牛膝　Achyranthis Bidentatae Radix

【来源】 本品为苋科植物牛膝 *Achyranthes bidentata* Bl. 的干燥根。

【产地】 主产于河南。分布于除东北以外的全国广大地区。有些地方大量栽培。生于屋旁、林缘、山坡草丛中。

【采收加工】 冬季茎叶枯萎时采挖，除去须根及泥沙，捆成小把，晒至干皱后，将顶端切齐，晒干。

【植物形态】 多年生草本，根圆柱形，土黄色；茎有棱角或四方形，绿色或带紫色，有白色贴生或开展柔毛，或近无毛，分枝对生。叶片椭圆形或椭圆披针形，少数倒披针形，顶端尾尖，基部楔形或宽楔形，两面有贴生或开展柔毛；叶柄有柔毛。穗状花序顶生及腋生，花期后反折；总花梗有白色柔毛；花多数，密生；苞片宽卵形，顶端长渐尖；小苞片刺状，顶端弯曲，基部两侧各有1卵形膜质小裂片；花被片披针形，光亮，顶端急尖，有1中脉；退化雄蕊顶端平圆，稍有缺刻状细锯齿。胞果矩圆形，黄褐色，光滑。种子矩圆形，黄褐色。花期7～9月，果期9～10月。

【性状】 本品呈细长圆柱形，挺直或稍弯曲，长15～70cm，直径0.4～1cm。表面灰黄色或淡棕色，有微扭曲的细纵皱纹、排列稀疏的侧根痕和横长皮孔样的突起。质硬脆，易折断，受潮后变软，断面平坦，淡棕色，略呈角质样而油润，中心维管束木质部较大，黄白色，其外周散有多数黄白色点状维管束，断续排列成2～4轮。气微，味微甜而稍苦涩。

【化学成分】 含有三萜皂苷类、甾类和牛膝多糖类成分，如β-蜕皮甾酮、牛膝甾酮、红苋甾酮、牛膝皂苷Ⅰ、牛膝皂苷Ⅱ、牛膝多糖等。

【性味与归经】 苦、甘、酸，平。归肝、肾经。

【功能与主治】 逐瘀通经，补肝肾，强筋骨，利尿通淋，引血下行。用于经闭、痛经、腰膝酸痛、筋骨无力、淋证、水肿、头痛、眩晕、牙痛、口疮、吐血、衄血。

【现代研究】 本品具有镇痛、抗炎、降血糖、提高免疫和抗生育作用。所含蜕皮甾酮具有降血糖作用。怀牛膝总皂苷还有显著的剂量依赖性抗生育作用，可引起胚胎排出、死亡或阴道流血。

【用法用量】 5～12g。

川牛膝 Cyathulae Radix

【来源】 本品为苋科植物川牛膝 *Cyathula officinalis* Kuan 的干燥根。

【产地】 主产于四川、云南、贵州等地。

【采收加工】 秋、冬二季采挖，除去芦头、须根及泥沙，烘或晒至半干，堆放回润，再烘干或晒干。

【性状】 本品呈近圆柱形，微扭曲，向下略细或有少数分枝，长 30～60cm，直径 0.5～3cm。表面黄棕色或灰褐色，具纵皱纹、支根痕和多数横长的皮孔样突起。质韧，不易折断，断面浅黄色或棕黄色，维管束点状，排列成数轮同心环。气微，味甜。

【化学成分】 主要含杯苋甾酮、红苋甾酮、β-蜕皮甾酮等甾类成分和牛膝多糖等成分。

【性味与归经】 甘、微苦，平。归肝、肾经。

【功能与主治】 逐瘀通经，通利关节，利尿通淋。用于经闭癥瘕、胞衣不下、跌仆损伤、风湿痹痛、足痿筋挛、尿血血淋。

【现代研究】 本品具有抗生育和活血作用。川牛膝具有抗生育能力，使胚胎排出、死亡或阴道流血。川牛膝煎剂还有一定活血作用，但其效果不如怀牛膝。

【用法用量】 5～10g。

商陆 Phytolaccae Radix

【来源】 本品为商陆科植物商陆 *Phytolacca acinosa* Roxb. 或垂序商陆 *Phytolacca americana* L. 的干燥根。

【产地】 商陆 主产于河南、安徽、湖北等地。分布于全国大部分地区。生于路旁疏林下、或栽培于庭院。

垂序商陆 主产于山东、浙江、江西等地。分布于河北、江苏、浙江、江西、山东、湖北、广西、陕西、四川等地。栽培或逸生。生于林下、路边及宅旁阴湿处。

【采收加工】 秋季至次春采挖，除去须根和泥沙，切成块或片，晒干或阴干。

【性状】 本品为横切或纵切的不规则块片，厚薄不等。外皮灰黄色或灰棕色。横切片弯曲不平，边缘皱缩，直径 2～8cm；切面浅黄棕色或黄白色，木部隆起，形成数个突起的同心性环轮。纵切片弯曲或卷曲，长 5～8cm，宽 1～2cm，木部呈平行条状突起。质硬。气微，味稍甜，久嚼麻舌。

【化学成分】 主含皂苷及苷元成分，如商陆皂苷甲等。

【性味与归经】 苦，寒；有毒。归肺、脾、肾、大肠经。

【功能与主治】 逐水消肿，通利二便；外用解毒散结。用于水肿胀满、二便不通；外治痈肿疮毒。

【现代研究】 本品具有增强免疫、抗炎、抗菌和利尿等作用。

【用法用量】 3～9g。外用适量，煎汤熏洗。

银柴胡 Stellariae Radix

【来源】 本品为石竹科植物银柴胡 *Stellaria dichotoma* L. var. *lanceolata* Bge. 的干燥根。

【产地】 主产于宁夏的陶乐、盐池、灵武、中卫等县，为该自治区地道药材。分布于东北和河北、内蒙古、陕西、甘肃、宁夏等地。生于干燥草原及山坡石缝中。

【采收加工】 春、夏间植株萌发或秋后茎叶枯萎时采挖；栽培品于种植后第三年 9 月中旬或第四年 4 月中旬采挖，除去残茎、须根及泥沙，晒干。

【性状】 本品呈类圆柱形，偶有分枝，长 15～40cm，直径 0.5～2.5cm。表面浅棕黄色至浅棕色，有扭曲的纵皱纹和支根痕，多具孔穴状或盘状凹陷，习称“砂眼”，从砂眼处折断可见棕色裂隙中有细沙散出。根头部略膨大，有密集的呈疣状突起的芽苞、茎或根茎的残基，习称“珍珠盘”。质硬而脆，易折断，断面不平坦，较疏松，有裂隙，皮部甚薄，木部有黄、白色相间的放射状纹理。气微，味甘。

【化学成分】 主要含甾醇和环肽类成分：α-菠菜甾醇葡萄糖苷、银柴胡环肽Ⅰ等。

【性味与归经】 甘，微寒。归肝、胃经。

【功能与主治】 清虚热，除疳热。用于阴虚发热、骨蒸劳热、小儿疳热。

【现代研究】 本品具有解热、抗炎、抗癌和扩张血管的作用。

【用法用量】 3～10g。

太子参　Pseudostellariae Radix

【来源】 本品为石竹科植物孩儿参 *Pseudostellaria heterophylla*（Miq.）Pax ex Pax et Hoffm. 的干燥块根。

【产地】 主产于安徽、江苏及山东。分布于华东、华中、华北、东北和西北等地。生于林下富腐殖质的深厚土壤中。

【采收加工】 夏季茎叶大部分枯萎时采挖，洗净，除去须根，置沸水中略烫后晒干或直接晒干。

【性状】 本品呈细长纺锤形或细长条形，稍弯曲，长 3～10cm，直径 0.2～0.6cm。表面灰黄色至黄棕色，较光滑，微有纵皱纹，凹陷处有须根痕。顶端有茎痕。质硬而脆，断面较平坦。

【化学成分】 主含皂苷类成分，如太子参皂苷 A；环肽类成分，如太子参环肽 A、B、C、D、E、F、G、H 等。

【性味与归经】 甘、微苦，平。归脾、肺经。

【功能与主治】 益气健脾，生津润肺。用于脾虚体倦、食欲不振、病后虚弱、气阴不足、自汗口渴、肺燥干咳。

【现代研究】 本品具有延缓衰老、增强免疫、促进消化和抗疲劳的作用。

【用法用量】 9～30g。

威灵仙　Clematidis Radix et Rhizoma

【来源】 本品为毛茛科植物威灵仙 *Clematis chinensis* Osbeck、棉团铁线莲 *Clematis hexapetala* Pall. 或东北铁线莲 *Clematis manshurica* Rupr. 的干燥根和根茎。

【产地】 **威灵仙**　主产于江苏、浙江、江西、湖南、湖北、四川。分布于陕西南部、江苏南部、安徽淮河以南、浙江、福建、江西、中南、四川、贵州、云南南部、台湾。生于海拔 80～1500m 的山坡、山谷灌木丛，及沟边路旁草丛中。

棉团铁线莲　主产于辽宁、吉林、黑龙江和山东等地。分布于河北、内蒙古、辽宁、吉林、黑龙江、山西、陕西、甘肃东部、山东及中南地区。生于干山坡、山坡草地或固定的沙丘上。

东北铁线莲　主产于东北各省。生于山坡灌木丛中、杂木林下或林边。分布于东北及内蒙古、山西等地。

【采收加工】 秋季采挖，除去泥沙，晒干。

【性状】 **威灵仙** 根茎呈柱状，长 1.5～10cm，直径 0.3～1.5cm；表面淡棕黄色；顶端残留茎基；质较坚韧，断面纤维性；下侧着生多数细根。根呈细长圆柱形，稍弯曲，长 7～15cm，直径 0.1～0.3cm；表面黑褐色，有细纵纹，有的皮部脱落，露出黄白色木部；质硬脆，易折断，断面皮部较广，木部淡黄色，略呈方形，皮部与木部间常有裂隙。气微，味淡。

棉团铁线莲 根茎呈短柱状，长 1～4cm，直径 0.5～1cm。根长 4～20cm，直径 0.1～0.2cm；表面棕褐色至棕黑色；断面木部圆形。味咸。

东北铁线莲 根茎呈柱状，长 1～11cm，直径 0.5～2.5cm。根较密集，长 5～23cm，直径 0.1～0.4cm；表面棕黑色；断面木部近圆形。味辛辣。

【化学成分】 含异阿魏酸、白头翁素、原白头翁素及以常春藤皂苷元和齐墩果酸为苷元的皂苷［威灵仙 23-*O*-阿拉伯糖皂苷（CP_0）］等。

【性味与归经】 辛、咸，温。归膀胱经。

【功能与主治】 祛风湿，通经络。用于风湿痹痛、肢体麻木、筋脉拘挛、屈伸不利。

【现代研究】 本品具有镇痛、利胆和抗微生物等作用。

【用法用量】 6～10g。

川乌 Aconiti Radix

【来源】 本品为毛茛科植物乌头 *Aconitum carmichaelii* Debx. 的干燥母根。

【产地】 主产于四川、陕西等地。分布于辽宁南部、江苏、甘肃、山东、安徽、浙江、江西、河南、湖北、湖南、广东北部、广西、四川、贵州、云南、陕西。

【采收加工】 6 月下旬至 8 月上旬采挖，除去子根、须根及泥沙，晒干。

【植物形态】 块根倒圆锥形，长 2～4cm，粗 1～1.6cm。茎中部之上疏被反曲的短柔毛，等距离生叶，分枝。叶片薄革质或纸质，基部浅心形 3 裂达或近基部；两侧裂片再 2 裂，中央裂片再 3 裂，裂片有粗齿或缺刻。顶生总状花序，轴及花梗多少密被反曲而紧贴的短柔毛；萼片蓝紫色，外面被短柔毛，上萼片高盔形，高 2～2.6cm，自基部至喙长 1.7～2.2cm，下缘稍凹，喙不明显，侧萼片长 1.5～2cm；花瓣无毛，瓣片长约 1.1cm，唇长约 6mm，微凹，通常拳卷；雄蕊无毛或疏被短毛；心皮 3～5，子房疏或密被短柔毛，稀无毛。蓇葖长 1.5～1.8cm；种子长 3～3.2mm，三棱形，只在二面密生横膜翅。9～10 月开花。

【性状】 本品呈不规则的圆锥形，稍弯曲，顶端常有残茎，中部多向一侧膨大，长 2～7.5cm，直径 1.2～2.5cm。表面棕褐色或灰棕色，皱缩，有小瘤状侧根及子根脱离后的痕迹。质坚实，断面类白色或浅灰黄色，形成层环纹呈多角形。气微，味辛辣、麻舌。

【化学成分】 含生物碱类：乌头碱，次乌头碱，中乌头碱，川乌药碱甲、乙，苯甲酰次乌头碱，苯甲酰新乌头碱，消旋去甲基乌药碱等。

【性味与归经】 辛、苦，热；有大毒。归心、肝、肾、脾经。

【功能与主治】 祛风除湿，温经止痛。用于风寒湿痹、关节疼痛、心腹冷痛、寒疝作痛及麻醉止痛。

【现代研究】 本品具有强心、降压、镇痛、抗炎、局部麻醉和毒性。能增加心肌收缩力，加快心率，增加心输出量；具有扩张血管、增加血流、改善血液循环功效，且有一次性降压作用；所含乌头类生物碱具有抗炎镇痛作用；川乌具有很强的毒性，急性中毒时，表现为呼吸兴奋、流涎、呕吐样开口运动、运动麻痹、末梢痉挛等，通常称为乌头碱症状。

【用法用量】 一般炮制后用。

附：【炮制】 **生川乌**：除去杂质。用时捣碎。

制川乌：取川乌，大小个分开，用水浸泡至内无干心，取出，加水煮沸 4～6h（或蒸

6～8h）至取大个及实心者切开内无白心，口尝微有麻舌感时，取出，晾至六成干，切片，干燥。

草乌　Aconiti Kusnezoffii Radix

【来源】 本品为毛茛科植物北乌头 *Aconitum kusnezoffii* Reichb. 的干燥块根。

【产地】 北乌头主产于东北、华北等地；乌头（野生品）主产于中南、西南各地。

【采收加工】 秋季茎叶枯萎时采挖，除去须根和泥沙，干燥。

【性状】 本品呈不规则长圆锥形，略弯曲，长 2～7cm，直径 0.6～1.8cm。顶端常有残茎和少数不定根残基，有的顶端一侧有一枯萎的芽，一侧有一圆形或扁圆形不定根残基。表面灰褐色或黑棕褐色，皱缩，有纵皱纹、点状须根痕及数个瘤状侧根。质硬，断面灰白色或暗灰色，有裂隙，形成层环纹多角形或类圆形，髓部较大或中空。气微，味辛辣、麻舌。

【化学成分】 主要含剧毒的双酯类生物碱等化学成分，其中有乌头碱、次乌头碱、新乌头碱、中乌头碱、3-去氧乌头碱、北草乌碱等成分。

【性味与归经】 辛、苦，热；有大毒。归心、肝、肾、脾经。

【功能与主治】 祛风除湿，温经止痛。用于风寒湿痹、关节疼痛、心腹冷痛、寒疝作痛及麻醉止痛。

【现代研究】 本品具有强心、降压、镇痛、抗炎、局部麻醉和毒性，作用类似于乌头。

【用法用量】 一般炮制后用。

附：【炮制】 **生草乌**：除去杂质，洗净，干燥。

制草乌：取草乌，大小个分开，用水浸泡至内无干心，取出，加水煮至取大个切开内无白心、口尝微有麻舌感时，取出，晾至六成干后切薄片，干燥。

附子　Aconiti Lateralis Radix Praeparata

【来源】 本品为毛茛科植物乌头 *Aconitum carmichaeli* Debx. 的子根的加工品。

【产地】 主产于四川、陕西等地。

【采收加工】 6 月下旬至 8 月上旬采挖，除去母根、须根及泥沙，习称“泥附子”，加工成下列品种。

（1）选择个大、均匀的泥附子，洗净，浸入食用胆巴（卤水）的水溶液中过夜，再加食盐，继续浸泡，每日取出晒晾，并逐渐延长晒晾时间，直至附子表面出现大量结晶盐粒（盐霜）、体质变硬为止，习称“盐附子”。

（2）取泥附子，按大小分别洗净，浸入胆巴的水溶液中数日，连同浸液煮至透心，捞出，水漂，纵切成厚约 0.5cm 的片，再用水浸漂，用调色液使附片染成浓茶色，取出，蒸至出现油面、光泽后，烘至半干，再晒干或继续烘干，习称“黑顺片”。

（3）选择大小均匀的泥附子，洗净，浸入胆巴的水溶液中数日，连同浸液煮至透心，捞出，剥去外皮，纵切成厚约 0.3cm 的片，用水浸漂，取出，蒸透，晒干，习称“白附片”。

【性状】 **盐附子**　呈圆锥形，长 4～7cm，直径 3～5cm。表面灰黑色，被盐霜，顶端有凹陷的芽痕，周围有瘤状突起的支根或支根痕。体重，横切面灰褐色，可见充满盐霜的小空隙及多角形形成层环纹，环纹内侧导管束排列不整齐。气微，味咸而麻，刺舌。

黑顺片　为纵切片，上宽下窄，长 1.7～5cm，宽 0.9～3cm，厚 0.2～0.5cm。外皮黑褐色，切面暗黄色，油润具光泽，半透明状，并有纵向导管束。质硬而脆，断面角质样。气微，味淡。

白附片　无外皮，黄白色，半透明，厚约 0.3cm。

【化学成分】 含生物碱类：乌头碱，次乌头碱，中乌头碱，川乌药碱甲、乙，苯甲酰次乌头碱，苯甲酰新乌头碱，消旋去甲基乌药碱等。

【性味与归经】 辛、甘，大热；有毒。归心、肾、脾经。

【功能与主治】 回阳救逆，补火助阳，散寒止痛。用于亡阳虚脱、肢冷脉微、心阳不足、胸痹心痛、虚寒吐泻、脘腹冷痛、肾阳虚衰、阳痿宫冷、阴寒水肿、阳虚外感、寒湿痹痛。

【现代研究】 本品具有强心、抗休克、影响心率、抗炎、镇痛、局部麻醉、抗肿瘤等作用。

【用法用量】 3～15g，先煎，久煎。

白头翁 Pulsatillae Radix

【来源】 本品为毛茛科植物白头翁 *Pulsatilla chinensis*（Bge.）Regel 的干燥根。

【产地】 主产于吉林、黑龙江、辽宁、河北、山东、山西、陕西、江苏、河南、安徽等地。

【采收加工】 春、秋二季采挖，除去泥沙，干燥。

【性状】 本品呈类圆柱形或圆锥形，稍扭曲，长 6～20cm，直径 0.5～2cm。表面黄棕色或棕褐色，具不规则纵皱纹或纵沟，皮部易脱落，露出黄色的木部，有的有网状裂纹或裂隙，近根头处常有朽状凹洞。根头部稍膨大，有白色绒毛，有的可见鞘状叶柄残基。质硬而脆，断面皮部黄白色或淡黄棕色，木部淡黄色。气微，味微苦涩。

【化学成分】 三萜皂苷为白头翁主要成分，主要包括白头翁皂苷 D 和五加苷 K 等成分，此外白头翁中还含有白头翁素和原白头翁素。

【性味与归经】 苦，寒。归胃、大肠经。

【功能与主治】 清热解毒，凉血止痢。用于热毒血痢，阴痒带下。

【现代研究】 本品具有抗阿米巴原虫、抗菌和抗肿瘤作用。

【用法用量】 9～15g。

白芍 Paeoniae Radix Alba

【来源】 本品为毛茛科植物芍药 *Paeonia lactiflora* Pall. 的干燥根。

【产地】 分布于华北、东北、陕西及甘肃等地。全国各地均有栽培。

【采收加工】 夏、秋二季采挖，洗净，除去头尾及细根，置沸水中煮后除去外皮或去皮后再煮，晒干。

【植物形态】 多年生草本，高 50～80cm。根肥大，通常圆柱形或略呈纺锤形。茎直立，光滑无毛。叶互生；具长柄；2 回 3 出复叶，小叶片椭圆形至披针形，长 8～12cm，宽 2～4cm，先端渐尖或锐尖，基部楔形，全缘，叶缘具极细乳突，上面深绿色，下面淡绿色，叶脉在下面隆起，叶基部常带红色。花甚大，单生于花茎的分枝顶端，每花茎有 2～5 朵花，花茎长 9～11cm；萼片 3，叶状；花瓣 10 片左右或更多，倒卵形，白色、粉红色或红色；雄蕊多数，花药黄色；心皮 3～5 枚，分离。蓇葖果 3～5 枚，卵形，先端钩状向外弯。花期 5～7 月。果期 6～7 月。

【性状】 本品呈圆柱形，平直或稍弯曲，两端平截，长 5～18cm，直径 1～2.5cm。表面类白色或淡红棕色，光洁或有纵皱纹及细根痕，偶有残存的棕褐色外皮。质坚实，不易折断，断面较平坦，类白色或微带棕红色，形成层环明显，射线放射状。气微，味微苦、酸。

【化学成分】 主要有单萜及其苷类成分，包括芍药苷、羟基芍药苷和芍药内酯苷等。

【性味与归经】 苦、酸，微寒。归肝、脾经。

【功能与主治】 养血调经，敛阴止汗，柔肝止痛，平抑肝阳。用于血虚萎黄、月经不调、自汗、盗汗、胁痛、腹痛、四肢挛痛、头痛眩晕。

【现代研究】 本品具有解热、抗炎、调节免疫、抗老年痴呆和抗菌的作用。白芍总苷是白芍经生化提取得到的有效成分，抗炎和解热效果明显。白芍总苷具有免疫调节作用，能影响自身免疫性疾病（如类风湿性关节炎、全身性红斑狼疮）的细胞免疫、体液免疫和炎症过程。白芍中的芍药苷还可以减弱认知缺陷和慢性大脑血灌流不足引起的脑损伤，其对老年性痴呆和衰老诱导的认知异常具有很好的疗效。此外，白芍的抗菌作用较强，抗菌谱较广。

【用法用量】 6～15g。

赤芍　Paeoniae Radix Rubra

【来源】 本品为毛茛科植物芍药 *Paeonia lactiflora* Pall. 或川赤芍 *Paeonia veitchii* Lynch 的干燥根。

【产地】 **川赤芍**　分布于四川、西藏、陕西、甘肃、青海等地。

【采收加工】 春、秋二季采挖，除去根茎、须根及泥沙，晒干。

【性状】 本品呈圆柱形，稍弯曲，长 5～40cm，直径 0.5～3cm。表面棕褐色，粗糙，有纵沟及皱纹，并有须根痕及横向凸起的皮孔，有的外皮易脱落。质硬而脆，易折断，断面粉白色或粉红色，皮部窄，木部放射状纹理明显，有的有裂隙。气微香，味微苦、酸涩。

【化学成分】 主要包括萜类及其苷，如芍药苷和氧化芍药苷等。

【性味与归经】 苦，微寒。归肝经。

【功能与主治】 清热凉血，散瘀止痛。用于热入营血、温毒发斑、吐血衄血、目赤肿痛、肝郁胁痛、经闭痛经、癥瘕腹痛、跌仆损伤、痈肿疮疡。

【现代研究】 本品具有保肝、抗肿瘤、神经保护、心脏保护、抗血栓、抗氧化、抗内毒素等多种药理作用，其对心血管系统、神经系统及血液系统等均有良好的临床治疗效果，尤以重用赤芍治疗瘀胆型肝炎及重度黄疸型肝炎为特效。赤芍保肝作用研究较为系统，也是继临床大剂量应用赤芍治疗黄疸肝炎之后的研究热点。

【用法用量】 6～12g。

黄连　Coptidis Rhizoma

【来源】 本品为毛茛科植物黄连 *Coptis chinensis* Franch.、三角叶黄连 *Coptis deltoidea* C. Y. Cheng et Hsiao 或云连 *Coptis teeta* Wall. 的干燥根茎。以上三种分别习称"味连"、"雅连"、"云连"。

【产地】 **黄连**　分布于四川、贵州、湖南、湖北、陕西南部。野生或栽培。

三角叶黄连　主产于四川峨眉与洪雅一带。

云连　主产于于云南西北部及西藏东南部。

【采收加工】 秋季采挖，除去须根及泥沙，干燥，撞去残留须根。

【植物形态】 **黄连**　根状茎黄色，常分枝，密生多数须根。叶有长柄；叶片稍带革质，卵状三角形，3 全裂，中央全裂片卵状菱形，3 或 5 对羽状深裂，在下面分裂最深，边缘生具细刺尖的锐锯齿，侧全裂片不等 2 深裂。花葶 1～2 条，2 歧或多歧聚伞花序有 3～8 朵花；苞片披针形，3 或 5 羽状深裂；萼片黄绿色，长椭圆状卵形；花瓣线形或线状披针形，中央有蜜槽；雄蕊多数，外轮雄蕊比花瓣略短或近等长；心皮 8～12，离生，有短柄。蓇葖果 6～12，具细柄。2～3 月开花，4～6 月结果。

三角叶黄连　根状茎黄色，不分枝或少分枝，节间明显，密生多数细根，具横走的匍匐茎。叶片轮廓卵形，稍带革质，3 全裂，裂片均具明显的柄；中央全裂片三角状卵形，4～6

对羽状深裂，深裂片彼此多少邻接，边缘具极尖的锯齿；侧全裂片斜卵状三角形。花葶1～2，比叶稍长；多歧聚伞花序，有花4～8朵；苞片线状披针形，3深裂或栉状羽状深裂；萼片黄绿色，狭卵形；花瓣约10枚，近披针形，具蜜槽；雄蕊约20，长仅为花瓣长的1/2左右；心皮9～12，花柱微弯。蓇葖长圆状卵形，被微柔毛。

云连 根状茎黄色，节间密，生多数须根。叶有长柄；叶片卵状三角形，3全裂，中央全裂片卵状菱形，3～6对羽状深裂，边缘具带细刺尖的锐锯齿，侧全裂片斜卵形；花葶1～2条；多歧聚伞花序；苞片椭圆形，3深裂或羽状深裂；萼片黄绿色，椭圆形。蓇葖长7～9mm，宽3～4mm。

【性状】 **味连** 多集聚成簇，常弯曲，形如鸡爪，单枝根茎长3～6cm，直径0.3～0.8cm。表面灰黄色或黄褐色，粗糙，有不规则结节状隆起、须根及须根残基，有的节间表面平滑，如茎秆，习称“过桥”。上部多残留褐色鳞叶，顶端常留有残余的茎或叶柄。质硬，断面不整齐，皮部橙红色或暗棕色，木部鲜黄色或橙黄色，呈放射状排列，髓部有的中空。气微，味极苦。

雅连 多为单枝，略呈圆柱形，微弯曲，长4～8cm，直径0.5～1cm。“过桥”较长。顶端有少许残茎。

云连 弯曲呈钩状，多为单枝，较细小。

【化学成分】 主含小檗碱（黄连素）、黄连碱、甲基黄连碱、掌叶防己碱、非洲防己碱、吐根碱等多种生物碱；并含黄柏酮、黄柏内酯等。

【性味与归经】 苦，寒。归心、脾、胃、肝、胆、大肠经。

【功能与主治】 清热燥湿，泻火解毒。用于湿热痞满、呕吐吞酸、泻痢、黄疸、高热神昏、心火亢盛、心烦不寐、心悸不宁、血热吐衄、目赤、牙痛、消渴、痈肿疔疮；外治湿疹、湿疮、耳道流脓。

【现代研究】 本品具有抗菌、抗心律失常、保护心脏和降血糖的作用。黄连抗菌谱较广，对各型流感病毒、新城疫病毒、HIV病毒及单纯疱疹病毒均有抑制作用；黄连对多种原因引起的室性和室上性心律失常均有较好的疗效；黄连中的小檗碱对心肌梗死及缺血的心脏具有很好的保护作用。

【用法用量】 2～5g。外用适量。

升麻 Cimicifugae Rhizoma

【来源】 本品为毛茛科植物大三叶升麻 *Cimicifuga heracleifolia* Kom.、兴安升麻 *Cimicifuga dahurica*（Turcz.）Maxim.或升麻 *Cimicifuga foetida* L.的干燥根茎。

【产地】 **大三叶升麻** 主产于辽宁、吉林、黑龙江。

兴安升麻 分布于山西、河北、内蒙古、辽宁、吉林、黑龙江。

升麻 分布于西藏、云南、四川、青海、甘肃、陕西、河南西部和山西等地。

【采收加工】 秋季采挖，除去泥沙，晒至须根干时，燎去或除去须根，晒干。

【性状】 本品为不规则的长形块状，多分枝，呈结节状，长10～20cm，直径2～4cm。表面黑褐色或棕褐色，粗糙不平，有坚硬的细须根残留，上面有数个圆形空洞的茎基痕，洞内壁显网状沟纹；下面凹凸不平，具须根痕。体轻，质坚硬，不易折断，断面不平坦，有裂隙，纤维性，黄绿色或淡黄白色。气微，味微苦而涩。

【化学成分】 升麻属中广泛存在特征性活性成分9,19-环菠萝蜜烷三萜及其苷类化合物，主要包括升麻醇、升麻苷醇等。酚酸类成分包括咖啡酸、升麻酸、阿魏酸、异阿魏酸、富井酸、升麻酸A～E等。

【性味与归经】 辛、微甘，微寒。归肺、脾、胃、大肠经。

【功能与主治】 发表透疹，清热解毒，升举阳气。用于风热头痛、齿痛、口疮、咽喉肿痛、麻疹不透、阳毒发斑、脱肛、子宫脱垂。

【现代研究】 本品具有抗炎、抗肿瘤、抗病毒、抗骨质疏松和抗抑郁等作用。

【用法用量】 3～10g。

防己　Stephaniae Tetrandrae Radix

【来源】 本品为防己科植物粉防己 *Stephania tetrandra* S. Moore 的干燥根。

【产地】 主产于浙江、安徽、江西、湖北等地。

【采收加工】 秋季采挖，洗净，除去粗皮，晒至半干，切段，个大者再纵切，干燥。

【性状】 本品呈不规则圆柱形、半圆柱形或块状，多弯曲，长 5～10cm，直径 1～5cm。表面淡灰黄色，在弯曲处常有深陷横沟而成结节状的瘤块样。体重，质坚实，断面平坦，灰白色，富粉性，有排列较稀疏的放射状纹理。气微，味苦。

【化学成分】 生物碱类是其主要活性成分，如粉防己碱、氧化防己碱、防己诺林碱等。

【性味与归经】 苦，寒。归膀胱、肺经。

【功能与主治】 祛风止痛，利水消肿。用于风湿痹痛、水肿脚气、小便不利、湿疹疮毒。

【现代研究】 本品有对心血管系统有降压、抗心肌正性肌力、抗心律失常等作用，此外还有抗肿瘤、抗神经毒性和抗菌等作用。

【用法用量】 5～10g。

北豆根　Menispermi Rhizoma

【来源】 本品为防己科植物蝙蝠葛 *Menispermum dauricum* DC. 的干燥根茎。

【产地】 分布于东北、华北、华东及陕西、宁夏、甘肃、山东等地。

【采收加工】 春、秋二季采挖，除去须根及泥沙，干燥。

【性状】 本品呈细长圆柱形，弯曲，有分枝，长可达 50cm，直径 0.3～0.8cm。表面黄棕色至暗棕色，多有弯曲的细根，并可见突起的根痕及纵皱纹，外皮易剥落。质韧，不易折断，断面不整齐，纤维细，木部淡黄色，呈放射状排列，中心有髓。气微，味苦。

【化学成分】 主要成分以生物碱类为主，包括蝙蝠葛碱、蝙蝠葛诺林碱和蝙蝠葛苏林碱等。

【性味与归经】 苦，寒；有小毒。归肺、胃、大肠经。

【功能与主治】 清热解毒，祛风止痛。用于咽喉肿痛。

【现代研究】 本品具有良好的心脏保护作用和抗血栓作用。北豆根能改善心肌缺血时血流动力学的紊乱，显示出对心肌缺血的保护作用；北豆根总碱具有良好的抗实验性心律失常作用；北豆根能抑制血小板黏附与聚集及血小板活化因子释放；蝙蝠葛碱是北豆根有小毒的主要成分。

【用法用量】 3～9g。

乌药　Linderae Radix

【来源】 本品为樟科植物乌药 *Lindera aggregata*（Sims）Kosterm. 的干燥块根。

【产地】 分布于安徽、江苏、浙江、福建、台湾、广东、广西、江西、湖北、湖南、陕西等地。

【采收加工】 全年均可采挖，除去细根，洗净，趁鲜切片，晒干，或直接晒干。

【性状】 本品多呈纺锤状，略弯曲，有的中部收缩成连珠状，长 6～15cm，直径 1～

3cm；表面黄棕色或黄褐色，有纵皱纹及稀疏的细根痕。质坚硬。切片厚0.2～2mm，切面黄白色或淡黄棕色，射线放射状，可见年轮环纹，中心颜色较深。气香，味微苦、辛，有清凉感。质老、不呈纺锤状的直根，不可供药用。

【化学成分】 主要含有挥发油、异喹啉类生物碱及呋喃倍半萜三大类。倍半萜类化合物主要有乌药醚内酯、乌药内酯和新乌药内酯等。

【性味与归经】 辛，温。归肺、脾、肾、膀胱经。

【功能与主治】 行气止痛，温肾散寒。用于寒凝气滞、胸腹胀痛、气逆喘急、膀胱虚冷、遗尿尿频、疝气疼痛、经寒腹痛。

【现代研究】 本品对消化系统、心血管系统有显著的调节作用。乌药对胃肠道平滑肌有兴奋和抑制的双向调节作用，能促进消化液的分泌；其挥发油内服能兴奋大脑皮质，促进呼吸，兴奋心肌，加速血液循环；外涂能使局部血管扩张，血液循环加速，缓和肌肉痉挛疼痛。

【用法用量】 6～10g。

延胡索　Corydalis Rhizoma

【来源】 本品为罂粟科植物延胡索 *Corydalis yanhusuo* W. T. Wang 的干燥块茎。

【产地】 主产于浙江。分布于河北、山东、江苏、浙江等地。

【采收加工】 夏初茎叶枯萎时采挖，除去须根，洗净，置沸水中煮至恰无白心时，取出，晒干。

【植物形态】 多年生草本，高10～30cm。块茎圆球形，质黄。茎直立，常分枝，基部以上具1鳞片，有时具2鳞片，通常具3～4枚茎生叶，鳞片和下部茎生叶常具腋生块茎。叶2回3出或近3回3出，小叶3裂或3深裂，具全缘的披针形裂片；叶柄基部具鞘。总状花序疏生5～15朵花。苞片披针形或狭卵圆形，全缘。花紫红色。萼片小，早落。外花瓣宽展，具齿，顶端微凹，具短尖。上花瓣片与距常上弯；距圆筒形；蜜腺体约贯穿距长的1/2，末端钝。下花瓣具短爪，向前渐增大成宽展的瓣片。内花瓣长8～9mm，爪长于瓣片。柱头近圆形，具较长的8乳突。蒴果线形，具1列种子。

【性状】 本品呈不规则的扁球形，直径0.5～1.5cm。表面黄色或黄褐色，有不规则网状皱纹。顶端有略凹陷的茎痕，底部常有疙瘩状凸起。质硬而脆，断面黄色，角质样，有蜡样光泽。气微，味苦。

【化学成分】 主要成分为生物碱，如延胡索乙素、隐品碱和原阿片碱等。

【性味与归经】 辛、苦，温。归肝、脾经。

【功能与主治】 活血，利气，止痛。用于胸胁、脘腹疼痛，胸痹心痛，经闭痛经，产后瘀阻，跌仆肿痛。

【现代研究】 本品中的生物碱具有很强的镇痛、镇静、降压和抗心律失常作用。延胡索的主要成分延胡索乙素有显著的镇痛、催眠、镇静与安定作用，延胡索甲素和丑素的镇痛作用也较为明显，并有一定的催眠、镇静与安定作用；延胡索总碱能对抗心律失常、抗心肌缺血、扩张外周血管、降低血压、减慢心率；延胡索总碱还有抗溃疡、抑制胃分泌的作用。

【用法用量】 3～10g；研末吞服，一次1.5～3g。

附药：东北延胡索　为罂粟科植物东北延胡索 *Corydalis ambigua* Cham. et Schlecht. var. *amurensis* Maxim. 的块茎。生于林中及沟谷、林缘。产于东北。炮制，同延胡索，亦有搓去外皮后炮制。本品性温，味辛、苦，毒性很小，具有活血、散瘀、理气、止痛作用，主心腹腰膝诸痛、痛经、月经不调、产后瘀滞腹痛、崩漏、癥瘕、跌仆损伤。内服：煎汤，3～9g；研末，1.5～3g；或研末入丸、散。孕妇禁服。

板蓝根　Isatidis Radix

【来源】 本品为十字花科植物菘蓝 *Isatis indigotica* Fort. 的干燥根。

【产地】 主产于河北安国及江苏如皋、南通等地。内蒙古、陕西、甘肃、山东、浙江、安徽、贵州等地亦有分布。

【采收加工】 秋季采挖，除去泥沙，晒干。

【植物形态】 2 年生草本，高 40～100cm；茎直立，绿色，顶部多分枝，植株光滑无毛，带白粉霜。基生叶莲座状，长圆形至宽倒披针形，全缘或稍具波状齿；基生叶蓝绿色，长椭圆形或长圆状披针形。萼片宽卵形或宽披针形；花瓣黄白，宽楔形，顶端近平截，具短爪。短角果近长圆形，扁平，无毛，边缘有翅；果梗细长，微下垂。种子长圆形，长 3～3.5mm，淡褐色。花期 4～5 月，果期 5～6 月。

【性状】 本品呈圆柱形，稍扭曲，长 10～20cm，直径 0.5～1cm。表面淡灰黄色或淡棕黄色，有纵皱纹、横长皮孔样突起及支根痕。根头略膨大，可见暗绿色或暗棕色轮状排列的叶柄残基和密集的疣状突起。体实，质略软，断面皮部黄白色，木质黄色。气微，味微甜后苦涩。

【化学成分】 含 (*R*, *S*)-告依春、表告伊春、靛蓝、靛玉红等。

【性味与归经】 苦、寒。归心、胃经。

【功能与主治】 清热解毒，凉血利咽。用于瘟疫时毒、发热咽痛、温毒发斑、痄腮、烂喉丹痧、大头瘟疫、丹毒、痈肿。

【现代研究】 本品对多种革兰氏阳性菌、革兰氏阴性菌及流感病毒、虫媒病毒、腮腺病毒均有抑制作用。本品所含靛玉红还有显著的抗白血病作用。

【用法用量】 9～15g。

地榆　Sanguisorbae Radix

【来源】 本品为蔷薇科植物地榆 *Sanguisorba officinalis* L. 或长叶地榆 *Sanguisorba officinalis* L. var. *longifolia* (Bert.) Yu et Li 的干燥根。后者习称“绵地榆”。

【产地】 **地榆**　分布于华北、东北、华东、西南、西北及河南、湖北、湖南、广西等地。

长叶地榆　分布于华东、中南、西南及河北、山西、辽宁、黑龙江、甘肃等地。

主产于江苏、安徽、河南、河北、浙江等地。此外，甘肃、江西、陕西、内蒙古、湖南、湖北、吉林、辽宁等地亦产。

【采收加工】 春季将发芽时或秋季植株枯萎后采挖，除去须根，洗净，干燥，或趁鲜切片，干燥。

【性状】 **地榆**　本品呈不规则纺锤形或圆柱形，稍弯曲或扭曲，长 5～25cm，直径 0.5～2cm。表面灰褐色、棕褐色或暗紫色，粗糙，有纵皱纹、横裂纹及支根痕。质硬，断面较平坦，粉红色或淡黄色，木部呈放射状排列。气微，味微苦涩。

绵地榆　本品呈长圆柱形，稍弯曲，着生于短促的根茎上；表面红棕色或棕紫色，有细纵纹。质坚韧，断面黄棕色或红棕色，皮部有多数黄白色或黄棕色绵状纤维。气微，味微苦涩。

【化学成分】 以鞣质及酚酸类、皂苷和多糖为主。鞣质及酚类化合物是地榆药材的主要化学成分，主要成分包括没食子酸、儿茶素等。皂苷类成分主要为三萜及三萜皂苷类化合物。

【性味与归经】 苦、酸、涩，微寒。归肝、大肠经。

【功能与主治】 凉血止血，解毒敛疮。用于便血、痔血、血痢、崩漏、水火烫伤、痈肿疮毒。

【现代研究】 本品对烧伤、烫伤及伤口的愈合有明显的促进作用，此外还具有止血、抗肿瘤作用。

【用法用量】 9～15g。外用适量，研末涂敷患处。

苦参 Sophorae Flavescentis Radix

【来源】 本品为豆科植物苦参 *Sophora flavescens* Ait. 的干燥根。

【产地】 主产于山西、湖北、河南、河北，全国各地均产。

【采收加工】 春、秋二季采挖，除去根头及小支根，洗净，干燥，或趁鲜切片，干燥。

【植物形态】 草本或亚灌木，稀呈灌木状，通常高 1m 左右，稀达 2m。茎具纹棱，幼时疏被柔毛，后无毛。羽状复叶长；小叶 6～12 对，互生或近对生，纸质，形状多变，先端钝或急尖，基部宽楔形或浅心形，上面无毛，下面疏被灰白色短柔毛或近无毛。总状花序顶生，苞片线形，长约 2.5mm；花萼钟状，明显歪斜，具不明显波状齿，花冠比花萼长 1 倍，白色或淡黄白色，旗瓣倒卵状匙形，先端圆形或微缺，翼瓣单侧生，强烈皱褶几达瓣片的顶部，龙骨瓣与翼瓣相似；雄蕊 10，分离或近基部稍连合；子房近无柄，被淡黄白色柔毛，花柱稍弯曲，胚珠多数。荚果长 5～10cm，种子间稍缢缩，呈不明显串珠状，稍四棱形，疏被短柔毛或近无毛，有种子 1～5 粒；种子长卵形，稍压扁，深红褐色或紫褐色。花期 6～8 月，果期 7～10。

【性状】 本品呈长圆柱形，下部常有分枝，长 10～30cm，直径 1～6.5cm。表面灰棕色或棕黄色，具纵皱纹及横长皮孔样突起，外皮薄，多破裂反卷，易剥落，剥落处显黄色，光滑。质硬，不易折断，断面纤维性；切片厚 3～6mm；切面黄白色，具放射状纹理及裂隙，有的具异型维管束呈同心性环列或不规则散在。气微，味极苦。

【化学成分】 含苦参碱和氧化苦参碱等生物碱，以及苦醇 C 和苦参醇等黄酮类化合物。

【性味与归经】 苦，寒。归心、肝、胃、大肠、膀胱经。

【功能与主治】 清热燥湿，杀虫，利尿。用于热痢、便血、黄疸尿闭、赤白带下、阴肿阴痒、湿疹、湿疮、皮肤瘙痒、疥癣麻风；外治滴虫性阴道炎。

【现代研究】 本品具有抗心律失常、抗菌、抗肿瘤等作用。苦参注射液对乌头碱所致心律失常作用较快而持久，并有降压作用；苦参对结核杆菌、痢疾杆菌、金黄色葡萄球菌、大肠杆菌均有抑制作用，对多种皮肤真菌也有抑制作用。

【用法用量】 4.5～9g。外用适量，煎汤洗患处。

山豆根 Sophorae Tonkinensis Radix et Rhizoma

【来源】 本品为豆科植物越南槐 *Sophora tonkinensis* Gapnep. 的干燥根及根茎。

【产地】 主产于广西，贵州、云南、广东、江西等地亦有分布。

【采收加工】 秋季采挖，除去杂质，洗净，干燥。

【性状】 本品根茎呈不规则的结节状，顶端常残存茎基，其下着生根数条。根呈长圆柱形，常有分枝，长短不等，直径 0.7～1.5cm。表面棕色至棕褐色，有不规则的纵皱纹及突起的横向皮孔。质坚硬，难折断，断面皮部浅棕色，木部淡黄色。有豆腥气，味极苦。

【化学成分】 主含生物碱和黄酮类成分，其他尚含苯丙素类、三萜及甾醇等。生物碱有苦参碱、氧化苦参碱、槐果碱、氧化槐果碱、山豆根碱等，黄酮有红车轴草苷、紫檀素、槲皮素、染料木素、山槐素、光甘草酚、芒柄花素、金雀异黄素等。

【性味与归经】 苦，寒；有毒。归肺、胃经。

【功能与主治】 清热解毒，消肿利咽。用于火毒蕴结、乳蛾喉痹、咽喉肿痛、齿龈肿痛、口舌生疮。

【现代研究】 本品有抗癌、抗溃疡、抗菌、平喘作用，此外还有一定毒性。

【用法用量】 3～6g。

葛根　Puerariae Lobatae Radix

【来源】 本品为豆科植物野葛 *Pueraria lobata*（Willd.）Ohwi 的干燥根。

【产地】 主产于湖南、河南、广东、浙江、四川等省。

【采收加工】 秋、冬二季采挖，野葛多趁鲜切成厚片或小块；干燥。

【植物形态】 多年生藤本，长达 10 米，全株被黄褐色粗毛。块根肥厚。叶互生；具长柄；3 出复叶，顶端小叶的柄较长，侧生小叶较小，偏椭圆形或偏菱状椭圆形，有时有 2～3 波状浅裂。总状花序腋生，总花梗密被黄白色绒毛；花密生；苞片狭线形，早落，小苞片线状披针形；蝶形花蓝紫色或紫色；花萼 5 齿裂，萼齿披针形；旗瓣近圆形或卵圆形，先端微凹，基部有两短耳，翼瓣狭椭圆形，较旗瓣短，通常仅一边的基部有耳，龙骨瓣较翼瓣稍长；雄蕊 10，两体（9＋1）；子房线形，花柱弯曲。荚果线形，扁平，密被黄褐色的长硬毛。种子卵圆形而扁，赤褐色，有光泽。花期 4～8 月。果期 8～10 月。

【性状】 本品呈纵切的长方形厚片或小方块，长 5～35cm，厚 0.5～1cm。外皮淡棕色，有纵皱纹，粗糙。切面黄白色至淡黄棕色，有的纹理明显。质韧，纤维性强。气微，味微甜。

【化学成分】 主要为黄酮类和三萜类类化合物，如葛根素、大豆素、大豆苷等。

【性味与归经】 甘、辛，凉。归脾、胃、肺经。

【功能与主治】 解肌退热，生津止渴，透疹，升阳止泻，通经活络，解酒毒。用于外感发热头痛、项背强痛、口渴、消渴、麻疹不透、热痢、泄泻、眩晕头痛、中风偏瘫、胸痹心痛、酒毒伤中。

【现代研究】 本品对心血管系统具有显著的作用。葛根能对抗垂体后叶素引起的急性心肌缺血；葛根总黄酮能扩张冠脉血管和脑血管，增加冠脉血流量和脑血流量，降低心肌耗氧量，增加氧供应；葛根能直接扩张血管，使外周阻力下降，而有明显降压作用；葛根素能改善微循环，提高局部微血流量，抑制血小板凝集。此外，葛根还具有明显解热作用，并有轻微降血糖作用和显著的雌激素样作用。

【用法用量】 10～15g。

附药：粉葛　本品为豆科植物甘葛藤 *Pueraria thomsonii* Benth. 的干燥根。甘葛藤习称“粉葛”，多除去外皮，用硫黄熏后，稍干，截段或再纵切两半，干燥。多为栽培，主产于广西、广东等省，四川、云南地区亦产。呈圆柱形、类纺锤形或半圆柱形，长 12～15cm，直径 4～8cm；有的为纵切或斜切的厚片，大小不一。表面黄白色或淡棕色，未去外皮的呈灰棕色。横切面可见由纤维形成的浅棕色同心性环纹，纵切面可见由纤维形成的数条纵纹。体重，质硬，富粉性。味甘、辛，性凉，归胃、脾经。功效解肌退热，透疹，生津止渴，升阳止泻。

甘草　Glycyrrhizae Radix et Rhizoma

【来源】 本品为豆科植物甘草 *Glycyrrhiza uralensis* Fisch.、胀果甘草 *Glycyrrhiza inflata* Bat. 或光果甘草 *Glycyrrhiza glabra* L. 的干燥根。

【产地】 **甘草**　主产于内蒙古、甘肃、新疆、宁夏等地，以内蒙古、甘肃、宁夏的质量最佳，新疆产量最大。分布于华北、东北、西北等地。

胀果甘草 分布于甘肃、新疆等地。

光果甘草 本种原产于欧洲地中海沿岸国家，北非、中亚、西亚和西伯利亚亦有生长，我国新疆亦有分布。

【采收加工】 春、秋二季采挖，除去须根，晒干。

【植物形态】 **甘草** 多年生草本；根与根状茎粗状，直径1～3cm，外皮褐色，里面淡黄色，具甜味。茎直立，多分枝，高30～120cm，密被鳞片状腺点、刺毛状腺体及白色或褐色的绒毛，叶长5～20cm，两面密被白色短柔毛；叶柄密被褐色腺点和短柔毛；小叶5～17枚，卵形、长卵形或近圆形，顶端钝，具短尖，基部圆，边缘全缘或微呈波状，多少反卷。总状花序腋生，具多数花，总花梗短于叶，密生褐色的鳞片状腺点和短柔毛；苞片长圆状披针形，褐色，膜质，外面被黄色腺点和短柔毛；花萼钟状，密被黄色腺点及短柔毛，基部偏斜并膨大呈囊状；蝶形花冠紫色、白色或黄色；子房密被刺毛状腺体。荚果弯曲呈镰刀状或呈环状，密集成球，密生瘤状突起和刺毛状腺体。种子3～11，暗绿色，圆形或肾形，长约3mm。花期6～8月，果期7～10月。

胀果甘草 与其他两种主要区别：蝶形花冠紫色或淡紫色，旗瓣长椭圆形，基部具短瓣柄，翼瓣与旗瓣近等大，明显具耳及瓣柄；荚果椭圆形或长圆形，直或微弯，二种子间胀或与侧面不同程度分隔。花期5～7月，果期6～10月。

光果甘草 与其他两种主要区别：子房无毛。荚果长圆形，扁，微作镰形弯，有时在种子间微缢缩，无毛或疏被毛，有时被或疏或密的刺毛状腺体。

【性状】 **甘草** 根呈圆柱形，长25～100cm，直径0.6～3.5cm。外皮松紧不一。表面红棕色或灰棕色，具显著的纵皱纹、沟纹、皮孔及稀疏的细根痕。质坚实，断面略显纤维性，黄白色，粉性，形成层环明显，射线放射状，有的有裂隙。根茎呈圆柱形，表面有芽痕，断面中部有髓。气微，味甜而特殊。

胀果甘草 根及根茎木质粗壮，有的分枝，外皮粗糙，多灰棕色或灰褐色。质坚硬，木质纤维多，粉性小。根茎不定芽多而粗大。

光果甘草 根及根茎质地较坚实，有的分枝，外皮不粗糙，多灰棕色，皮孔细而不明显。

【化学成分】 主含甘草苷、甘草酸、甘草甜素、异甘草次酸等成分。

【性味与归经】 甘，平。归心、肺、脾、胃经。

【功能与主治】 补脾益气，清热解毒，祛痰止咳，缓急止痛，调和诸药。用于脾胃虚弱，倦怠乏力，心悸气短，咳嗽痰多，脘腹、四肢挛急疼痛，痈肿疮毒，缓解药物毒性、烈性。

【现代研究】 本品有肾上腺皮质激素作用，抗心律失常、镇咳祛痰、解毒、抗炎、抗溃疡、抗过敏反应、抗癌、抗菌、抗病毒、促进胰液分泌、调节免疫功能等作用。甘草制剂有肾上腺皮质激素样作用，主要活性成分为甘草酸与甘草次酸。甘草能对抗乌头碱、氯化钡、结扎左冠状动脉前降支诱发的大鼠室性心律失常以及氯化钙与乙酸胆碱混合液诱发的小鼠心房纤颤或扑动，对大鼠有负性频率与负性传导的作用。甘草次酸和甘草酸等成分具有抗炎镇咳、祛痰作用，能够对抗组胺或乙酰胆碱引起的体外豚鼠气管收缩。

【用法用量】 2～10g。

黄芪 Astragali Radix

【来源】 本品为豆科植物蒙古黄芪 *Astragalus membranaceus* (Fisch.) Bge. var. *mongholicus* (Bge.) Hsiao 或膜荚黄芪 *Astragalus membranaceus* (Fisch.) Bge. 的干燥根。

【产地】 **蒙古黄芪**　分布于华北、东北、西藏、新疆等地区。主产于山西、内蒙古、吉林、河北等地。

膜荚黄芪　分布于华北、东北、西北、山东、四川、西藏等地区。主产于黑龙江、内蒙古、山西等地。

【采收加工】 春、秋二季采挖，除去须根和根头，晒干。

【植物形态】 **膜荚黄芪**　多年生草本，高 50～100cm。主根肥厚，木质，常分枝，灰白色。茎直立，上部多分枝，有细棱，被白色柔毛。羽状复叶有 13～27 片小叶，托叶离生，卵形，披针形或线状披针形；小叶椭圆形或长圆状卵形，上面绿色，近无毛，下面被伏贴白色柔毛。总状花序稍密，有 10～20 朵花；总花梗与叶近等长或较长，至果期显著伸长；苞片线状披针形，背面被白色柔毛；花梗连同花序轴稍密被棕色或黑色柔毛；小苞片 2；花萼钟状，外面被白色或黑色柔毛，有时萼筒近于无毛，仅萼齿有毛，萼齿短，三角形至钻形；花冠黄色或淡黄色，旗瓣倒卵形，翼瓣较旗瓣稍短，基部具短耳，龙骨瓣与翼瓣近等长，瓣片半卵形；子房有柄，被细柔毛。荚果薄膜质，稍膨胀，半椭圆形，长 20～30mm，宽 8～12mm，顶端具刺尖，两面被白色或黑色细短柔毛；种子 3～8 颗。花期 6～8 月，果期 7～9 月。

蒙古黄芪　植株较原变种矮小，小叶亦较小，荚果无毛。

【性状】 本品呈圆柱形，有的有分枝，上端较粗，长 30～90cm，直径 1～3.5cm。表面淡棕黄色或淡棕褐色，有不整齐的纵皱纹或纵沟。质硬而韧，不易折断，断面纤维性强，并显粉性，皮部黄白色，木部淡黄色，有放射状纹理及裂隙，老根中心偶有枯朽状，黑褐色或呈空洞。气微，味微甜，嚼之微有豆腥味。

【化学成分】 主要含黄芪甲苷、黄芪苷、毛蕊异黄酮葡萄糖苷、毛蕊异黄酮等成分。

【性味与归经】 甘，微温。归肺、脾经。

【功能与主治】 补气升阳，固表止汗，利水消肿，生津养血，行滞通痹，托毒排脓，敛疮生肌。用于气虚乏力、食少便溏、中气下陷、久泻脱肛、便血崩漏、表虚自汗、气虚水肿、内热消渴、血虚萎黄、半身不遂、痹痛麻木、痈疽难溃、久溃不敛。

【现代研究】 本品具有提高免疫，促进机体代谢和保护心脏等作用。能显著提高人体细胞免疫水平；可促进小鼠血清和肝脏蛋白质更新，对血糖具双向调节作用，但对胰岛素性低血糖无明显影响；可明显增加冠脉血流量，显著减慢心率和降低心搏幅度；还能明显减低乳酸脱氢酶（LDH）的释放量，改善心肌细胞的能量代谢，起到保护心肌细胞的作用。此外，黄芪还具有抗癌作用和抗炎与镇痛等作用。

【用法用量】 9～30g。

远志　Polygalae Radix

【来源】 本品为远志科植物远志 *Polygala tenuifolia* Willd. 或卵叶远志 *Polygala sibirica* L. 的干燥根。

【产地】 **远志**　主产于华北、东北、西北以及河南、山东、安徽部分地区，以山西、陕西产量最大。生于向阳山坡或路旁。分布于华北、东北、西北及江苏、安徽、江西、山东等地。

卵叶远志　生于海拔 1100～2800m 的山坡草地。分布于华北、东北、西南及山东、河南等地。

【采收加工】 春、秋二季采挖，除去须根和泥沙，晒干。

【性状】 本品呈圆柱形，略弯曲，长 3～15cm，直径 0.3～0.8cm。表面灰黄色至灰棕色，有较密并深陷的横皱纹、纵皱纹及裂纹，老根的横皱纹较密更深陷，略呈结节状。质硬而脆，易折断，断面皮部棕黄色，木部黄白色，皮部易与木部剥离。气微，味苦、微辛，嚼之有刺喉感。

【化学成分】 主要成分以三萜皂苷类、呫酮类和多糖类为主，其中主要有细叶远志皂苷、远志呫酮Ⅲ、3,6′-二芥子酰基蔗糖等。

【性味与归经】 苦、辛，温。归心、肾、肺经。

【功能与主治】 安神益智，祛痰，消肿。用于心肾不交引起的失眠多梦、健忘惊悸、神志恍惚、咳痰不爽、疮疡肿毒、乳房肿痛。

【现代研究】 本品具有抗衰老、预防老年痴呆、祛痰等作用。

【用法用量】 10～15g；回乳炒用60g。

甘遂 Kansui Radix

【来源】 本品为大戟科植物甘遂 *Euphorbia kansui* T. N. Liou ex T. P. Wang 的干燥块根。

【产地】 主产于陕西、河南、山西、宁夏等地。多生于草坡、农田地埂、路旁等处。分布于河北、山西、河南、四川、陕西、甘肃等地。

【采收加工】 春季开花前或秋末茎叶枯萎后采挖，撞去外皮，晒干。

【性状】 本品呈椭圆形、长圆柱形或连珠形，长1～5cm，直径0.5～2.5cm。表面类白色或黄白色，凹陷处有棕色外皮残留。质脆，易折断，断面粉性，白色，木部微显放射状纹理；长圆柱状者纤维性较强。气微，味微甘而辣。

【化学成分】 含大戟二烯醇、α-大戟醇、甘遂醇、甘遂甾醇及甘遂大戟萜酯A、C、D等。

【性味与归经】 苦，寒；有毒。归肺、大肠经。

【功能与主治】 泻水逐饮，消肿散结。用于水肿胀满、胸腹积水、痰饮积聚、气逆咳喘、二便不利、风痰癫痫、痈肿疮毒。

【现代研究】 本品为峻泻药，具有泻下、抗生育、抑制免疫功能等作用。甘遂可刺激动物肠管、显著提高肠管紧张性、增加肠蠕动而引起泻下作用。

【用法用量】 0.5～1.5g，炮制后多入丸散用。外用适量，生用。

人参 Ginseng Radix et Rhizoma

【来源】 本品为五加科植物人参 *Panax ginseng* C. A. Mey. 的干燥根和根茎。

【产地】 主产于吉林、辽宁、黑龙江。栽培者为“园参”，野生者为“山参”。生于海拔数百米的落叶阔叶林或针叶阔叶混交林下。野生于河北北部、辽宁、吉林、黑龙江，现辽宁、吉林广泛栽培。

【采收加工】 多于秋季采挖，洗净经晒干或烘干。栽培的俗称“园参”；播种在山林野生状态下自然生长的称“林下山参”，习称“籽海”。

【植物形态】 多年生草本；根状茎（芦头）短，直立或斜上，不增厚成块状。主根肥大，纺锤形或圆柱形。地上茎单生，基部有宿存鳞片。叶为掌状复叶，3～6枚轮生茎顶，幼株的叶数较少。伞形花序单个顶生，有花30～50朵，稀5～6朵；总花梗通常较叶长，有纵纹；花梗丝状；花淡黄绿色；萼无毛，边缘有5个三角形小齿；花瓣5，卵状三角形；雄蕊5，花丝短；子房2室；花柱2，离生。果实扁球形，鲜红色。种子肾形，乳白色。

【性状】 主根呈纺锤形或圆柱形，长3～15cm，直径1～2cm。表面灰黄色，上部或全体有疏浅断续的粗横纹及明显的纵皱，下部有支根2～3条，并着生多数细长的须根，须根上常有不明显的细小疣状突出。根茎（芦头）长1～4cm，直径0.3～1.5cm，多拘挛而弯曲，具不定根（艼）和稀疏的凹窝状茎痕（芦碗）。质较硬，断面淡黄白色，显粉性，形成层环纹棕黄色，皮部有黄棕色的点状树脂道及放射状裂隙。香气特异，味微苦、甘。

主根多与根茎近等长或较短，呈圆柱形、菱角形或人字形，长 1～6cm。表面灰黄色，具纵皱纹，上部或中下部有环纹，支根多为 2～3 条，须根少而细长，清晰不乱，有较明显的疣状突起。根茎细长，少数粗短，中上部具稀疏或密集而深陷的茎痕。不定根较细，多下垂。

【化学成分】 主要有效成分为人参皂苷和人参多糖。皂苷类；齐墩果酸（OA）类：人参皂苷 Ro；原人参二醇（PPD）类：人参皂苷 Ra_1、Ra_2、Ra_3、Rb_1、Rb_2、Rb_3、Rc、Rd、Rg_3、Rh_2、Rs_1、Rs_2，丙二酰基人参皂苷 Rb_1、Rb_2、Rc、Rd，三七皂苷 R_4，西洋参皂苷 R_1，20(*S*)-人参皂苷 Rg_3，20(*R*)-人参皂苷 Rh_2，20(*S*)-人参皂苷 Rh_2；原人参三醇（PPT）类：人参皂苷 Re、Rf、Rg_1、Rg_2、Rh_1、Rh_3、Rf_1；多糖：人参含 38.3%的水溶性多糖和 7.8%～10.0%的碱性多糖。

【性味与归经】 甘、微苦，微温。归脾、肺、心、肾经。

【功能与主治】 大补元气，复脉固脱，补脾益肺，生津养血，安神益智。用于体虚欲脱、肢冷脉微、脾虚食少、肺虚喘咳、津伤口渴、内热消渴、气血亏虚、久病虚羸、惊悸失眠、阳痿宫冷。

【现代研究】 本品具有广泛的药理作用。人参对中枢神经系统兴奋与抑制具有双向作用；人参皂苷和人参多糖具有促进机体特异性免疫的作用，人参皂苷可增强荷瘤小鼠天然杀伤细胞活性，抑制瘤块的重量；人参皂苷具有较强的抗心律失常作用，纠正心动过速；人参皂苷对失血性休克犬心功能有明显的保护作用，增强心肌收缩力，改善血流动力学状态。

【用法用量】 3～9g，另煎兑服；也可研粉吞服，一次 2g，一日 2 次。

西洋参 Panacis Quinquefolii Radix

【来源】 本品为五加科植物西洋参 *Panax quinquefolium* L. 的干燥根。

【产地】 主产于美国及加拿大，法国亦产，以美国威斯康星州产地药材最为著名。我国有栽培，近年来产量、质量均有大幅度增长。原产于北美（加拿大及美国），现我国北京、河北、河南、山东、东北三省有大量栽培。浙江、安徽、江西、福建、湖北、湖南等地也有引种。

【采收加工】 均系栽培品，秋季采挖，洗净，晒干或低温干燥。

【植物形态】 多年生草本；地下茎年生一节，组成合轴式的根状茎；年节紧缩成直立或斜生的短根状茎，或节间粗短形成匍匐的竹鞭状根状茎，或节间细长形成横卧的串珠状根状茎。根不膨大，纤维状，或膨大成纺锤形或圆柱形的肉质根。地上茎单生，直立，基部有鳞片。叶为掌状复叶，轮生于茎顶，有叶柄，无托叶，稀有托叶。花两性或杂性，聚生为伞形花序；伞形花序单个顶生，稀有一至数个侧生小伞形花序；两性花和雌花与花梗间有关节；萼筒边缘有 5 个小齿；花瓣 5，离生，稀合生，在花芽中覆瓦状排列；雄蕊 5，花丝短，花药卵形或长圆形；子房 2 室，有时 3～4 室，稀 5 室；花柱 2，有时 3～4，稀 5，或在雄花中的不育雌蕊上退化为 1 条，离生或基部合生；花盘肉质，环形。果实扁球形，有时三角状球形或近球形。种子 2 或 3 粒，稀 4 粒，侧扁或三角状卵形。

【性状】 本品呈纺锤形、圆柱形或圆锥形，长 3～12cm，直径 0.8～2cm。表面浅黄褐色或黄白色，可见横向环纹和线形皮孔状突起，并有细密浅纵皱纹和须根痕。主根中下部有一至数条侧根，多已折断。有的上端有根茎（芦头），环节明显，茎痕（芦碗）圆形或半圆形，具不定根（艼）或已折断。体重，质坚实，不易折断，断面平坦，浅黄白色，略显粉性，皮部可见黄棕色点状树脂道，形成层环纹棕黄色，木部略呈放射状纹理。气微而特异，味微苦、甘。

【化学成分】 主含三萜皂苷，以 20(S)-原人参二醇为苷元的有人参皂苷 Rb_1、Rb_2、Rb_3、Rc、Rd、RAo、F_2，丙二酰基人参皂苷 Rb_1、Rb_2、Rd，西洋参皂苷 R_1；以 20(S)-原人参三醇为苷元的有人参皂苷 Re、Rf、Rg_1、Rg_2、Rg_3、Rh_1、F_3；以奥克梯醇为苷元的有拟人参皂苷 F_{11}。此外，西洋参中还含有挥发油类和多糖类成分。

【性味与归经】 甘、微苦，凉。归心、肺、肾经。

【功能与主治】 补气养阴，清热生津。用于气虚阴亏、虚热烦倦、咳喘痰血、内热消渴、口燥咽干。

【现代研究】 本品具有多种药理作用。西洋参皂苷具有明显的中枢抑制作用，还可改善学习记忆能力；西洋参多糖可以调节机体免疫活性细胞、增强机体免疫功能；西洋参皂苷对室颤具有保护作用，对心律失常具有明显的预防和治疗作用。

【用法用量】 3～6g，另煎兑服。

三七 Notoginseng Radix et Rhizoma

【来源】 本品为五加科植物三七 *Panax notoginseng* (Burk.) F. H. Chen 的干燥根和根茎。

【产地】 主产于广西田阳、靖西、百色及云南文山等地。多系栽培。

【采收加工】 秋季花开前采挖，洗净，分开主根、支根及根茎，干燥。支根习称“筋条”，根茎习称“剪口”。

【植物形态】 多年生草本。茎直立，无毛。掌状复叶，3～4 片轮生于茎端，小叶通常 5～7，长椭圆形至倒卵状长椭圆形，长 5～15cm，宽 2～5cm，边缘有细锯齿，上面沿脉疏生刚毛。伞形花序单个顶生；花小，淡黄绿色；花瓣 5；雄蕊 5，子房下位，花柱分离为 2。核果浆果状，近肾形，熟时红色。花期 6～8 月，果期 8～10 月。

【性状】 主根呈类圆锥形或圆柱形，长 1～6cm，直径 1～4cm。表面灰褐色或灰黄色，有断续的纵皱纹和支根痕。顶端有茎痕，周围有瘤状突起。体重，质坚实，断面灰绿色、黄绿色或灰白色，木部微呈放射状排列。气微，味苦回甜。

筋条呈圆柱形或圆锥形，长 2～6cm，上端直径约 0.8cm，下端直径约 0.3cm。

剪口呈不规则的皱缩块状或条状，表面有数个明显的茎痕及环纹，断面中心灰绿色或白色，边缘深绿色或灰色。

【化学成分】 目前发现百余种化合物，有效成分以皂苷类成分和三七素为主。含 80 多种皂苷，总量 9.75%～14.90%，和人参所含皂苷类似，但主要为达玛烷系皂苷，有人参皂苷 Rb_1、Rb_2、Rc、Rd、Re、Rg_1、Rg_2、Rh_1 及三七皂苷 R_1、R_2、R_3、R_4、R_6 等。此外，尚含挥发油、糖类、蛋白质、微量元素、少量黄酮类成分等。

【性味与归经】 甘、微苦，温。归肝、胃经。

【功能与主治】 散瘀止血，消肿定痛。用于咯血、吐血、衄血、便血、崩漏、外伤出血、胸腹刺痛、跌仆肿痛。

【现代研究】 本品能够缩短出血和凝血时间，具有抗血小板聚集及溶栓作用；能够促进多功能造血干细胞的增殖，具有造血作用；能够降低血压，减慢心率，对各种药物诱发的心律失常均有保护作用；能够降低心肌耗氧量和氧利用率，扩张脑血管，增强脑血管流量；能够提高体液免疫功能，具有镇痛、抗炎、抗衰老等作用；能够明显治疗大鼠胃黏膜的萎缩性病变，并能逆转腺上皮的不典型增生和肠上皮化生，具有预防肿瘤的作用。

【用法用量】 3～9g；研粉吞服，一次 1～3g。外用适量。

白芷 Angelicae Dahuricae Radix

【来源】 本品为伞形科植物白芷 *Angelica dahurica*（Fisch. ex Hoffm.）Benth. et Hook. f. 或杭白芷 *Angelica dahurica*（Fisch. ex Hoffm.）Benth. et Hook. f. var. *formosana*（Boiss.）Shan et Yuan 的干燥根。

【产地】 **白芷** 主产于河南、河北，栽培于河北、河南、山西、东北等地。

杭白芷 主产于浙江杭州、余姚、临海等地，栽培于四川、浙江、湖南、湖北、江西、江苏、安徽等地。

【采收加工】 夏、秋间叶黄时采挖，除去须根和泥沙，晒干或低温干燥。

【植物形态】 **白芷** 多年生高大草本。根圆柱形，有分枝，外表皮黄褐色至褐色，有浓烈气味。茎基部径 2～5cm，有时可达 7～8cm，通常带紫色，中空，有纵长沟纹。基生叶 1 回羽状分裂，有长柄，叶柄下部有管状抱茎边缘膜质的叶鞘；茎上部叶 2～3 回羽状分裂，叶片轮廓为卵形至三角形，叶柄下部为囊状膨大的膜质叶鞘。复伞形花序顶生或侧生，伞辐 18～40，中央主伞有时伞辐多至 70；总苞片通常缺或有 1～2，成长卵形膨大的鞘；小总苞片 5～10 余，线状披针形，膜质，花白色；无萼齿；花瓣倒卵形，顶端内曲成凹头状；子房无毛或有短毛。果实长圆形至卵圆形，黄棕色，有时带紫色，背棱扁，厚而钝圆，近海绵质，侧棱翅状；棱槽中有油管 1，合生面油管 2。花期 7～8 月，果期 8～9 月。

杭白芷 本种与白芷的植物形态基本一致，但植株高 1～1.5m。茎及叶鞘多为黄绿色。根长圆锥形，上部近方形，表面灰棕色，有多数较大的皮孔样横向突起，略排列成数纵行，质硬较重，断面白色，粉性大。

【性状】 本品呈长圆锥形，长 10～25cm，直径 1.5～2.5cm。表面灰棕色或黄棕色，根头部钝四棱形或近圆形，具纵皱纹、支根痕及皮孔样的横向突起，有的排列成 4 纵行。顶端有凹陷的茎痕。质坚实，断面白色或灰白色，粉性，形成层环棕色，近方形或近圆形，皮部散有多数棕色油点。气芳香，味辛、微苦。

【化学成分】 主含挥发油。另外还含欧前胡素、异欧前胡内酯等成分。

【性味与归经】 辛，温。归胃、大肠、肺经。

【功能与主治】 解表散寒，祛风止痛，宣通鼻窍，燥湿止带，消肿排脓。用于感冒头痛、眉棱骨痛、鼻塞流涕、鼻鼽、鼻渊、牙痛、带下、疮疡肿痛。

【现代研究】 本品对多种细菌如大肠杆菌、宋氏痢疾杆菌和霍乱杆菌等有抑制作用。另外还具有解热、镇痛、抗炎和光敏作用等。

【用法用量】 3～10g。

当归 Angelicae Sinensis Radix

【来源】 本品为伞形科植物当归 *Angelica sinensis*（Oliv.）Diels 的干燥根。

【产地】 主产于甘肃、云南等地。甘肃岷县产量多，质量佳。栽培于湖北、四川、云南、贵州、陕西、甘肃等地。

【采收加工】 秋末采挖，除去须根和泥沙，待水分稍蒸发后，捆成小把，上棚，用烟火慢慢熏干。

【植物形态】 多年生草本。根圆柱状，分枝，有多数肉质须根，黄棕色，有浓郁香气。茎直立，绿白色或带紫色，有纵深沟纹，光滑无毛。叶 3 出式 2～3 回羽状分裂，叶柄基部膨大成管状的薄膜质鞘，紫色或绿色，基生叶及茎下部叶轮廓为卵形，末回裂片卵形或卵状披针形，边缘有缺刻状锯齿，齿端有尖头；叶下表面及边缘被稀疏的乳头状白色细毛；茎上部叶简化成囊状的鞘和羽状分裂的叶片。复伞形花序；伞辐 9～30；总苞片 2，线形，或无；

小伞形花序有花13～36；小总苞片2～4，线形；花白色，花柄密被细柔毛；萼齿5，卵形；花瓣长卵形，顶端狭尖，内折；花柱短，花柱基圆锥形。果实椭圆至卵形，背棱线形，隆起，侧棱成宽而薄的翅，与果体等宽或略宽，翅边缘淡紫色，棱槽内有油管1，合生面油管2。花期6～7月，果期7～9月。

【性状】 本品略呈圆柱形，下部有支根3～5条或更多，长15～25cm。表面浅棕色至棕褐色，具纵皱纹和横长皮孔样突起。根头（归头）直径1.5～4cm，具环纹，上端圆钝，或具数个明显突出的根茎痕，有紫色或黄绿色的茎和叶鞘的残基；主根（归身）表面凹凸不平；支根（归尾）直径0.3～1cm，上粗下细，多扭曲，有少数须根痕。质柔韧，断面黄白色或淡黄棕色，皮部厚，有裂隙和多数棕色点状分泌腔，木部色较淡，形成层环黄棕色。有浓郁的香气，味甘、辛、微苦。柴性大、干枯无油或断面呈绿褐色者不可供药用。

【化学成分】 主要为挥发油类成分，如愈创木酚、藁本内酯等。

【性味与归经】 甘、辛，温。归肝、心、脾经。

【功能与主治】 补血活血，调经止痛，润肠通便。用于血虚萎黄、眩晕心悸、月经不调、经闭痛经、虚寒腹痛、风湿痹痛、跌仆损伤、痈疽疮疡、肠燥便秘。酒当归活血通经，用于经闭痛经、风湿痹痛、跌仆损伤。

【现代研究】 本品的主要药理作用有降低血小板聚集及抗血栓；促进造血系统功能；增强免疫系统功能；对子宫具有兴奋及抑制的双向性作用；抗肿瘤；抗炎镇痛、抗损伤；保肝、利胆、促进消化、抑制胃肠的推动运动。

【用法用量】 6～12g。

独活 Angelicae Pubescentis Radix

【来源】 本品为伞形科植物重齿毛当归 *Angelica pubescens* Maxim. f. *biserrata* Shan et Yuan 的干燥根。

【产地】 主产于四川、湖北、陕西。生于阴湿山坡、林下草丛中或稀疏灌丛间。分布于浙江、安徽、江西、湖北、四川等地。四川、湖北及陕西等地的高山地区已有栽培。

【采收加工】 春初苗刚发芽或秋末茎叶枯萎时采挖，除去须根和泥沙，烘至半干，堆置2～3天，发软后再烘至全干。

【性状】 本品根略呈圆柱形，下部2～3分枝或更多，长10～30cm。根头部膨大，圆锥状，多横皱纹，直径1.5～3cm，顶端有茎、叶的残基或凹陷。表面灰褐色或棕褐色，具纵皱纹，有横长皮孔样突起及稍突起的细根痕。质较硬，受潮则变软，断面皮部灰白色，有多数散在的棕色油室，木部灰黄色至黄棕色，形成层环棕色。有特异香气，味苦、辛、微麻舌。

【化学成分】 主要成分为香豆素类，此外报道较多的为挥发油类。其中香豆素类主要包括蛇床子素和二氢欧山芹醇当归酸酯。

【性味与归经】 辛、苦，微温。归肾、膀胱经。

【功能与主治】 祛风除湿，通痹止痛。用于风寒湿痹、腰膝疼痛、少阴伏风头痛、风寒挟湿头痛。

【现代研究】 本品有降压作用，抑制血小板聚集和抗血栓形成作用，镇静、催眠、镇痛、抗炎、抗癌作用。

【用法用量】 3～10g。

羌活 Notopterygii Rhizoma et Radix

【来源】 本品为伞形科植物羌活 *Notopterygium incisum* Ting ex H. T. Chang 或宽叶羌

活 *Notopterygium franchetii* H. de Boiss. 的干燥根茎和根。

【产地】 **羌活**　主产于四川、云南、甘肃、青海等地。以四川为主产区者称川羌，川羌中多为蚕羌。以西北地区为主产区者称西羌，西羌中多为大头羌、竹节羌和条羌。羌活生于海拔 2000～4000m 的林缘、灌丛下、沟谷草丛中。分布于四川、西藏、陕西、甘肃、青海等地。

宽叶羌活　生于海拔 1700～4500m 的林缘及灌丛内。分布于山西、内蒙古、湖北、四川、陕西、甘肃、青海、宁夏等地。

【采收加工】 春、秋二季采挖，除去须根及泥沙，晒干。

【性状】 **羌活**　为圆柱状略弯曲的根茎，长 4～13cm，直径 0.6～2.5cm，顶端具茎痕。表面棕褐色至黑褐色，外皮脱落处呈黄色。节间缩短，呈紧密隆起的环状，形似蚕，习称"蚕羌"；节间延长，形如竹节状，习称"竹节羌"。节上有多数点状或瘤状突起的根痕及棕色破碎鳞片。体轻，质脆，易折断，断面不平整，有多数裂隙，皮部黄棕色至暗棕色，油润，有棕色油点，木部黄白色，射线明显，髓部黄色至黄棕色。气香，味微苦而辛。

宽叶羌活　为根茎和根。根茎类圆柱形，顶端具茎和叶鞘残基，根类圆锥形，有纵皱纹和皮孔；表面棕褐色，近根茎处有较密的环纹，长 8.15cm，直径 1.3cm，习称"条羌"。有的根茎粗大，不规则结节状，顶部具数个茎基，根较细，习称"大头羌"。质松脆，易折断，断面略平坦，皮部浅棕色，木部黄白色。气味较淡。

【化学成分】 主含香豆素、聚烯炔类、倍半萜类和酚酸类成分，如羌活醇和异欧前胡素等。

【性味与归经】 辛、苦，温。归膀胱、肾经。

【功能与主治】 解表散寒，祛风除湿，止痛。用于风寒感冒、头痛项强、风湿痹痛、肩背酸痛。

【现代研究】 本品挥发油能使致热性大鼠体温明显降低，具有显著的解热作用；羌活中的紫花前胡苷具有镇痛作用；羌活挥发油对迟发型超敏反应有一定抑制作用。

【用法用量】 3～10g。

前胡　Peucedani Radix

【来源】 本品为伞形科植物白花前胡 *Peucedanum praeruptorum* Dunn 的干燥根。

【产地】 主产于浙江、湖南、四川等地。生于海拔 250～2000m 的山坡林缘、路旁或半阴性的山坡草丛中。分布于江苏、浙江、安徽、福建（武夷山）、江西、河南、湖北、湖南、广西、四川、贵州、甘肃等地。

【采收加工】 冬季至次春茎叶枯萎或未抽花茎时采挖，除去须根，洗净，晒干或低温干燥。

【性状】 本品呈不规则的圆柱形、圆锥形或纺锤形，稍扭曲，下部常有分枝，长 3～15cm，直径 1～2cm。表面黑褐色或灰黄色，根头部多有茎痕和纤维状叶鞘残基，上端有密集的细环纹，下部有纵沟、纵皱纹及横向皮孔样突起。质较柔软，干者质硬，可折断，断面不整齐，淡黄白色，皮部散有多数棕黄色油点，形成层环纹棕色，射线放射状。气芳香，味微苦、辛。

【化学成分】 含白花前胡甲素、白花前胡乙素等香豆素类及挥发油等成分。

【性味与归经】 苦、辛，微寒。归肺经。

【功能与主治】 降气化痰，散风清热。用于痰热喘满、咳痰黄稠、风热咳嗽痰多。

【现代研究】 本品可使肺动脉平均压、肺总阻力和肺血管阻力下降，氧运输量增加，降低肺动脉血管阻力；白花前胡醇提取液对氯化钡诱发的心律失常有防治作用，可使心律失常持续时间缩短，或立即停止心律失常的发作；前胡还有显著的钙离子拮抗活性，可松弛支气管平滑肌，抑制过敏介质的释放。

【用法用量】 3～10g。

川芎 Chuanxiong Rhizoma

【来源】 本品为伞形科植物川芎 *Ligusticum chuanxiong* Hort. 的干燥根茎。

【产地】 主产于四川，产量大，品质优。为著名栽培中药材，未见野生。主要栽培于江苏、浙江、江西、湖北、湖南、广西、四川、贵州、云南、陕西、甘肃等地。

【采收加工】 夏季当茎上的节盘显著突出并略带紫色时采挖，除去泥沙，晒后烘干，再去须根。

【植物形态】 多年生草本，根茎发达，形成不规则的结节状拳形团块，具浓烈香气。茎直立，圆柱形，具纵条纹，上部多分枝，下部茎节膨大呈盘状（苓子）。茎下部叶具柄，基部扩大成鞘；叶片轮廓卵状三角形，3～4 回 3 出式羽状全裂，羽片 4～5 对，卵状披针形，末回裂片线状披针形至长卵形。复伞形花序顶生或侧生；花瓣白色，倒卵形至心形。幼果两侧扁压；背棱槽内油管 1～5，侧棱槽内油管 2～3，合生面油管 6～8。花期 7～8 月，幼果期 9～10 月。

【性状】 本品为不规则结节状拳形团块，直径 2～7cm。表面灰褐色或褐色，粗糙皱缩，有多数平行隆起的轮节，顶端有凹陷的类圆形茎痕，下侧及轮节上有多数小瘤状根痕。质坚实，不易折断，断面黄白色或灰黄色，散有黄棕色的油室，形成层环呈波状。气浓香，味苦、辛，稍有麻舌感，微回甜。

【化学成分】 含挥发油约 1%。主成分为藁本内酯、阿魏酸、月桂烯和川芎嗪等。

【性味与归经】 辛，温。归肝、胆、心包经。

【功能与主治】 活血行气，祛风止痛。用于胸痹心痛、胸胁刺痛、跌仆肿痛、月经不调、经闭痛经、癥瘕腹痛、头痛、风湿痹痛。

【现代研究】 本品主要药理作用为对心脑血管系统的影响：可扩血管，降血压；增加冠脉流量，改善微循环，改善脑循环及脑缺血等。

【用法用量】 3～10g。

藁本 Ligustici Rhizoma et Radix

【来源】 本品为伞形科植物藁本 *Ligusticum sinense* Oliv. 或辽藁本 *Ligusticum jeholense* Nakai et Kitag. 的干燥根茎和根。

【产地】 **藁本** 主产于四川、湖北、湖南、陕西；生于海拔 1000～2700m 的林下、沟边草丛中及湿润的水滩边。分布于浙江、江西、河南等地。

辽藁本 主产于河北、辽宁。生于海拔 1250～2500m 的林下、草甸、林缘、阴湿石砾山坡及沟边。也分布于吉林、辽宁、河北、山东、山西等地。

【采收加工】 秋季茎叶枯萎或次春出苗时采挖，除去泥沙，晒干或烘干。

【性状】 **藁本** 根茎呈不规则结节状圆柱形，稍扭曲，有分枝，长 3～10cm，直径 1～2cm。表面棕褐色或暗棕色，粗糙，有纵皱纹，上侧残留数个凹陷的圆形茎基，下侧有多数点状突起的根痕和残根。体轻，质较硬，易折断，断面黄色或黄白色，纤维状。气浓香，味辛、苦、微麻。

辽藁本 较小，根茎呈不规则的团块状或柱状，长 1～3cm，直径 0.6～2cm。有多数细长弯曲的根。

【化学成分】 主含挥发油类如蛇床内酯等，此外还含有少量的异阿魏酸等成分。

【性味与归经】 辛，温。归膀胱经。

【功能与主治】 祛风，散寒，除湿，止痛。用于风寒感冒、巅顶疼痛、风湿痹痛。

【现代研究】 本品有显著的镇静、镇痛、解热和降温等中枢抑制作用，还有抗炎、抑菌、抗早孕等作用。

【用法用量】 3～10g。

防风　Saposhnikoviae Radix

【来源】 本品为伞形科植物防风 *Saposhnikovia divaricata*（Turcz.）Schischk. 的干燥根。

【产地】 主产于黑龙江、吉林、辽宁，以黑龙江产量最大。生于草原、丘陵和多石砾山坡上。分布于华北、东北及山东、陕西、甘肃、宁夏等地。

【采收加工】 春、秋二季采挖未抽花茎植株的根，除去须根和泥沙，晒干。

【植物形态】 多年生草本。根粗壮，细长圆柱形，分歧，淡黄棕色。根头处被有纤维状叶残基及明显的环纹。茎单生，自基部分枝较多。叶片卵形或长圆形，2 回或近于 3 回羽状分裂，末回裂片狭楔形。复伞形花序多数，生于茎和分枝；伞辐 5～7；小伞形花序有花 4～10；无总苞片；小总苞片 4～6，线形或披针形；花瓣倒卵形，白色。双悬果狭圆形或椭圆形，幼时有疣状突起，成熟时渐平滑；每棱槽内通常有油管 1，合生面油管 2。花期 8～9 月，果期 9～10 月。

【性状】 本品呈长圆锥形或长圆柱形，下部渐细，有的略弯曲，长 15～30cm，直径 0.5～2cm。表面灰棕色或棕褐色，粗糙，有纵皱纹、多数横长皮孔样突起及点状的细根痕，根头部有明显密集的环纹，有的环纹上残存棕褐色毛状叶基。体轻，质松，易折断，断面不平坦，皮部棕黄色至棕色，有裂隙，木部黄色。气特异，味微甘。

【化学成分】 主含色酮类和香豆素类成分，如 5-*O*-甲基维斯阿米醇苷、升麻素苷、补骨脂素、欧前胡内酯等。

【性味与归经】 辛、甘，微温。归膀胱、肝、脾经。

【功能与主治】 祛风解表，胜湿止痛，止痉。用于感冒头痛、风湿痹痛、风疹瘙痒、破伤风。

【现代研究】 本品具有解热、抗炎镇痛、镇静和抗惊厥作用；有增强免疫系统功能；此外还有抗组胺、镇咳作用。

【用法用量】 5～10g。

柴胡　Bupleuri Radix

【来源】 本品为伞形科植物柴胡 *Bupleurum chinense* DC. 或狭叶柴胡 *Bupleurum scorzonerifolium* Willd. 的干燥根。

【产地】 柴胡主产于河北、辽宁、吉林、黑龙江、河南、陕西；狭叶柴胡主产于辽宁、吉林、黑龙江、陕西、内蒙古、河北、江苏、安徽。按性状不同，分别习称“北柴胡”和“南柴胡”。

【采收加工】 春、秋二季采挖，除去茎叶和泥沙，干燥。

【植物形态】 **北柴胡**　多年生草本，高 50～85cm。主根较粗大，棕褐色，质坚硬。茎单一或数茎，表面有细纵槽纹，实心，上部多回分枝，微作之字形曲折。基生叶倒披针形或狭椭圆形，茎中部叶倒披针形或广线状披针形，基部收缩成叶鞘抱茎，脉 7～9。复伞形花序很多；总苞片 2～3，狭披针形，3 脉，很少 1 脉或 5 脉；伞辐 3～8；小总苞片 5，披针形；花瓣鲜黄色。果广椭圆形，棕色，两侧略扁，棱狭翼状，淡棕色，每棱槽油管 3，很少 4，合生面 4 条。花期 9 月，果期 10 月。

南柴胡 与北柴胡的差别在于：根较细，质柔，不具纤维性，表面红棕色或黑棕色；叶线形或者狭线形，边缘白色，骨质。

【性状】 **北柴胡** 呈圆柱形或长圆锥形，长 6～15cm，直径 0.3～0.8cm。根头膨大，顶端残留 3～15 个茎基或短纤维状叶基，下部分枝。表面黑褐色或浅棕色，具纵皱纹、支根痕及皮孔。质硬而韧，不易折断，断面显纤维性，皮部浅棕色，木部黄白色。气微香，味微苦。

南柴胡 根较细，圆锥形，顶端有多数细毛状枯叶纤维，下部多不分枝或稍分枝。表面红棕色或黑棕色，靠近根头处多具细密环纹。质稍软，易折断，断面略平坦，不显纤维性。具败油气。

【化学成分】 主含挥发油、三萜皂苷类、黄酮类和甾体类成分；其中柴胡皂苷为柴胡的主要有效成分，包括柴胡皂苷 a、b、c、d、e、f、b_1 和 b_2 等成分。

【性味与归经】 辛、苦，微寒。归肝、胆、肺经。

【功能与主治】 疏散退热，疏肝解郁，升举阳气。用于感冒发热、寒热往来、胸胁胀痛、月经不调、子宫脱垂、脱肛。

【现代研究】 本品具有抗炎、解热、镇静、镇痛、镇咳及抗惊厥作用；可减轻肝损伤和促进胆汁分泌；具有降血压、降低血清胆固醇以及溶血作用；此外还具有抗溃疡、抗菌、抗病毒等作用。

【用法用量】 3～10g。

北沙参 Glehniae Radix

【来源】 本品为伞形科植物珊瑚菜 *Glehnia littoralis* Fr. Schmidtex Miq. 的干燥根。

【产地】 生于海岸沙地、沙滩，或栽培于肥沃疏松的沙质壤土。分布于河北、辽宁、山东、江苏、浙江、福建、广东、台湾等地。主产于山东、江苏、河北、辽宁。山东莱阳胡城村产的药材品质最佳，以河北秦皇岛及辽宁大连产量大，品质亦佳。

【采收加工】 夏、秋二季采挖，除去须根，洗净，稍晾，置沸水中烫后，除去外皮，干燥。或洗净直接干燥。

【性状】 本品呈细长圆柱形，偶有分枝，长 15～45cm，直径 0.4～1.2cm。表面淡黄白色，略粗糙，偶有残存外皮，不去外皮的表面黄棕色。全体有细纵皱纹和纵沟，并有棕黄色点状细根痕；顶端常留有黄棕色根茎残基；上端稍细，中部略粗，下部渐细。质脆，易折断，断面皮部浅黄白色，木部黄色。气特异，味微甘。

【化学成分】 含有补骨脂素、佛手苷内酯等多种香豆素类成分，以及多种挥发油、聚炔类和木脂素类成分。

【性味与归经】 甘、微苦，微寒。归肺、胃经。

【功能与主治】 养阴清肺，益胃生津。用于肺热燥咳、劳嗽痰血、胃阴不足、热病津伤、咽干口渴。

【现代研究】 本品具有镇咳祛痰、免疫调节、抗肿瘤、抗菌、抗真菌及抗炎作用。

【用法用量】 5～12g。

龙胆 Gentianae Radix et Rhizoma

【来源】 本品为龙胆科植物条叶龙胆 *Gentiana manshurica* Kitag.、龙胆 *Gentiana scabra* Bge.、三花龙胆 *Gentiana triflora* Pall. 或坚龙胆 *Gentiana rigescens* Franch. 的干燥根和根茎。前三种习称“龙胆”，后一种习称“坚龙胆”。

【产地】 **龙胆**（龙胆、条叶龙胆和三花龙胆）　生于海拔 440～950 米的草地、林间空地、灌丛中。分布于东北及内蒙古、河北。主产于黑龙江、吉林、辽宁、内蒙古，产量大，品质优。

坚龙胆　生于海拔 1100～3000 米的山坡草地灌丛中、林下及山谷中。分布于湖南、广西、四川、贵州、云南等地。主产于云南、四川、贵州。

【采收加工】 春、秋二季采挖，洗净，干燥。

【植物形态】 **龙胆**　多年生草本。根茎平卧或直立，具多数粗壮、略肉质的须根。花枝单生，直立，黄绿色或紫红色。枝下部叶膜质，淡紫红色，鳞片形，中部以下连合成筒状抱茎；中、上部叶近革质，无柄，卵形或卵状披针形至线状披针形，叶脉 3～5 条，在上面不明显，在下面突起，粗糙。花多数，簇生枝顶和叶腋；花萼筒倒锥状筒形或宽筒形；花冠蓝紫色，有时喉部具多数黄绿色斑点，筒状钟形；雄蕊着生冠筒中部，整齐，花丝钻形；子房狭椭圆形或披针形，两端渐狭或基部钝，柄粗，柱头 2 裂，裂片矩圆形。蒴果内藏，宽椭圆形，两端钝；种子褐色，有光泽，线形或纺锤形，表面具增粗的网纹，两端具宽翅。花果期 5～11 月。

条叶龙胆　与龙胆区别在于：全株绿色，不带紫色；叶披针形或者线状披针形；冠裂片三角形，先端尖。

三花龙胆　与龙胆的区别在于：叶缘不反卷；腋生花多为 1～3 朵；冠裂片先端钝或者圆。

【性状】 **龙胆**　根茎呈不规则的块状，长 1～3cm，直径 0.3～1cm；表面暗灰棕色或深棕色，上端有茎痕或残留茎基，周围和下端着生多数细长的根。根圆柱形，略扭曲，长 10～20cm，直径 0.2～0.5cm；表面淡黄色或黄棕色，上部多有显著的横皱纹，下部较细，有纵皱纹及支根痕。质脆，易折断，断面略平坦，皮部黄白色或淡黄棕色，木部色较浅，呈点状环列。气微，味甚苦。

坚龙胆　表面无横皱纹，外皮膜质，易脱落，木部黄白色，易与皮部分离。

【化学成分】 含有多种化合物，大致分为三萜类、黄酮类、环烯醚萜类、呫酮类、生物碱类。包括龙胆苦苷、獐牙菜苷、獐牙菜苦苷和齐墩果酸等。

【性味与归经】 苦，寒。归肝、胆经。

【功能与主治】 清热燥湿，泻肝胆火。用于湿热黄疸、阴肿阴痒、带下、湿疹瘙痒、肝火目赤、耳鸣耳聋、胁痛口苦、强中、惊风抽搐。

【现代研究】 本品具有保肝、利胆、抗炎、抗过敏、镇静、抗惊厥、镇痛、抗病原体、驱蛔虫、降血压、利尿等作用。

【用法用量】 3～6g。

秦艽　Gentianae Macrophyllae Radix

【来源】 本品为龙胆科植物秦艽 *Gentiana macrophylla* Pall.、麻花秦艽 *Gentiana straminea* Maxim.、粗茎秦艽 *Gentiana crassicaulis* Duthie ex Burk. 或小秦艽 *Gentiana dahurica* Fisch. 的干燥根。前三种按性状不同分别习称“秦艽”和“麻花艽”，后一种习称“小秦艽”。

【产地】 **秦艽**　主产于陕西、甘肃，以甘肃产量最大，质量最好。分布于华北、东北、西北及四川。生于海拔 400～2400 米的山区草地、溪旁两侧、路边坡地、灌丛中。

麻花秦艽　主产于甘肃、青海、四川、湖北等地。分布于湖北、四川、西藏、甘肃、青海、宁夏。生于海拔 2000～5000 米的高山、草地和溪边。

粗茎秦艽　主产于青海、甘肃、四川、云南等地。分布于四川、贵州、云南、西藏、甘肃、青海。生于海拔 2100～4500 米的高山草甸、山坡草地、灌丛及林缘。

小秦艽　产于河北、内蒙古及陕西等地。分布于华北、东北、西北及四川等地。生于海拔 800～4500 米的田埂、路旁、河滩沙地、向阳山坡及干草原等地。

【采收加工】 春、秋二季采挖，除去泥沙；秦艽和麻花艽晒软，堆置“发汗”至表面呈红黄色或灰黄色时，摊开晒干，或不经“发汗”直接晒干；小秦艽趁鲜时搓去黑皮，晒干。

【性状】 **秦艽** 呈类圆柱形，上粗下细，扭曲不直，长 10～30cm，直径 1～3cm。表面黄棕色或灰黄色，有纵向或扭曲的纵皱纹，顶端有残存茎基及纤维状叶鞘。质硬而脆，易折断，断面略显油性，皮部黄色或棕黄色，木部黄色。气特异，味苦、微涩。

麻花艽 呈类圆锥形，多由数个小根纠聚而膨大，直径可达 7cm。表面棕褐色，粗糙，有裂隙呈网状孔纹。质松脆，易折断，断面多呈枯朽状。

小秦艽 呈类圆锥形或类圆柱形，长 8～15cm，直径 0.2～1cm。表面棕黄色。主根通常 1 个，残存的茎基有纤维状叶鞘，下部多分枝。断面黄白色。

【化学成分】 主含环烯醚萜苷类，其中龙胆苦苷为秦艽中含量最高的化学成分，也是秦艽中主要活性成分及苦味成分，此外秦艽中的环烯醚萜苷类成分还包括獐牙菜苦苷、獐牙菜苷等。

【性味与归经】 辛、苦，平。归胃、肝、胆经。

【功能与主治】 祛风湿，清湿热，止痹痛，退虚热。用于风湿痹痛、中风半身不遂、筋脉拘挛、骨节酸痛、湿热黄疸、骨蒸潮热、小儿疳积发热。

【现代研究】 本品具有抗炎、镇痛、保肝、免疫抑制、降血压、抗病毒、抗肿瘤等作用，其中抗炎镇痛和保肝活性显著。

【用法用量】 3～10g。

白前 Cynanchi Stauntonii Rhizoma et Radix

【来源】 本品为萝藦科植物柳叶白前 *Cynanchum stauntonii* (Decne.) Schltr. ex Lévl. 或芫花叶白前 *Cynanchum glaucescens* (Decne.) Hand.-Mazz. 的干燥根茎和根。

【产地】 **柳叶白前** 主产于浙江、安徽、福建、江西、湖北、湖南、广西等地。分布于江苏、浙江、安徽、福建、江西、湖南、湖北、广东、广西、贵州等地。生于溪滩、江边等处，以至半浸于水中。

芫花叶白前 同柳叶白前。

【采收加工】 秋季采挖，洗净，晒干。

【性状】 **柳叶白前** 根茎呈细长圆柱形，有分枝，稍弯曲，长 4～15cm，直径 1.5～4mm。表面黄白色或黄棕色，节明显，节间长 1.5～4.5cm，顶端有残茎。质脆，断面中空。节处簇生纤细弯曲的根，长可达 10cm，直径不及 1mm，有多次分枝呈毛须状，常盘曲成团。气微，味微甜。

芫花叶白前 根茎较短小或略呈块状；表面灰绿色或灰黄色，节间长 1～2cm。质较硬。根稍弯曲，直径约 1mm，分枝少。

【化学成分】 主含皂苷类成分白前皂苷 A、B、C、D、E 等。

【性味与归经】 辛、苦，微温。归肺经。

【功能与主治】 降气，消痰，止咳。用于肺气壅实、咳嗽痰多、胸满喘急。

【现代研究】 本品具有镇咳、祛痰、平喘、抗炎等药理作用。

【用法用量】 3～10g。

白薇 Cynanchi Atrati Radix et Rhizoma

【来源】 本品为萝藦科植物白薇 *Cynanchum atratum* Bge. 或蔓生白薇 *Cynanchum versicolor* Bge. 的干燥根和根茎。

【产地】 主产于辽宁、湖北、安徽等地。

【采收加工】 春秋二季采挖，洗净，干燥。

【性状】 根状茎粗短圆柱形，结节状，多弯曲，长 1.5～5cm，直径 0.2～0.4cm，上有圆形凹陷的茎痕，具髓部。下面及两侧簇生多数细长的根，有时略弯成马尾状，根长 10～25cm，直径 1～2mm。表面棕黄色，平滑或有细纵纹，质脆，断面平坦，皮部黄白，木部黄，中央有细小黄色木心且不易与皮部分离。气微，味苦，无刺喉感。

【化学成分】 主要含甾体皂苷、挥发油、强心苷以及微量元素等成分。其中挥发油中主要为白薇素，强心苷中主要为甾体多糖苷。

【性味与归经】 苦、咸，寒。归胃、肝、肾经。

【功能与主治】 清热凉血，利尿通淋，解毒疗疮。用于温邪伤营发热、阴虚发热、骨蒸劳热、产后血虚发热、热淋、血淋、痈疽肿毒。

【现代研究】 本品有抗炎、解热、利尿等作用；水提取物有祛痰、平喘作用；对肺炎球菌有抑制作用；所含白薇苷有明显抗肿瘤作用，增强心肌收缩，减慢心率。

【用法用量】 煎服，5～10g。外用适量。

徐长卿　Cynanchi Paniculati Radix et Rhizoma

【来源】 本品为萝藦科植物徐长卿 *Cynanchum paniculatum*（Bge.）Kitag. 的干燥根和根茎。

【产地】 主产于贵州、河北、山东等地。

【采收加工】 秋季采挖，除去杂质，阴干。

【性状】 根茎呈不规则柱状，有盘节，长 0.5～3.5cm，直径 2～4mm，断面中空；根状茎节处周围生根，多数，呈细长圆柱状，弯曲，长 10～16cm，直径 1～1.5mm。表面淡黄白色至淡棕黄色或棕色，具细纵纹和纤细的须根。质脆，断面粉性，形成层环淡棕色，木部小。气香，味微辛凉。

【化学成分】 主要含白薇苷 A、白前苷元 C、白前苷 A、徐长卿苷 A、新白薇苷元 F 等 C_{21} 甾体类化合物以及苯乙酮衍生物、有机酸类和甾醇类化合物。

【性味与归经】 辛，温。归肝、胃经。

【功能与主治】 祛风，化湿，止痛，止痒。用于风湿痹痛、胃痛胀满、牙痛、腰痛、跌仆伤痛、风疹、湿疹。

【现代研究】 本品有明显的镇静、镇痛、抗菌、消炎作用；并有改善心肌缺血、降血压的作用；对肠道平滑肌有解痉作用。

【用法用量】 煎服，3～12g，后下。

紫草　Arnebiae Radix

【来源】 本品为紫草科植物新疆紫草 *Arnebia euchroma*（Royle）Johnst. 或内蒙紫草 *Arnebia guttata* Bunge. 的干燥根。前者称“软紫草”，后者称“硬紫草”。

【产地】 软紫草主产于新疆伊犁、甘肃武都等地。硬紫草主产于内蒙古、甘肃等地。

【采收加工】 春、秋二季采挖，除去泥沙和残茎，干燥。忌用水洗。

【植物形态】 **新疆紫草**　多年生草本，根粗壮，富含紫色物质。茎 1 条或 2 条，直立，基部有残存叶基形成的茎鞘，生开展的白色或淡黄色长硬毛。茎生叶无柄，互生，两面均有半贴伏的硬毛，基生叶线形至线状披针形，基部扩展成鞘状。镰状聚伞花序生于茎上部叶腋，花深紫色，有时淡黄色带紫红色，筒状钟形；雄蕊 5；花柱先端 2 裂，柱头 2；小坚果宽卵型，黑褐色，有粗网纹和少数疣状突起。花果期 6～8 月。

内蒙紫草　多年生草本。根含紫色物质。茎通常 2～4 条，有时 1 条，直立，多分枝，高 10～25cm，密生开展的长硬毛和短伏毛。叶无柄，匙状线形至线形，长 1.5～5.5cm，宽 3～11mm，两面密生具基盘的白色长硬毛，先端钝。镰状聚伞花序长 3～10cm，含多数花；苞片线状披针形。花萼裂片线形，有开展或半贴伏的长伏毛；花冠黄色，筒状钟形，外面有短柔毛，裂片宽卵形或半圆形，开展，常有紫色斑点；雄蕊着生花冠筒中部（长柱花）或喉部（短柱花）；子房 4 裂，花柱丝状，稍伸出喉部（长柱花）或仅达花冠筒中部（短柱花），先端浅 2 裂，柱头肾形。小坚果三角状卵形，淡黄褐色，有疣状突起。花果期 6～10 月。

【性状】 **新疆紫草** 呈扭曲的不规则长圆柱形，长 7～20cm，直径 1～2.5cm，表面紫红色或紫褐色，皮部成条片状，疏松而厚，质地松软，断面不整齐，木部小。气特异，味微苦、涩。

内蒙紫草 成扭曲圆锥形或圆柱形，长 6～20cm，直径 0.5～4cm，根头部略粗，顶端有残基，被短硬毛。表面紫红色或暗紫色，皮部薄。质地坚硬而脆。气特异，味涩。

【化学成分】 主要含紫草素（紫草醌）、乙酰紫草素、去氧紫草素、异丁酰紫草素、二甲基戊烯酰紫草素、二甲基丙烯酰紫草素、β,β'-二甲基丙烯酰紫草素等萘醌衍生物及软脂酸、油酸及亚油酸等脂肪酸。

【性味与归经】 甘、咸，寒。归心、肝经。

【功能与主治】 清热凉血，活血解毒，透疹消斑。用于血热毒盛、斑疹紫黑、麻疹不透、疮疡、湿疹、水火烫伤。

【现代研究】 本品水煎液、醇、油溶液及紫草素对金黄色葡萄球菌、溶血性链球菌、大肠杆菌、痢疾杆菌、铜绿假单胞菌等均具有抑制作用；其萘醌衍生物具有显著的抗真菌作用；紫草素具有明显的抗炎作用，对副流感病毒、单纯疱疹病毒、带状疱疹病毒等亦有抑制作用；紫草提取物对特异性过敏反应具有抑制作用。此外，还具有抗肿瘤、保肝、止血、抗生育等作用。

【用法用量】 煎服，5～10g。外用适量，熬膏或用植物油浸泡涂擦。

丹参 Salviae Miltiorrhizae Radix et Rhizoma

【来源】 本品为唇形科植物丹参 *Salvia miltiorrhiza* Bge. 的干燥根和根茎。

【产地】 主产于四川中江，河南安国，安徽亳州、太和，山东莒县等地。

【采收加工】 春、秋二季采挖，剪去茎叶和须根，除去泥沙，干燥即可。

【植物形态】 为多年生直立草本，根外部朱红色，内部白色，肥厚，长 5～15cm，直径 4～14mm。茎四棱形，密被长柔毛；奇数羽状复叶，草质，密被长绒毛，小叶 3～5（7），卵圆形或椭圆状卵圆形或宽披针形；轮伞花序 6 至多花，上部较密；花蓝紫色，唇形，外被短柔毛；能育雄蕊 2，退化雄蕊线形；花柱长达 40mm，先端 2 裂。小坚果黑色，椭圆形。花期 4～8 月，花后见果。

【性状】 根状茎粗短，顶端有时有残留茎基。根细长，略弯曲，有的分枝具须状细根，长 10～20cm，直径 0.3～1cm。表面红棕色，具纵皱纹，老根外皮常呈鳞片状剥落。质地硬而脆，断面白色（家种）或紫褐色（野生），有黄白色放射状排列的导管束。气微，味微苦涩。

【化学成分】 主要含丹参酮、丹参新酮、丹参酚、丹参醛等脂溶性成分以及丹参素，原儿茶酸、原儿茶醛、丹酚酸 B 等水溶性成分。

【性味与归经】 苦，微寒。归心、肝经。

【功能与主治】 活血祛瘀，通经止痛，清心除烦，凉血消痈。用于胸痹心痛、脘腹胁痛、癥瘕积聚、热痹疼痛、心烦不眠、月经不调、痛经经闭、疮肿疡痛。

【现代研究】 本品能抗心律失常，扩张冠脉，增加冠脉血流量，调节血脂，抗动脉粥样硬化；能改善微循环，提高耐缺氧能力，保护心肌；可扩张血管，降低血压；能降低血液黏度，抑制血小板聚集，对抗血栓形成；能保护肝细胞损伤，促进肝细胞再生，有抗肝纤维化作用；能改善肾功能、保护缺血性肾损伤。此外，丹参还有一定的镇静、镇痛、抗炎、抗过敏作用；脂溶性的丹参酮类物质有抗肿瘤作用；丹参总提取物有一定的抗疲劳作用。

【用法用量】 煎服，10～15g。活血化瘀宜酒炙用。

黄芩　Scutellariae Radix

【来源】 本品为唇形科植物黄芩 *Scutellaria baicalensis* Georgi 的干燥根。

【产地】 主产于黑龙江、辽宁、内蒙古、河北、河南、甘肃、陕西、山西、山东、四川等地。

【采收加工】 春、秋二季采挖，以生长 3～4 年者较好，除去地上部分、须根和泥沙，晒后撞去粗皮，边撞边晒，撞净后晒至全干。

【植物形态】 多年生草本，根粗大肥厚，圆锥形，老根中心常朽空。茎基部伏地，钝四棱形，绿色或带紫色。叶对生，坚纸质，披针形至线状披针形，长 1.5～4.5cm，宽 0.5～1.2cm，全缘，上面暗绿色，下面色较淡且密被下陷的腺点。总状花序顶生，花偏生于花序一侧，紫、紫红至蓝色，被短柔毛；雄蕊 4，花丝扁平；雌蕊花柱细长；子房褐色，无毛。小坚果卵球形，黑褐色，具瘤。花期 7～8 月，果期 8～9 月。

【性状】 根呈扭曲圆锥形，长 8～25cm，直径 1～3cm。表面棕黄色或深黄色，有稀疏的疣状细根痕，顶端有茎痕或残留的茎基，上部较粗糙，有扭曲的纵皱纹或不规则的网纹，下部有细纹和细皱纹。质地坚硬而脆，断面黄色，中间红棕色。老根中心暗棕色或棕黑色，朽枯状或中空，称“枯芩”，新根称“子芩”或“条芩”。

【化学成分】 主要含黄芩苷、黄芩素（黄芩苷元）、汉黄芩素、汉黄芩苷、黄芩新素等黄酮类成分。此外，尚含苯乙酮、棕榈酸、油酸等挥发油，以及 β-谷甾醇、黄芩酶等。

【性味与归经】 苦，寒。归肺、胆、脾、大肠、小肠经。

【功能与主治】 清热燥湿，泻火解毒，止血，安胎。用于湿温、暑湿，胸闷呕恶，湿热痞满，泻痢，黄疸，肺热咳嗽，高热烦渴，血热吐衄，痈肿疮毒，胎动不安。

【现代研究】 本品煎剂体外对金黄色葡萄球菌、溶血性链球菌、肺炎双球菌等革兰氏阳性菌及大肠杆菌、痢疾杆菌、铜绿假单胞菌等革兰氏阴性菌均有不同程度的抑制作用；黄芩煎剂、水浸出物体外对甲型流感病毒、乙型病毒亦有抑制作用；黄芩苷、黄芩苷元对急、慢性炎症均有抑制作用，并能降低毛细血管的通透性，减少过敏介质的释放，具有显著抗过敏作用；黄芩水煎醇沉液、黄芩苷、黄芩总黄酮等具有明显的解热作用。此外，还具有镇静、保肝、利胆、降压、降脂、抗氧化等作用。

【用法用量】 煎服，3～10g。清热泻火、解毒宜生用，安胎多炒用，清上焦热酒炙用，止血宜炒炭用。

玄参　Scrophulariae Radix

【来源】 本品为玄参科植物玄参 *Scrophularia ningpoensis* Hemsl. 的干燥根。

【产地】 主产于浙江东阳、磐安、缙云、笕桥、临海、义乌等地，湖北、陕西、贵州、湖南等地亦产。

【采收加工】 冬季茎叶枯萎时采挖，除去根茎、幼芽（留种栽培用）、须根及泥沙，晒或烘至半干且内部色变黑时，堆放 3～6 天发汗，反复数次至干燥。

【性状】 根类圆柱形，有的略弯曲成羊角状，长 6～20cm，直径 1～3cm，表面灰黄色或灰褐色，有不规则纵沟、横长皮孔样突起和稀疏的横裂纹和须根痕。质地坚硬，断面略平坦，乌黑色，微有光泽。气特异似焦糖，味甘，微苦。以水浸泡，水呈墨黑色。

【化学成分】 主要含哈巴苷、哈巴脂苷、哈巴俄苷、桃叶珊瑚苷、梓醇、异玄参苷元等环烯醚萜类化合物及安格洛苷等苯丙素苷类。此外，尚含生物碱、植物甾醇、挥发油等。

【性味与归经】 甘、苦、咸，微寒。归肺、胃、肾经。

【功能与主治】 清热凉血，滋阴降火，解毒散结。用于热入营血、温毒发斑、热病伤阴、舌绛烦渴、津伤便秘、骨蒸劳嗽、目赤、咽痛、白喉、瘰疬、痈肿疮毒。

【现代研究】 本品对金黄色葡萄球菌、白喉杆菌、伤寒杆菌、乙型溶血性链球菌、铜绿假单胞菌、福氏痢疾杆菌、大肠杆菌、须疮藓菌、絮状表皮藓菌、羊毛状小芽孢菌和星形奴卡氏菌均有一定的抑制作用。还具有扩张冠状动脉、降压、保肝、增强免疫、抗氧化作用。

【用法用量】 煎服，10～15g。

地黄 Rehmanniae Radix

【来源】 本品为玄参科植物地黄 *Rehmannia glutinosa* Libosch. 的新鲜或干燥块根。

【产地】 主产于河南温县、孟州市、博爱县等地，辽宁、河北、山东等地也有栽培。

【采收加工】 秋季采挖，除去芦头、须根及泥沙，鲜用；或将地黄缓缓烘焙至约八成干。前者习称“鲜地黄”，后者习称“生地黄”。

【植物形态】 多年生草本，全株密被长柔毛及腺毛。块根肉质，圆柱形或纺锤形，表面红黄色。基生叶莲座状，卵形至长椭圆形，上面绿色，下面略带紫色或紫红色，边缘有不整齐钝齿，叶面多皱缩。总状花序顶生，花紫红色，花冠筒状稍弯曲，先端 5 裂，略呈二唇形；雄蕊 4，二强；子房上位；花柱顶部扩大成 2 枚片状柱头。蒴果卵形至长卵形，长 1～1.5cm，花果期 4～7 月。

【性状】 **鲜地黄** 呈纺锤形或条状，肉质，长 8～24cm，直径 2～9cm，外皮薄，表面浅红黄色，具弯曲的纵皱纹、横长皮孔以及不规则疤痕。断面淡黄色，可见橘红色油点，中部有放射状排列纹理。气微，味微甜、微苦。

生地黄 多呈不规则团块状或长圆形，中间膨大，两端稍细，长 6～12cm，直径 3～6cm，有的呈细小长条状，稍扁而扭曲。表面灰黑色或灰棕色，极皱缩，具不规则横曲纹。体重，较软而韧，不易折断，断面棕黑色或乌黑色，有光泽，具黏性。气微，味微甜。

【化学成分】 主要含梓醇、二氢梓醇、乙酰梓醇、地黄苷、桃叶珊瑚苷、去羟栀子苷、筋骨草苷等环烯醚萜苷类。此外，尚含 β-谷甾醇、多种氨基酸和糖类等。

【性味与归经】 鲜地黄甘、苦，寒；归心、肝、肾经。生地黄甘，寒；归心、肝、肾经。

【功能与主治】 鲜地黄清热生津、凉血、止血，用于热病伤阴、舌绛烦渴、温毒发斑、吐血、衄血、咽喉肿痛。生地黄清热凉血、养阴生津，用于热入营血、温毒发斑、吐血、衄血、热病伤阴、舌绛烦渴、津伤便秘、阴虚发热、骨蒸劳热、内热消渴。

【现代研究】 本品煎剂能抑制大剂量甲状腺素所致的 β-肾上腺素受体兴奋，增强 M-胆碱受体-cGMP 系统功能，提高血浆 cAMP 含量水平，并显著拮抗地塞米松造成的肾上腺皮质萎缩及功能下降，提高血浆皮质酮水平。地黄浸剂、醇浸膏及地黄苷均有一定的降血糖作用。地黄苷、地黄低聚糖可增强体液免疫和细胞免疫功能。此外，还具有抗胃溃疡、促进造血、止血、降压等作用。

【用法用量】 煎服，鲜地黄 12～30g，生地黄 10～15g。

胡黄连 Picrorhizae Rhizoma

【来源】 本品为玄参科植物胡黄连 *Picrorhiza scrophulariiflora* Pennell 的干燥根茎。

【产地】 产于云南、西藏、青海等省区。

【采收加工】 秋季采挖，除去须根和泥沙，晒干。

【性状】 本品呈圆柱形，略弯，长3～12cm，直径0.3～1cm。表面灰棕色至暗棕色，具较密的环状节，上端密被暗棕色鳞片状的叶柄残基。体轻，质硬而脆，易折断，断面平坦，暗棕色，木部有4～10个类白色点状维管束排列成环。气微，味极苦。

【化学成分】 主要含胡黄连苷、胡黄连素、梓醇等环烯醚萜类，及少量生物碱、酚酸、甾醇等。

【性味与归经】 苦，寒。归肝、胃、大肠经。

【功能与主治】 退虚热，除疳热，清湿热。用于骨蒸潮热、小儿疳热、湿热泻痢、黄疸尿赤、痔疮肿痛。

【现代研究】 本品水浸液对多种皮肤真菌有不同程度的抑制作用；提取物有保肝、利胆、抗炎、抗氧化等作用。此外，尚有降脂、降糖、抗胃溃疡、抗肿瘤等作用。

【用法用量】 煎服，3～10g。

巴戟天　Morindae Officinalis Radix

【来源】 本品为茜草科植物巴戟天 *Morinda officinalis* How 的干燥根。

【产地】 产于广东、福建、广西、海南等省区。

【采收加工】 全年均可采挖，洗净，除去须根，晒至六七成干，轻轻捶扁，切成9～13cm的长段，晒干。

【植物形态】 藤状灌木，根圆柱形，肉质，呈结节状，根肉略紫红色，干后紫蓝色。茎有纵棱；叶片纸质，干后棕色，长圆形，卵状长圆形或倒卵状长圆形，长6～13cm，宽3～6cm，全缘。托叶鞘状，干膜质，易碎落。头状花序具花4～10朵；花白色，近钟状，稍肉质；雄蕊4，花丝极短，花药背着；子房4室；花柱2深裂。聚花核果，扁球形或近球形，熟时红色，种子4粒，熟时黑色，略成三棱形。花期5～7月，果期6～11月。

【性状】 本品呈扁圆柱形，略弯曲，长短不等，直径0.5～2cm。表面粗糙，灰黄色或暗灰色，具纵纹和横裂纹，有的皮部横向断裂而露出木部，形似连珠。质地坚韧，断面皮部厚，紫色或淡紫色，易与木部剥离，木部黄棕色或黄白色，直径1～5mm。无臭，味甘、微涩。

【化学成分】 主要含糖类、黄酮、氨基酸，另外尚含有少量的蒽醌类及维生素C。

【性味与归经】 甘、辛，微温。归肾、肝经。

【功能与主治】 补肾阳，强筋骨，祛风湿。用于阳痿遗精、宫冷不孕、月经不调、少腹冷痛、风湿痹痛、筋骨痿软。

【现代研究】 本品对精子的膜结构和功能具有明显的保护作用，并能改善精子的运动功能和穿透功能；巴戟天水提取物、醇提取物能诱导骨髓基质细胞向成骨细胞分化；巴戟多糖能增加幼年小鼠胸腺重量，能明显提高巨噬细胞吞噬百分率，并能明显促进小鼠免疫特异玫瑰花结形成细胞的形成；水溶性提取物具有抗抑郁活性。此外，巴戟天还具有延缓衰老、抗肿瘤等作用。

【用法用量】 煎服，3～10g。

茜草　Rubiae Radix et Rhizoma

【来源】 本品为茜草科植物茜草 *Rubia cordifolia* L. 的干燥根和根茎。

【产地】 主产于陕西渭南，河南嵩县，安徽六安、芜湖。河北、江西、四川等省亦产。

【采收加工】 春、秋二季采挖，除去茎苗、泥沙，干燥。

【性状】 根状茎呈结节状，下生多数细圆柱形的根，略弯曲，长10～25cm，直径

0.2～1cm；表面红棕色或暗棕色，具细纵皱纹和少数细根痕，皮部脱落处黄红色，质脆，断面平坦，红黄色，有多数细孔。气微，味微苦，久嚼刺舌。

【化学成分】 主要含大叶茜草素、茜草萘酸、茜草双酯及羟基茜草素、茜草素、茜草黄素等。

【性味与归经】 苦，寒。归肝经。

【功能与主治】 凉血，祛瘀，止血，通经。用于吐血、衄血、崩漏、外伤出血、瘀阻经闭、关节痹痛、跌仆肿痛。

【现代研究】 本品有明显的促进血液凝固作用，其温浸液能缩短家兔复钙时间、凝血酶原时间及白陶土部分凝血活酶时间，茜草炭的作用强于茜草。另外还有抗炎、抗肿瘤等作用。

【用法用量】 煎服，6～10g。止血炒炭用，活血通经生用或酒炒用。

红大戟　Knoxiae Radix

【来源】 本品为茜草科植物红大戟 *Knoxia valerianoides* Thorel et Pitard 的干燥块根。

【产地】 主产于广西石龙、上思、隆安、平乐，云南弥勒、文山，广东阳江、电白等地，贵州、西藏等地也有少量分布。

【采收加工】 秋、冬二季采挖，除去须根，洗净，置沸水中略烫，干燥。

【性状】 本品略呈纺锤形，稍弯曲，长3～10cm，直径0.6～1.2cm。表面红褐色或红棕色，粗糙，有扭曲的纵皱纹。质地坚实，断面皮部红褐色，木部棕黄色。气微，味甘、微辛。

【化学成分】 主要含游离蒽醌以及结合蒽醌，其中游离蒽醌包括甲基异茜草素、虎刺醛、红大戟素、3-羟基橄树素，还含有丁香酸。

【性味与归经】 苦，寒；有小毒。归肺、脾、肾经。

【功能与主治】 泻水逐饮，消肿散结。用于水肿胀满、胸腹积水、痰饮积聚、气逆咳喘、二便不利、痈肿疮毒、瘰疬痰核。

【现代研究】 本品具有抑菌、利尿、治疗精神分裂症等作用。本品提取物对肾脏有刺激性副作用，过量服用可导致呕吐、剧烈腹痛及腹泻，严重时会引起眩晕，甚至因虚脱而麻痹死亡。

【用法用量】 1.5～3g，入丸散服，每次1g；内服，醋制用。外用适量，生用。

续断　Dipsaci Radix

【来源】 本品为川续断科植物川续断 *Dipsacus asper* Wall. ex Henry 的干燥根。

【产地】 主产于四川木里、盐源、西昌、德昌，重庆涪陵，湖北鹤峰。湖南、贵州、云南、陕西等地也产。

【采收加工】 秋季采挖，除去根头和须根，用微火烘至半干，堆置“发汗”至内部变绿色时，再烘干。

【性状】 圆柱形，略扁，长5～15cm，直径0.5～2cm。表面灰褐色或黄褐色，有纵皱纹及沟纹，可见横裂的皮孔样斑痕和少数须根痕。质地软，久置后变硬，易折断，断面不平坦，皮部墨绿色或棕色，外缘褐色或淡褐色，木部黄褐色，放射状排列。气微香，味苦，微甜而后涩。

【化学成分】 主要包括三萜及其苷类、环烯醚萜苷类、生物碱类和挥发油等化合物。其他成分还有蔗糖、胡萝卜苷、β-谷甾醇、正二十五烷酸、正三十二烷酸、6种具有抗氧化活性的咖啡内酯奎宁酸类，此外还含Ca、Fe、Mg、Na、Zn、Cu等元素。

【性味与归经】 苦、辛，微温。归肝、肾经。

【功能与主治】 补肝肾，强筋骨，续折伤，止崩漏。用于肝肾不足、腰膝酸软、风湿痹痛、跌仆损伤、筋伤骨折、崩漏、胎漏。酒续断多用于风湿痹痛、跌仆损伤、筋伤骨折。盐续断多用于腰膝酸软。

【现代研究】 本品能显著降低总胆固醇、甘油三酯、低密度脂蛋白胆固醇水平，增加高密度脂蛋白胆固醇水平；续断提取液、续断皂苷具有抗骨质疏松作用；续断皂苷可诱导大鼠骨髓间充质干细胞向成骨细胞方向分化，促进成骨细胞分化和矿化，增加大鼠骨密度，提高股骨强度；五鹤续断总皂苷具有脑复康样抗阿尔茨海默病（AD）作用，改善AD大鼠的学习记忆能力，对预防和治疗AD有良好的应用前景；五鹤续断总皂苷具有明显的抗皮肤衰老作用；复方续断总皂苷对二甲苯致小鼠耳郭肿胀有显著的抑制作用；续断总生物碱具有类雌激素和孕激素的作用，能显著抑制妊娠大鼠体内子宫平滑肌的自发收缩活动，具有对抗大鼠摘除卵巢后导致的流产作用；五鹤续断多糖能明显改善肾功能；川续断挥发油对金黄色葡萄球菌有较强的抑菌能力。

【用法用量】 煎服，9～15g。或入丸、散。外用适量研末敷。崩漏下血宜炒用。

天花粉　Trichosanthis Radix

【来源】 本品为葫芦科植物栝楼 *Trichosanthes kirilowii* Maxim. 或双边栝楼 *Trichosanthes rosthornii* Harms 的干燥根。

【产地】 主产于安徽亳州，河南孟州、沁阳，山东、河北、江苏、浙江、湖北等地亦产。

【采收加工】 秋、冬二季采挖，洗净，除去外皮，切段或纵剖成瓣，干燥。

【植物形态】 **栝楼**　为攀缘藤本，块根圆柱状，肥厚，富含淀粉，淡黄褐色。茎具纵棱被白柔毛。叶互生，纸质，近圆形，长宽均5～20cm；叶柄具纵条纹，被长柔毛；卷须细长被柔毛。花雌雄异株，雄总状花序单生，长10～20cm，花白色，5深裂，先端有流苏，长约2cm；雄蕊3；雌花单生于叶腋，子房椭圆形，绿色，长2cm，直径1cm，花柱长2cm，柱头3裂。果实圆形或椭圆形，成熟时黄褐色或橙黄色；种子卵状椭圆形，压扁，长11～16mm，宽7～12mm，淡黄褐色，近边缘处具棱线。花期5～8月，果期8～10月。

双边栝楼　与栝楼相似，但叶片稍大，3～7深裂，通常5深裂。种子较大，极扁平，呈长方椭圆形，长15～18mm，褐色。

【性状】 本品呈不规则圆柱形、纺锤形或瓣块状，长8～16cm，直径1.5～5.5cm。表面黄白色或淡棕黄色，有纵皱纹、细根痕及略凹陷的横长皮孔，有的有黄棕色外皮残留。质坚实，断面白色或淡黄色，富粉性，横切面可见黄色木质部，略呈放射状排列，纵切面可见黄色条纹状木质部。气微，味微苦。

【化学成分】 主要含有天花粉植物凝集素、天花粉蛋白质、淀粉、皂苷、多糖类、氨基酸类、酶类等化学成分。

【性味与归经】 甘、微苦，微寒。归肺、胃经。

【功能与主治】 清热泻火，生津止渴，消肿排脓。用于热病烦渴，肺热燥咳，内热消渴，疮疡肿毒。

【现代研究】 天花粉蛋白质具有引产或终止妊娠的作用，还可抗肿瘤、抗炎、抗病毒，治疗绒毛膜癌，抑制乳腺癌生长；天花粉中的凝集素类化合物是降糖主要活性成分，多糖组分具有显著的抗肿瘤和细胞毒活性；可以用于引产，还能治疗葡萄胎、死胎、宫外孕、过期流产等妇科疾病，临床上广泛地治疗异位妊娠、子宫瘢痕妊娠、宫颈妊娠、输卵管妊娠等。

【用法用量】 煎服，10～15g。孕妇慎用；不宜与川乌、制川乌、草乌、制草乌、附子同用。

桔梗　Platycodonis Radix

【来源】 本品为桔梗科植物桔梗 *Platycodon grandiflorum*（Jacq.）A. DC. 的干燥根。

【产地】 全国大部分地区均产，主产于华北、东北、华中、华东及西南地区。

【采收加工】 春、秋二季采挖，洗净，除去须根，趁鲜剥去外皮或不去外皮，干燥。

【性状】 本品呈圆锥形或纺锤形，下部渐细，有的有分枝，顶端有芦头，其上有数个半月形茎痕，根长7～20cm，直径0.7～2cm。表面淡黄色至黄色，不去皮者表面黄棕色至灰棕色，具纵皱沟，并有横长皮孔样斑痕及支根痕。质地脆，断面不平坦，皮部白色，环纹棕色。气微，味微甜后苦。

【化学成分】 含有大量的三萜皂苷类成分，有桔梗皂苷 A、C、D，远志皂苷 D_1、D_2 等16种单体皂苷，其中桔梗皂苷D是主要皂苷，是其主要的有效成分。此外桔梗中含有大量的多糖、蛋白质、粗纤维、多种人体必需氨基酸和矿物质元素。

【性味与归经】 苦、辛，平。归肺经。

【功能与主治】 宣肺，利咽，祛痰，排脓。用于咳嗽痰多、胸闷不畅、咽痛音哑、肺痈吐脓。

【现代研究】 本品具有祛痰、镇咳、抗炎、抗肿瘤、提高人体免疫力、降血糖、降血脂、抗疲劳、抗肥胖等广泛的药理活性，桔梗皂苷具有抑制胃分泌液和防止胃溃疡的作用，还具有保肝、促进胰外分泌腺分泌、抑制胰脂肪酶、降脂、改善胰岛素抵抗、镇静镇痛和解热等生物活性。

【用法用量】 煎服，3～10g。

党参　Codonopsis Radix

【来源】 本品为桔梗科植物党参 *Codonopsis pilosula*（Franch.）Nannf.、素花党参 *Codonopsis pilosula* Nannf. Var. *modesta*（nannf.）L. T. Shen 或川党参 *Codonopsis tangshen* Oliv. 的干燥根。

【产地】 党参根据产地分为“西党”、“东党”、“条党”及“潞党”等。西党主产于甘肃文县、岷县，四川九寨沟，陕西汉中等地。东党主产于黑龙江、吉林、辽宁等地。条党主产于四川九寨沟，湖北恩施、利川等地。潞党主产于贵州毕节、安顺，云南昭通、丽江等地。

【采收加工】 秋季采挖3年生以上者，洗净，按大小分别用绳串起，晒至半干，用手或木板揉搓，再晒，再搓，反复3～4次，最后晒干即成。

【植物形态】 **党参**　其根肉质，常肥大呈纺锤状或纺锤状圆柱形，长15～30cm，直径1～3cm。茎基具多数瘤状茎痕，茎缠绕，长1～2m，直径2～3mm，有多数分枝，小枝具叶，不育或先端着花，无毛。叶片卵形或狭卵形，边缘具波状钝锯齿。花单生于枝端，阔钟状，黄绿色，内面有明显紫斑；花丝基部扩大，花药长形；柱头有白色刺毛。蒴果下半部半球状，上部短圆锥状。种子卵形，棕黄色。花果期7～10月。

素花党参　与党参相似，不同的是其全体近于光滑无毛；花萼裂片较小，长约10mm；叶片幼嫩时上面或先端常疏生柔毛及缘毛。

川党参　与党参相似，其除叶片两面微被柔毛外，全体几乎光滑无毛。茎长可达3m，小枝下部可微带紫色。花单生于枝端，与叶柄互生近于对生；花钟状，淡黄绿色而内有紫斑；子房下位。蒴果下部近球状，上部短圆锥状。种子多数，椭圆形，光滑，棕黄色。花果期7～10月。

【性状】 呈长圆柱形，稍弯曲，长10～35cm，直径0.4～2cm。表面黄棕色至灰棕色，根头部有多数疣状突起的茎痕和芽（“狮子盘头”），上部有致密的横环纹，栽培品横环纹少或无；全体有纵皱纹及散在的横长皮孔样突起；下部多有分枝，支根断裂处常有黑褐色胶状物。质地稍硬或略带韧性，断面稍平坦，有裂隙或放射状纹理，皮部淡棕黄色至黄棕色，木部淡黄色至黄色。有特殊香气，味微甜。

【化学成分】 主要含党参皂苷、党参多糖、磷脂类、胆碱、蒲公英萜醇、木栓醇、豆甾醇、豆甾烯醇、苍术内酯及菊糖等；还有多种人体必需的无机元素和氨基酸。

【性味与归经】 甘、淡，寒。归肺、胃、小肠经。

【功能与主治】 清热泻火，解毒，利水消肿。用于感冒发热、热病烦渴、咽喉肿痛、水肿尿少、热淋涩痛、痈肿疔毒。

【现代研究】 本品具有调节血糖、促进造血功能、降压、抗缺氧、耐疲劳、增强机体免疫力、调节胃收缩及抗溃疡等多种作用；具有明显的抗炎活性；党参水提醇溶性部分具有胃肠黏膜保护作用；近年研究发现党参对内分泌系统可直接作用于垂体，对免疫系统有增强机体免疫功能、抗应激作用；对消化系统有调整胃肠运动功能、抗溃疡作用；对循环系统有强心、抗休克、调节血压、抗心肌缺血和抑制血小板聚集作用、有增强造血功能作用；对神经系统有镇静、催眠、抗惊厥作用；对运动系统有耐缺氧、抗疲劳作用；对呼吸系统有抗菌抗炎作用；对生殖系统能影响生殖能力。

【用法用量】 煎服，9～30g。不宜与藜芦同用。

南沙参　Adenophorae Radix

【来源】 本品为桔梗科植物轮叶沙参 *Adenophora tetraphylla*（Thunb.）Fisch 或沙参 *Adenophora stricta* Miq. 的干燥根。

【产地】 主产于贵州松桃、铜仁、正安、湄潭等，湖北恩施、建始等，安徽滁县、全椒等，湖南花垣、张家界等、江苏句容、四川万源、江西上饶、浙江临安、河南西峡等地均有产。其中贵州产量最大，安徽、江苏、浙江所产质量最佳。

【采收加工】 春、秋二季采挖，除去须根，洗后趁鲜刮去粗皮，洗净，干燥。

【性状】 呈圆柱形，略弯曲，长 7～27cm，直径 0.8～3cm。顶端具 1～2 个“芦头”。表面黄白色或淡棕黄色，凹陷处常有残留粗皮，上部多有深陷的横纹，呈断续环状，下部有纵纹和纵沟。质地松泡，易折断，断面不平坦，黄白色多裂隙。气微，味微甘。

【化学成分】 含有大量南沙参多糖，β-谷甾醇及其衍生物，三萜类化合物，酚苷类，磷脂类，此外还含有亚油酸、香草酸、γ-松节油烯、莰烯、桉油精、樟脑、乙酰龙脑酯、四氢萘、1-环己基-3-甲基苯以及微量元素和氨基酸。

【性味与归经】 甘，微寒。归肺、胃经。

【功能与主治】 养阴清肺，益胃生津，化痰，益气。用于肺热燥咳、阴虚劳嗽、干咳痰黏、胃阴不足、食少呕吐、气阴不足、烦热口干。

【现代研究】 本品提取物具有辐射防护、抗衰老、肝细胞损伤的保护、改善学习记忆、抗肥胖、抗肿瘤等多种生物活性。

【用法用量】 煎服，9～15g。不宜与藜芦同用。

木香　Aucklandiae Radix

【来源】 本品为菊科植物木香 *Aucklandia lappa* Decne. 的干燥根。

【产地】 主产于云南丽江地区和迪庆州。国外主产于印度、缅甸等。

【采收加工】 秋、冬二季采挖，除去茎叶、泥沙和须根，切段，大的再纵剖成瓣，晒干或阴干，干燥后撞去粗皮。

【植物形态】 多年生高大草本，主根粗壮。茎直立，有棱，上部有稀疏的短柔毛。基生叶有长翼柄，翼柄圆齿状浅裂，叶心形或戟状三角形，边缘有大锯齿。下部与中部茎叶有具翼的柄或无柄，叶片卵形或三角状卵形，边缘有锯齿。上部叶渐小，三角形或卵形。全部叶上面褐色、深褐色或褐绿色，被稀疏的短糙毛，下面绿色。头状花序单生或在茎端集成束生伞房花序。小花暗紫色。瘦果浅褐色，三棱状，有黑色色斑。冠毛一层，浅褐色，羽毛状。花果期 7 月。

【性状】 本品呈圆柱形或半圆柱形，长 5～10cm，直径 0.5～5cm。表面棕黄色至灰褐色，大部分栓皮已去除，可见菱形网纹。质地坚硬，不易折断，断面灰褐色至暗褐色，周边灰黄色或浅棕黄色，形成层环棕色，有放射状纹理，油性足。气香特异，味微苦。

【化学成分】 主要含挥发油，油中含香叶烯、对伞花烃、芳樟醇等，木香根部至少含有 17 种氨基酸，其中有 7 种是人体必需的氨基酸，谷氨酸含量最高。

【性味与归经】 辛、苦，温。归脾、胃、大肠、三焦、胆经。

【功能与主治】 行气止痛，健脾消食。用于胸胁、脘腹胀痛，泻痢后重，食积不消，不思饮食。煨木香实肠止泻，用于泄泻腹痛。

【现代研究】 本品有调节胃肠运动、对胃黏膜的直接保护、抗炎和抗腹泻、促进胆囊收缩等作用；挥发油中分离出的多内酯部分能抑制豚鼠、兔和蛙的心脏活动；木香水提液与醇提液对体内蛙心与犬心有兴奋作用，大剂量则有抑制作用；脑破坏后再给药无效，提示其作用与迷走中枢抑制有关；木香水提液、醇提液、挥发油、生物碱对豚鼠的气管、支气管收缩有对抗作用，对麻醉犬呼吸有一定的抑制作用。木香还具有抗血管生成、抗病原微生物、抗肿瘤、免疫调节、调控中枢神经系统（CNS)、抗氧化、抗寄生虫、昆虫拒食以及调节植物生长等方面的作用。

【用法用量】 煎服 3～6g。生用行气力强；煨用实肠止泻，用于泄泻腹痛。

川木香　Vladimiriae Radix

【来源】 本品为菊科植物川木香 *Vladimiria souliei*（Franch.）Ling 或灰毛川木香 *Vladimiria souliei*（Franch.）Ling var. *cinerea* Ling 的干燥根。

【产地】 主产于四川阿坝州的松潘县，甘孜州，雅安的宝兴、芦山等地。此外，西藏亦产。

【采收加工】 秋季采挖，除去须根、泥沙及根头上的胶状物，粗根可纵向剖开，在晒干和烘干过程中去掉粗皮，干燥。

【性状】 本品呈长圆柱形或带沟槽的半圆柱形，习称“铁杆木香”，稍弯曲，长 10～30cm，直径 13cm，根头偶有发黏的胶状物（“油头”）。表面黄褐色或棕褐色，具纵皱纹，栓皮脱落处有网纹。质地轻，硬而脆，易折断，断面黄白色或黄色，有深黄色稀疏油点及裂隙，木部有放射状纹理，有的中心呈朽枯状。气微香，味苦，嚼之粘牙。

【化学成分】 主要含去氢木香内酯、木香烯内酯、川木香内酯、4α-羟基-4β-甲基二氢木香醇、木香酸、熊果酸、白桦酯酸、白桦酯醇、对苯二甲酸二丁酯、邻苯二甲酸二丁酯、尿嘧啶核苷、大黄素等。

【性味与归经】 辛、苦，温。归脾、胃、大肠、胆经。

【功能与主治】 行气止痛。用于胸胁、脘腹胀痛，肠鸣腹泻，里急后重。

【现代研究】 本品生品与煨制品均有较明显的抗炎、镇痛作用；煨制后具有抗腹泻的作用，煨品石油醚部位为川木香的止泻作用相对较强的部位。

【用法用量】 煎服，3～9g。

白术 Atractylodis Macrocephalae Rhizoma

【来源】 本品来源于菊科植物白术 *Atractylodes macrocephala* Koidz. 的干燥根茎。

【产地】 主产于浙江嵊州、东阳、昌化，安徽黄山、宁国，湖南平阳、衡阳，此外湖北、江西、四川等地亦产。

【采收加工】 冬季下部叶枯黄、上部叶变脆时采挖，除去泥沙，烘干或晒干，再除去须根。

【植物形态】 多年生草本，根状茎结节状。茎直立，光滑无毛。中部茎叶有叶柄，叶片通常 3～5 羽状全裂。自茎中部向上向下，叶片渐小，接花序下部的叶不裂，椭圆形或长椭圆形，无柄；或大部分茎叶不裂，但总兼杂有 3～5 羽状全裂的叶。叶质地薄，纸质，两面绿色，无毛，边缘有长或短针刺状缘毛或细刺齿。头状花序单生枝顶。苞叶绿色，针刺状全裂。总苞大，宽钟状，9～10 层，最内层顶端紫红色，苞片顶端钝，边缘有白色蛛丝毛。小花紫红色。瘦果倒圆锥形，被稠密白色长直毛。冠毛刚毛羽毛状，污白色，基部结合成环状。花果期 8～10 月。

【性状】 本品为不规则的肥厚团块，长 3～13cm，直径 1.5～7cm。表面灰黄色或灰棕色，有瘤状凸起及断续的纵皱纹和沟纹，并有须根痕，顶端有残留茎基和芽痕。质地坚硬，断面不平坦，黄白色至淡棕色，有棕黄色的点状油室；烘干者断面角质样，色较深或有裂隙。气清香，味甘、微辛，嚼之略带黏性。

【化学成分】 其有效成分为挥发性成分、内酯类成分、苷类、多糖类成分以及氨基酸等。挥发性成分（包括内酯衍生物），其中以倍半萜类为主；从白术中得到的多糖主要是由半乳糖、鼠李糖、阿拉伯糖、甘露糖组成的白术多糖 PSAM-1 和由木糖、阿拉伯糖、半乳糖组成的白术多糖 PSAM-2。

【性味与归经】 苦、甘，温。归脾、胃经。

【功能与主治】 健脾益气，燥湿利水，止汗，安胎。用于脾虚食少、腹胀泄泻、痰饮眩悸、水肿、自汗、胎动不安。

【现代研究】 本品有健脾益气、调节胃肠运动的功能；白术内酯类物质有抑制大鼠胃肠运动的作用；白术水煎液能促进鸡体外空肠平滑肌收缩运动，剂量越大作用越强；又有研究表明白术具有促进肠道菌群中的有益菌双歧杆菌和乳杆菌的增殖、改善肠道内菌群状况的功能。本品对免疫系统的作用主要是抗炎、抗肿瘤、抗氧化；本品具有利尿作用，其主要活性成分为苍术酮；本品有降血糖的作用，可减少糖尿病大鼠的饮水量和耗食量；白术挥发油能够通过降低重复性刺激引起的乙酰胆碱的再生释放对抗新斯的明诱导的神经肌肉障碍，研究表明与 β-桉油醇有关。此外，白术可以维持妊娠期间子宫平滑肌细胞的静息状态。

【用法用量】 煎服，6～12g。炒用可增强补气健脾止泻作用。

苍术 Atractylodis Rhizoma

【来源】 本品来源于菊科植物茅苍术 *Atractylodes lancea*（Thunb.）DC. 或北苍术 *Atractylodes chinensis*（DC.）Koidz. 的干燥根茎。

【产地】 **茅苍术** 主产于江苏句容、镇江，湖北襄阳，河南桐柏等地；浙江、安徽等省亦产。

北苍术 主产于河北赤城、北京怀柔、山西沁源、辽宁凌源及建平等地。东北产者称为“关苍术”。

【采收加工】 春、秋二季采挖，除去泥沙，晒干，摘去须根。

【植物形态】 多年生草本，根状茎平卧或斜升，粗长或通常呈疙瘩状，生多数等粗等长的不定根。茎直立，下部或中部以下常紫红色，全部茎被稀疏的蛛丝状毛或无毛。基部叶花期脱落，中下部叶几无柄，扩大半抱茎，或基部渐狭成叶柄。或全部茎叶不裂，中部茎叶倒卵形、长倒卵形、倒披针形或长倒披针形。全部叶质地硬纸质，两面绿色，无毛，边缘或裂片边缘有刺状缘毛或三角形刺齿或重刺齿。头状花序单生枝顶；总苞钟状，5～7层，苞叶针刺状羽状全裂或深裂，中层和内层上部有时变红紫色。小花白色，长9mm。瘦果倒卵圆状，被稠密的白色长直毛。冠毛刚毛褐色或污白色，羽毛状，基部连合成环。花果期6～10月。

【性状】 **茅苍术** 呈不规则连珠状或结节状圆柱形，稍弯曲，偶有分枝，长3～10cm，直径1～2cm。表面灰棕色，有皱纹及残留须根，顶端具茎痕或残留茎基。质地坚实，断面黄白色或灰白色，散有朱砂点，暴露稍久，可析出白色针状结晶。气香特异，味微甘、辛、苦。

北苍术 呈疙瘩块状或结节状圆柱形，长4～9cm，直径1～4cm。表面黑棕色，除去外皮者棕黄色。质地疏松，断面有黄棕色油室。香气较淡，味辛、苦。

【化学成分】 主要有倍半萜及其苷类、烯炔类、三萜和甾体类、芳香苷类、苍术醇类等，倍半萜类主要是愈创木烷型倍半萜及其苷类、桉叶烷型倍半萜及其苷类，苍术中的三萜皂苷类主要有四环三萜和五环三萜，此外还含有蛇床子素、呋喃甲醛、氨基酸、香豆素衍生物、单萜苷等其他水溶性化合物。

【性味与归经】 辛、苦，温。归脾、胃、肝经。

【功能与主治】 燥湿健脾，祛风散寒，明目。用于湿阻中焦、脘腹胀满、泄泻、水肿、脚气痿躄、风湿痹痛、风寒感冒、夜盲、眼目昏涩。

【现代研究】 本品具有抗腹泻和抗炎作用，苍术水煎剂对组织胺引起的胃酸分泌过多和黏膜病变为主要因素的溃疡有疗效；茅苍术多糖对正常小鼠血糖有短暂的降低作用；苍术提取液可抑制小肠蔗糖酶对蔗糖的水解，可用于减少糖尿病患者对葡萄糖的吸收；苍术对血管紧张素抑制酶有明显的抑制作用，进而起到降血压的作用；苍术酮是一种安全有效的抗高血压病药物；苍术中的挥发油具有明显的抗炎作用，其机制与抑制组织中的PGE_2生成有关。毛苍术挥发油对中枢神经系统有镇静作用。β-桉叶醇和苍术醇是苍术的镇痛作用有效成分，并且β-桉叶醇还有降低骨骼肌乙酰胆碱受体敏感性的作用；北苍术水提液和挥发油成分均具有保肝作用；苍术醇提物对患胆管癌的仓鼠具有肿瘤抑制作用，苍术的甲醇提取物还具有抗皮肤癌活性；北苍术的乙醇提取物对人的胆管癌细胞具有细胞毒性，此外还具有抗血管形成和抗细胞入侵的作用；苍术的丙酮提取物能够明显地延长氰化钾中毒小鼠的存活时间，表明苍术丙酮提取物有较强的抗缺氧能力。

【用法用量】 煎服，3～9g。

紫菀 Asteris Radix et Rhizoma

【来源】 本品为菊科植物紫菀 *Aster tataricus* L. f. 的干燥根和根茎。

【产地】 主产于河北安国、定县，安徽亳州等地；河南、黑龙江、山西等地亦产。

【采收加工】 春、秋二季采挖，除去有节的根茎（习称“母根”）和泥沙，稍晾1～2天后，编成辫状晒干，或直接晒干。

【性状】 根茎呈不规则块状，质地稍坚硬。多数细根簇生于根茎上，长3～15cm，直径0.1～0.3cm，多数呈辫状，表面紫红色或灰红色，有纵皱纹，质地较柔韧。气微香，味甜、微苦。

【化学成分】 化学成分较丰富，关于紫菀属中30种植物的化学成分经多方研究，分离出的化合物有270多个。其中包含了20多个有机酸及酚类化合物、23个黄酮和苷类化合物、10个蒽醌以及香豆素类成分、20个肽类化合物、7个单萜及其苷类化合物、17个倍半萜和苷类化合物、43个二萜和苷类化合物、124个三萜和苷类化合物。

【性味与归经】 辛、苦，温。归肺经。

【功能与主治】 润肺下气，消痰止咳。用于痰多喘咳、新久咳嗽、劳嗽咯血。

【现代研究】 本品水煎剂及苯、甲醇提取物均有显著的祛痰作用；对大肠杆菌、痢疾杆菌、伤寒杆菌、副伤寒杆菌、铜绿假单胞菌有一定抑制作用；所含的表无羁萜醇对小鼠艾氏腹水癌有抗癌作用；本品中的肽类、微量元素以及某些多糖具有抗肿瘤作用；其花和茎提取物对清除DPPH自由基的能力较强，具有抗氧化活性；通过提高肠组织乙酰胆碱酯酶活力，减少去甲肾上腺素含量，增加脑组织中5-羟色胺的含量，调节脑肠肽的分泌，具有利尿通便作用；能抗慢性阻塞性肺疾病，具有抗炎镇痛作用。

【用法用量】 煎服，5～10g，外感暴咳生用，肺虚久咳蜜炙用。

漏芦　Rhapontici Radix

【来源】 本品为菊科植物祁州漏芦 *Rhaponticum uniflorum*（L.）DC.的干燥根。

【产地】 主产于河北唐山、迁安，辽宁绥中、朝阳，山西榆次。此外，陕西、山东、吉林等省亦产。

【采收加工】 春、秋二季采挖，除去须根和泥沙，晒干。

【性状】 本品呈圆锥形或扁片块状，多扭曲，长短不一，直径1～2.5cm。表面暗棕色、灰褐色或黑褐色，粗糙，具纵沟及菱形的网状裂隙。顶端有灰白色绒毛。体轻，质脆，易折断，断面不整齐，灰黄色，中心灰黑色或棕黑色。气特异，味微苦。

【化学成分】 本品的主要成分是挥发油，挥发油的主要成分为链烃类化合物和倍半萜及其衍生物，其中含量大于4%以上的有β-毕澄茄烯、正十五烷、1-十三烷、正二十烷、顺石竹烯和正十七烷。根的脂溶性部分含牛蒡子醛、牛蒡子醇、β-谷甾醇、棕榈酸、硬脂酸乙酯、蜕皮甾酮、土克甾酮、漏芦甾酮。

【性味与归经】 苦，寒，归胃经。

【功能与主治】 清热解毒，消痈，下乳，舒筋通脉。用于乳痈肿痛、痈疽发背、瘰疬疮毒、乳汁不通、湿痹拘挛。

【现代研究】 本品水提物的总抗氧化能力随其浓度增高而升高，清除羟自由基抑制过氧化氢和亚铁离子诱导的肝线粒体脂质过氧化，具有抗氧化作用；能降低总胆固醇、甘油三酯、低密度脂蛋白含量，具有降脂作用；可以改善肾病综合征患者的脂质代谢紊乱；能抑制过氧化脂质的生成从而调节PGI2/TXA2平衡，保护主动脉平滑肌细胞及红细胞超微结构的完整性，具有抗动脉粥样硬化作用；能对抗东莨菪碱所致的记忆获得障碍，并能抑制大脑胆碱酯酶的活性，具有改善记忆障碍作用；能抑制CYP1A酶活性，在转录水平下调大鼠肝细胞CYP1A1的表达，具有抗肿瘤作用；对急性肝损伤大鼠血清、线粒体SOD、GSH-PX的活性有明显升高，具有保肝作用；对醋酸和苯醌引起的腹腔疼痛具有良好的抑制作用；具有抗炎镇痛作用。

【用法用量】 煎服，5～9g，外用研末调敷或煎水洗。

三棱　Sparganii Rhizoma

【来源】 本品为黑三棱科植物黑三棱 *Sparganium stoloniferum* Buch-Ham.的干燥块茎。

【产地】 主产于江苏、河南、山东、江西、安徽等省。

【采收加工】 冬季至次年春采挖，洗净，去掉茎苗和须根，削去外皮，晒干。

【性状】 本品呈圆锥形，略扁，长2～6cm，直径2～4cm，表面黄白色或灰黄色，有刀削痕并有横向环状排列的小点状须根痕。体重，质地坚实，气微，味淡，嚼之微有麻辣感。

【化学成分】 本品主要活性成分是三棱总黄酮，主含黄酮类、皂苷类、苯丙素类、挥发油等。

【性味与归经】 辛、苦，平。归肝、脾经。

【功能与主治】 破血行气，消积止痛。用于癥瘕痞块、痛经、瘀血经闭、胸痹心痛、食积胀痛。

【现代研究】 本品具有抗肿瘤、抗血小板聚集、心血管系统活性等药理作用，现代广泛应用于肿瘤、宫外孕及子宫肌瘤、冠心病等疾病。

【用法用量】 煎服，5～10g，醋制后可加强祛瘀止痛作用。

泽泻 Alismatis Rhizoma

【来源】 本品来源于泽泻科植物泽泻 *Alisma orientate*（Sam.）Juzep. 的干燥块茎。

【产地】 主产于福建浦城、建阳，四川都江堰、郫县，江西广昌等地。

【采收加工】 冬季茎叶开始枯萎时采挖，洗净，干燥，除去须根和粗皮。

【植物形态】 多年生水生或沼生草本，全株有毒。地下块茎球形，直径1～3.5cm，外皮褐色，密生多数须根。叶片宽椭圆形至卵形，长5～18cm，宽2～10cm，叶柄基部扩延成中鞘状，两面光滑。圆锥状复伞形花序从叶中抽出，花白色；萼片3，绿色；花瓣膜质；雄蕊6；雌蕊多数，离生；子房倒卵形；花柱侧生，宿存。瘦果多数，倒卵形，背部有两浅沟。花期6～8月，果期7～9月。

【性状】 本品呈类球形、椭圆形或卵圆形，长2～7cm，直径2～6cm。表面淡黄色至淡黄棕色，有不规则横向环状浅沟纹和多数细小突起的须根痕，川泽泻底部周围有瘤状突起。断面黄白色，粉性，川泽泻有小孔。气微，味微苦。

【化学成分】 本品的主要化学成分是萜类化合物，目前从泽泻中已经分离到三萜类51个、倍半萜类19个以及二萜类3个。三萜类成分的分子结构多为原萜烷型四环三萜，其中泽泻醇A、泽泻醇A24-乙酸酯以及泽泻醇B23-乙酸酯等成分是泽泻调血脂生物活性的物质基础。

【性味与归经】 甘、淡，寒。归肾、膀胱经。

【功能与主治】 利水渗湿，泄热，化浊降脂。用于小便不利、水肿胀满、泄泻尿少、痰饮眩晕、热淋涩痛、高脂血症。

【现代研究】 本品能抑制L-蛋氨酸长期注射引起的内皮氧化损伤，抑制NO异常增加，保护血管内皮免受损伤，具有抗动脉粥样硬化作用；通过抑制核因子-κB（NF-κB），激活核因子E2相关因子（Nrf2），进而调控环氧合酶-2（COX-2）、白细胞介素-1β（IL-1β）和iNOS等炎症因子，具有抗炎作用；具有利尿、抗尿路结石、降血糖、抗乙肝病毒及抗肿瘤等作用。

【用法用量】 煎服，6～10g。

香附 Cyperi Rhizoma

【来源】 本品为莎草科植物莎草 *Cyperus rotundus* L. 的干燥根茎。

【产地】 山东、海南、广东、广西、四川、浙江、河南、江苏、安徽、湖北、河北等省区均产。

【采收加工】 秋季采挖，燎去毛须，置沸水中略煮或蒸透后晒干，或燎后直接晒干。

【性状】 本品多呈纺锤形，有的略弯曲，长2～3.5cm，直径0.5～1cm。表面棕褐色或黑褐色，有纵皱纹并有6～10个略隆起的环节，节上有棕色毛须和须根痕。质地硬，蒸煮后断面黄棕色或红棕色，角质；晒干者断面粉性而白。气香，味微苦。

【化学成分】 本品主要含挥发油类成分，内含α-香附酮和α-香附烯，占香附挥发油相对含量的28.85%。另含黄酮类、三萜类、甾醇类、生物碱及微量元素等化学成分。

【性味与归经】 辛、微苦、微甘，平。归肝、脾、三焦经。

【功能与主治】 疏肝解郁，理气宽中，调经止痛。用于肝郁气滞、胸胁胀痛、疝气疼痛、乳房胀痛、脾胃气滞、脘腹痞闷、胀满疼痛、月经不调、经闭痛经。

【现代研究】 本品能延长活化部分凝血活酶和凝血酶时间，降低纤维蛋白原至正常水平，具有改善卵巢功能的作用；具有抑制胃排空，促进肠传输的作用；醇提物正丁醇萃取部位和乙酸乙酯萃取部位对“行为绝望”动物模型能调节脑内单胺类神经递质DA和5-HT的含量，具有抗抑郁作用；乙醇提取物能显著抑制体外果糖介导的蛋白质糖基化模型糖终化产物（AGEs）形成及蛋白质的氧化，具有降血糖作用；乙醇提取物对胶原、凝血酶或AA引起的血小板聚集有明显的抑制作用；部分经肾上腺素能β受体、异搏定敏感的L型钙离子通道及外钙离子内流介导，具有促进脂肪组织释放游离脂肪酸的作用。

【用法用量】 煎服，6～10g，醋炙止痛力增强。

天南星　Arisaematis Rhizoma

【来源】 本品为天南星科植物天南星 *Arisaema erubescens*（Wall.）Schott、异叶天南星 *Arisaema heterophyllum* Bl.或东北天南星 *Arisaema amurense* Maxim.的干燥块茎。

【产地】 主产于贵州毕节、四川雅安、陕西石泉、甘肃天水、湖北咸宁、河南长葛、安徽黄山、浙江天台等地。以河南、河北、江苏、四川、陕西产者为佳。

【采收加工】 秋、冬两季茎叶枯萎时采挖，野生品一般在9月秋后采挖，个大，粉性足，除去须根及外皮，干燥。本品有毒，加工时应戴手套口罩或手上擦菜油，可预防皮肤发痒红肿。

【性状】 块茎近球形，直径1.5～6.5cm，表面类白色或淡棕色，顶端有凹陷的茎痕，周围有麻点状根痕，有的块茎周边有小扁球状侧芽。质坚硬，不易破碎，断面白色，粉性。味麻辣。

【化学成分】 本品的生物碱种类比较少，主要有葫芦巴碱、氯化胆碱、秋水仙碱、胆碱和水苏碱；有血液凝集素、淋巴凝集素和精液凝集素、象鼻南星凝集素、单核外源凝集素、PPA凝集素等多种凝集素。从天南星中提取分离得到了胡萝卜苷、夏佛托苷、异夏佛托苷、芹菜素-6-C-阿拉伯糖-8-C-半乳糖苷等苷类；甾醇含量比较高，含有的甾醇类化合物有β-谷甾醇、甘露醇、豆甾醇、谷甾醇、菜油甾醇、胆甾醇、n-链醇等。

【性味与归经】 苦、辛，温。有毒。归肺、肝、脾经。

【功能与主治】 燥湿化痰，祛风解痉，消肿止痛。用于湿痰、寒痰，风痰症，痈疽肿痛，毒蛇咬伤。

【现代研究】 本品能兴奋皮质下中枢，可通过垂体-肾上腺系统功能而间接或直接发挥抗炎作用，亦有通过提高垂体-肾上腺系统功能而间接发挥抗炎作用；经家兔灌胃能显著增加呼吸道黏膜分泌，具有祛痰作用；提取的D-甘露醇有抑瘤活性作用；60%乙醇提取物小鼠经口摄入后对戊巴比妥钠的催眠具明显协同作用，并抑制小鼠自主活动，具有镇静作用，延长戊巴比妥钠对小鼠的睡眠作用；本品分解得到的一种外源性凝集素，在2μg/mL浓度下就能凝聚兔红血球，炮制的水煎液具有促凝血作用，而水浸液则具有抗凝血作用；本品60%乙醇提取物可延缓心律失常出现的时间和缩短心律失常的持续时间，对乌头碱诱发的心律失常具有拮抗作用；天南星中生物碱3,6-二异丙基-2,5-二酮哌嗪对犬体外心房和乳头肌收缩力及窦房节频率有抑制作用，其作用随剂量的增强而增强；具有抗菌、杀灭钉螺的作用。

【用法用量】 煎服，3～10g，多制用。外用生品适量，研末以醋或酒调敷患处。

半夏 Pinelliae Rhizoma

【来源】 本品为天南星科植物半夏 *Pinellia ternata*（Thunb.）Breit. 的干燥块茎。

【产地】 我国大部分地区有野生。主产于四川南充、重庆大足、贵州金沙、云南文山、甘肃西和、山东新绛、湖北钟祥等地。以四川南充等地所产的品质较佳，并有出口。

【采收加工】 一般夏、秋茎叶倒苗时采挖，挖回后除去外皮和须根，洗净、晒干。或将其放入竹筐内，用扎有稻草的木棒在流水中反复推搓，除去外皮，冲洗干净，晒干。也可将其放入盛清水的缸内，加适量谷糠或玉米心碎块，用木棒反复搅拌，除去外皮，冲洗干净，晒干。

【植物形态】 多年生草本，高 15～30cm。块茎球形，幼时单叶，2～3 年后为 3 出复叶；叶柄长达 20cm，近基部内侧和复叶基部生有珠芽。叶片卵状椭圆形，稀披针形，中间一片较大，长 3～10cm，宽 2～4cm，全缘；花单性同株，肉穗花序，花序下部为雌花，贴生于佛焰苞，中部不育，上部为雄花，花序先端延伸呈鼠尾状附属物，伸出佛焰苞外。浆果卵状椭圆形。花期 5～7 月，果期 8～9 月。

【性状】 呈类球形，有的稍偏斜，直径 1～1.5cm。表面白色或浅黄色，顶端有凹陷的茎痕，周围密布麻点状根痕；下面钝圆，较光滑。质坚实，断面洁白，富粉性，气微，味辛辣，麻舌而刺喉。

【化学成分】 本品主含生物碱、半夏淀粉、甾醇、氨基酸、挥发油、芳香族成分、有机酸、黄酮、半夏蛋白、鞣质以及多种微量元素等。

【性味与归经】 辛，温。有毒。归脾、胃、肺经。

【功能与主治】 燥湿化痰，降逆止呕，消痞散结，消肿止痛。用于湿痰、寒痰症，风痰眩晕，痰饮或胃寒呕吐，胃热呕吐，胃阴虚呕吐，心下痞满，痰热结胸，梅核气，瘿瘤痰核，痈疽，毒蛇咬伤。

【现代研究】 本品水煎醇沉液可抑制大鼠胃液分泌，降低胃液游离酸度和总酸度，抑制胃蛋白酶活性，具有保护胃黏膜以及促进黏膜再生的作用；本品多糖能诱导人神经母瘤细胞（SH-SY5Y）、鼠肾上腺嗜铬细胞（PCI2）细胞凋亡，对 PCI2 有抑制生长及增殖作用，具有抗肿瘤作用；本品除对呼吸系统、消化系统、循环系统有不同程度的影响外，还具有抗早孕、镇痛、镇静、催眠、预防和延缓高脂血形成、抗腹泻、抗血栓等作用。

【用法用量】 内服一般炮制后使用，煎服，3～9g。外用适量，磨汁涂或研末以酒调敷患处。

白附子 Typhonii Rhizoma

【来源】 本品为天南星科植物独角莲 *Typhonium giganteum* Engl. 的干燥块茎。

【产地】 主产于河南禹州、长葛等地，湖北、山西、四川、甘肃、河北、陕西、湖南等地亦产。以河南产量最大，品质最佳。

【采收加工】 秋季采挖，除去须根和外皮，晒干。四川多不去皮，斜切成片，用姜浸蒸，再晒干。

【性状】 药材呈椭圆形或卵圆形，长 2～5cm，直径 1～3cm。表面白色或黄白色，略粗糙，有环纹及须根痕，顶端具茎痕或芽痕。质坚硬，断面白色，粉性。气微，味淡，嚼之麻辣刺舌。以个大、质坚实、色白、粉性足者为佳。

【化学成分】 本品含有苷类化合物、有机酸及酯类、挥发油成分、15 种微量元素等和 17 种常见氨基酸。挥发油中，脂肪族化合物占 12.52%，芳香族占 13.83%，倍半萜类仅占 0.65%，且有毒的含氮化合物 *N*-苯基-苯胺量最高，占总量的 47.35%。木脂素化合物和 β-谷甾醇是本品抗肿瘤的主要化学物质。

【性味与归经】 辛，温。有毒。归胃、肝经。

【功能与主治】 祛风痰，燥湿痰，止痉止痛，解毒散结。用于风痰、头面诸疾，瘰疬痰核、毒蛇咬伤。

【现代研究】 本品能刺激淋巴细胞增殖，增强其功能如 T 细胞的细胞毒活性和 NK 细胞活性，刺激单核细胞产生细胞因子和 IL-1 等增强单核细胞对肿瘤细胞的吞噬功能，具有免疫调节和治疗肿瘤等作用；具有抗炎抑菌、镇静抗惊厥的作用，用于治疗舞蹈症、黄褐斑、面神经麻痹、顽固性三叉神经痛、小儿肺炎、小儿面肌痉挛、各种关节疼痛等，尤其对淋巴结核疗效显著。

【用法用量】 3～6g。一般炮制后用，外用生品适量捣烂，熬膏或研末以酒调敷患处。

石菖蒲　Acori Tatarinowii Rhizom

【来源】 本品为天南星科植物石菖蒲 *Acorus tatarinowii* Schott 的干燥根茎。

【产地】 主产于四川雅安、洪雅、宜宾、峨眉等地，浙江、江苏等地也产。以四川、浙江产量大，销全国。

【采收加工】 栽后 3～4 年即可采收。秋、冬两季挖出根茎，剪去叶片和须根，洗净，晒干。如遇阴雨天气，可以烘干，得到干品后，把药材装入有碎瓷碗片的撞笼里，撞去毛须，即可。

【植物形态】 多年生草本，根茎横生，具分枝，有香气。叶基生，剑状线形，长 20～30cm，宽 3～6mm，无中脉，平行脉多数。花茎扁三棱形，肉穗花序圆柱形，长 3.5～10cm，直径 3～5mm，佛焰苞片叶状，较短，为肉穗花序长的 1～2 倍，花黄绿色，花被 6 枚，两列；雄蕊 6 枚。浆果倒卵形。花期 5～6 月，果期 7～8 月。

【性状】 呈扁圆柱形，多弯曲，常有分枝，长 3～20cm，直径 0.3～1cm。表面棕褐色或灰棕色，粗糙，有疏密不均的环节，节间长 0.2～0.8cm，具细纵纹，一面残留须根或圆点状根痕；叶痕三角形，左右交互排列，有的其上有毛鳞状的叶基残余。质硬，断面纤维性，类白色或微红色，内皮层环明显，可见多数维管束小点及棕色的油点。气芳香，味苦、微辛。

【化学成分】 本品含挥发油、糖类、有机酸等多种化学成分。挥发油类已经发现 34 种，主要成分为 β-细辛醚、α-细辛醚，其次为石竹烯、欧细醚、石菖醚、细辛醛。

【性味与归经】 辛、苦，温。归心、肺经。

【功能与主治】 开窍豁痰，醒神益智，化湿开胃。用于神昏癫痫、健康失眠、耳鸣耳聋、脘痞不饥、噤口下痢。

【现代研究】 本品挥发油中的 β-细辛醚能改善实验动物异常的血液流变性，能明显降低全血低切黏度和血浆黏度，说明石菖蒲有改善血液流变性作用，具有抗血栓作用。α-细辛醚可能通过抑制 GA-BA-T 活性以降低 GABA 分解代谢，上调 GAD67 表达使 GABA 合成增加，上调 GABAA 受体表达以增强 GA-BA 介导的抑制功能，发挥抗癫痫作用。β-细辛醚能有效抑制 ox-LDL 对 ECV304 的损伤作用，稳定 MMP，减少细胞凋亡，抑制 VSMC 增殖，具有抗动脉硬化的作用；β-细辛醚可以减轻脑组织神经元痴呆损伤和抑制神经元凋亡，抑制受损神经元细胞内钙离子浓度增高，具有保护中枢神经细胞作用；α-细辛醚对人食管癌 Ec-109 细胞增殖活性具有明显的抑制作用，随药物浓度的逐渐增加，细胞抑制率逐渐增加。

【用法用量】 煎服，3～10g。鲜品加倍。

百部 Stemonae Radix

【来源】 本品为百部科植物直立百部 *Stemona sessilifolia*（Miq.）Miq.、蔓生百部 *Stemona japonica*（Bl.）Miq. 或对叶百部 *Stemona tuberosa* Lour. 的干燥块根。

【产地】 直立百部主产于安徽、江苏、湖北、浙江、山东；蔓生百部主产于浙江、江苏、安徽；对叶百部主产于湖北恩施、宜昌各县及广东、福建、四川等地。

【采收加工】 春、秋两季采挖，除去须根，洗净，置沸水中略烫或蒸至无白心，取出，晒干。

【植物形态】 **直立百部** 半灌木。块根纺锤状，粗约 1cm。茎直立，高 30～60cm，不分枝，具细纵棱。叶薄革质，通常每 3～4 枚轮生，很少为 5 或 2 枚的，卵状椭圆形或卵状披针形，长 3.5～6cm，宽 1.5～4cm，顶端短尖或锐尖，基部楔形，具短柄或近无柄。花单朵腋生，通常出自茎下部鳞片腋内；鳞片披针形，长约 8mm；花柄向外平展，长约 1cm，中上部具关节；花向上斜升或直立；花被片长 1～1.5cm，宽 2～3mm，淡绿色；雄蕊紫红色；花丝短；花药长约 3.5mm，其顶端的附属物与药等长或稍短，药隔伸延物约为花药长的 2 倍；子房三角状卵形。蒴果有种子数粒。花期 3～5 月，果期 6～7 月。

蔓生百部 块根肉质，成簇，常长圆状纺锤形，粗 1～1.5cm。茎长达 1m 许，常有少数分枝，下部直立，上部攀缘状。叶 2～4（5）枚轮生，纸质或薄革质，卵形，卵状披针形或卵状长圆形，长 4～9（11）cm，宽 1.5～4.5cm，顶端渐尖或锐尖，边缘微波状，基部圆或截形，很少浅心形和楔形；主脉通常 5 条，有时可多至 9 条，两面均隆起，横脉细密而平行；叶柄细，长 1～4cm；花序柄贴生于叶片中脉上，花单生或数朵排成聚伞状花序，花柄纤细，长 0.5～4cm；苞片线状披针形，长约 3mm；花被片淡绿色，披针形，长 1～1.5cm，宽 2～3mm，顶端渐尖，基部较宽，具 5～9 脉，开放后反卷；雄蕊紫红色，短于或近等长于花被；花丝短，长约 1mm，基部多少合生成环；花药线形，长约 2.5mm，药顶具 1 箭头状附属物，两侧各具一直立或下垂的丝状体；药隔直立，延伸为钻状或线状附属物；蒴果卵形、扁，赤褐色，长 1～1.4cm，宽 4～8mm，顶端锐尖，熟果 2 片开裂，常具 2 颗种子。种子椭圆形，稍扁平，长约 6mm，宽 3～4mm，深紫褐色，表面具纵槽纹，一端簇生多数淡黄色、膜质短棒状附属物。花期 5～7 月，果期 7～10 月。

对叶百部 块根通常纺锤状，长达 30cm。茎常具少数分枝，攀缘状，下部木质化，分枝表面具纵槽。叶对生或轮生，极少兼有互生，卵状披针形、卵形或宽卵形，长 6～24cm，宽（2）5～17cm，顶端渐尖至短尖，基部心形，边缘稍波状，纸质或薄革质；叶柄长 3～10cm。花单生或 2～3 朵排成总状花序，生于叶腋或偶尔贴生于叶柄上，花被片黄绿色带紫色脉纹，顶端渐尖，内轮比外轮稍宽，具 7～10 脉；雄蕊紫红色，短于或几等长于花被；花丝粗短，长约 5mm；花药长 1.4cm，其顶端具短钻状附属物；药隔肥厚，向上延伸为长钻状或披针形的附属物；子房小，卵形，花柱近无。蒴果光滑，具多数种子。花期 4～7 月，果期（5）7～8 月。

【性状】 **直立百部** 呈纺锤形，上端较细长，皱缩弯曲，长 5～12cm，直径 0.5～1cm。表面黄白色或淡棕黄色，有不规则的深纵沟，间有横皱纹。质脆，易折断，断面平坦，角质样，淡黄棕色或黄白色，皮部较宽，中柱扁缩。气微，味甘、苦。

蔓生百部 两端稍狭细，表面多不规则皱褶及横皱纹。

对叶百部 呈长纺锤形或长条形，长 8～24cm，直径 0.8～2cm。表面浅棕黄色至灰棕色，具浅纵皱纹或不规则纵槽。质坚实，断面黄白色至暗棕色，中柱较大，髓部类白色。

【化学成分】 主要有效成分为生物碱类成分，是一类含氮杂卓结构的多环化合物，目前从百部中分离出来的生物碱有 77 种。

【性味与归经】 甘、苦，微温。归肺经。

【功能与主治】 润肺止咳，杀虫。用于新久咳嗽，百日咳，肺痨咳嗽，蛲虫、阴道滴虫、头虱。

【现代研究】 本品具有润肺止咳的作用，具有神经肌肉传导、抗肿瘤、抗菌作用；具有一定的镇静镇痛作用，此外从对叶百部中分离得到的 3,5-二羟基-4-甲基联苯 10mg/mL 对 P388 瘤株及肝癌细胞株具有抑制作用，抑制率分别达到 99.7%和 83.6%；具有抗结核作用。

【用法用量】 煎服，3～9g。外用适量，水煎或酒浸。久咳虚嗽宜蜜炙用。

川贝母　Fritillariae Cirrhosae Bulbus

【来源】 本品为百合科植物川贝母 *Fritillaria cirrhosa* D. Don、暗紫贝母 *Fritillaria unibracteata* Hsiao et K. C. Hsia、甘肃贝母 *Fritillaria przewalskii* Maxim.、梭砂贝母 *Fritillaria delavayi* Franch.、太白贝母 *Fritillaria taipaiensis* P. Y. Li 或瓦布贝母 *Fritillaria unibracteata* Hsiao et K. C. Hsia var. *wabuensis*（S. Y. Tang et S. C. Yue）Z. D. Liu, S. Wang et S. C. Chen 的干燥鳞茎。按性状不同分别习称“松贝”、“青贝”、“炉贝”和“栽培品”。

【产地】 我国西南、西北地区多产，著名的有：炉贝，主产于四川、青海、云南一带，产量极大，由于四川产品多集散在打箭炉，故名炉贝；松贝，主产于四川北部的松潘、马尔康等阿坝一带；青贝，主产于青海玉树、云南德钦、新疆木叠河、四川西部及甘肃岷县等地；太白贝母分布于湖北、陕西、甘肃、四川等地；瓦布贝母分布于四川西北部的北川、黑水、茂县、松潘等地。

【采收加工】 因各地气候、季节不一，采收季不同，过晚茎叶枯萎不易寻找；栽培者多于下种 3 年后秋季茎叶枯萎时采收，此时浆汁多，产品质量好。四川、云南在 6～7 月为盛采期；青藏高原则约在 8 月；甘肃省在 5～6 月。

【植物形态】 **川贝母**　为多年生草本，鳞茎圆锥形，茎直立，高 15～40cm。叶 2～3 对，常对生，少数在中部间有散生或轮生，披针形至线形，长 5～12cm，宽 2～10mm，上部叶先端常卷曲，无柄。花单生茎顶，钟状，下垂，具狭长形叶状苞片 3 枚，宽 2～4cm。先端多少弯曲成钩状。花被片 6，通常紫色，较少绿黄色，具紫色斑点或小方格，蜜腺窝在背面明显凸出。花期 5～7 月，果期 8～10 月。

暗紫贝母　叶除下面的 1～2 对为对生外，均为互生或近于对生，先端不卷曲，叶状苞片 1。花被深紫色，略有黄色小方格，蜜腺窝不明显，果棱上的翅很狭，宽约 1mm。花期 6 月，果期 8 月。

甘肃贝母　似暗紫贝母，叶通常最下面 2 枚对生，向上 2～3 枚散生，先端通常卷曲。花通常 1 朵，少有 2 朵，浅黄色，有黑紫色斑点，叶状苞片 1。果棱宽约 1mm。花期 6～7 月，果期 8～9 月。

梭砂贝母　鳞茎粗大，叶互生，3～5 枚，较紧密地生于植株中部或上部，叶片狭卵形至卵状椭圆形，长 2～7cm，宽 1～3cm，先端不卷曲。单花顶生，浅黄色，具红褐色斑点。蒴果成熟时，宿存的花被常多少包住蒴果。花期 6～7 月，果期 8～9 月。

太白贝母　似川贝母，叶通常对生，有时中部叶兼有 3～4 枚轮生或散生，条形至条状披针形，先端通常不卷曲，有时稍弯曲。花单生，绿黄色，无方格斑，花被片先端近两侧边缘有紫色斑带，叶状苞片 3 枚，有时稍弯曲而无卷曲，蜜腺窝不凸出或稍凸出；果棱翅宽 0.5～2mm。花期 5～6 月，果期 6～7 月。

瓦布贝母 似暗紫贝母，叶最下面常2枚对生，上面的轮生兼互生，狭披针形。花1～2（3）朵，初开时黄色或绿黄色，内面常具紫色斑点，偶见紫色或橙色晕；叶状苞片1～4枚；蜜腺长5～8mm；果棱翅宽约2mm。

【性状】 **松贝** 呈类圆锥形或近球形，高0.3～0.8cm，直径0.3～0.9cm。表面类白色。外层鳞叶2瓣，大小悬殊，大瓣紧抱小瓣，未抱部分呈新月形，习称“怀中抱月”；顶部闭合，内有类圆柱形、顶端稍尖的心芽和小鳞叶1～2枚；先端钝圆或稍尖，底部平，微凹入，中心有1灰褐色的鳞茎盘，偶有残存须根。质硬而脆，断面白色，富粉性。气微，味微苦。

青贝 呈类扁球形，高0.4～1.4cm，直径0.4～1.6cm。外层鳞叶2瓣，大小相近，相对抱合，顶端开裂，内有心芽和小鳞叶2～3枚及细圆柱形的残茎。

炉贝 呈长圆锥形，高0.7～2.5cm，直径0.5～2.5cm，表面类白色或浅棕黄色，有的具棕色斑点，习称“虎皮斑”。外层鳞叶2瓣，大小相近，顶端开裂而略尖，开口称“马牙嘴”，露出内部细小的鳞叶及心芽。基部稍尖或较钝。

栽培品呈类扁球形或短圆柱形，高0.5～2cm，直径1～2.5cm。表面类白色或浅棕黄色，稍粗糙，有的具浅黄色斑点。外层鳞叶2瓣，大小相近，顶部多开裂而较平。

均以质坚实、粉性足、色白者为佳。

【化学成分】 目前发现百余种化合物，有效成分以异甾体生物碱与甾体生物碱为主。其中异甾体生物碱所占比例最大，大约为75%，其次为胆甾衍生物。异甾衍生物可以分为西藜芦碱类和介藜芦碱类。而胆甾生物碱又可分为白藜芦碱类和茄次碱类。除生物碱外，还含有大量非生物碱成分，主要含有皂苷、萜类、甾体、脂肪酸、嘌呤、嘧啶、烯烃类化合物、醇类化合物、呋喃类化合物、酮类化合物、烷烃类化合物和无机元素Ca、Mg、K、Fe、Co、Ni、Mn、Ba、Ti、Al、Sn、Cr、Sr等。

【性味与归经】 苦、甘，微寒。归肺、心经。

【功能与主治】 清热化痰，润肺止咳，散结消肿。用于虚劳咳嗽、肺热燥咳、瘰疬疮肿及乳痈、肺痈。

【现代研究】 本品具有松弛支气管平滑肌，减轻气管、支气管痉挛，改善通气状况的功能，因此具有明显的平喘功效；对金黄色葡萄球菌、大肠杆菌等有明显的抑制作用；能够增加血管组织中NO的生成，改善肾功能，从而降低血压、减慢心率；能够抑制人骨髓白血病细胞菌株的增殖，具有抗肿瘤作用；能够减轻二甲苯所致的小鼠耳郭肿胀，并能降低小鼠毛细血管通透性，具有抗炎作用；能够抑制胃蛋白酶活性，具有抗溃疡作用。此外，本品具有抗氧化、镇静镇痛的作用。

【用法用量】 煎服，3～10g；研粉冲服，一次1～2g。

浙贝母 Fritillariae Thunbergii Bulbus

【来源】 本品为百合科植物浙贝母 *Fritillaria thunbergii* Miq.的干燥鳞茎。

【产地】 主产于浙江宁波鄞州、东阳、磐安、於潜等。此外安徽、江苏等省亦产。

【采收加工】 立夏前后植株枯萎后采挖。洗净，按大小分开。一般直径在3.5cm以上者分成两瓣，摘出心芽，商品称“大贝”；直径在3.5cm以下者不分瓣，不去心芽，商品称“珠贝”。分别置于特制的木桶内，撞去表皮，每50kg加入熟石灰或贝壳粉1.5～2kg，均匀涂布于贝母表面，吸去撞击的浆汁，晒干或烘干。

【植物形态】 植株长50～80cm。鳞茎由2～3枚鳞片组成，直径1.5～3cm。叶在最下面的对生或散生，向上常兼有散生、对生和轮生的，近条形至披针形，长7～11cm，宽1～2.5cm，先端不卷曲或稍弯曲。花1～6朵，淡黄色，有时稍带淡紫色，顶端的花具3～4枚叶状苞片，其余的具 2 枚苞片；苞片先端卷曲；花被片长 2.5～3.5cm，宽约 1cm，内外轮的相似；雄蕊长约为花被片的 2/5；花药近基着，花丝无小乳突；柱头裂片长 1.5～2mm。蒴果长 2～2.2cm，宽约 2.5cm，棱上有宽 6～8mm 的翅。花期 3～4 月，果期 5 月。

【性状】 **珠贝**　为完整的鳞茎。扁圆形，高 1～1.5cm，直径 1～2.5cm。表面类白色，外层鳞叶两瓣，肥厚，略似肾形，互相抱合，内有小鳞叶 2～3 枚及干缩的残茎。质硬而脆，易折断，断面白色至黄白色，富粉性。气微，味苦。

大贝　为鳞茎外层单瓣鳞叶，略呈新月形，高 1～2cm，直径 2～3.5cm。外表面类黄色至淡黄色，内表面白色或淡棕色，被白色粉末。其余同上。

浙贝片　为鳞茎外层单瓣鳞叶切成的片，椭圆形或类圆形，直径 1～2cm，边缘表面淡黄色，切面平坦，粉白色。其余同上。

以鳞叶肥厚、质坚实、粉性足、断面色白者为佳。

【化学成分】 主要成分有百余种，有效成分主要为生物碱类，而作为药用的鳞茎则主要含有异甾生物碱，其主要分类为瑟文类、介藜芦碱类。除此之外，还含有萜类、甾体、脂肪酸、嘌呤、嘧啶等化合物和无机元素 Ca、Mg、K、Na 等。

【性味与归经】 苦，寒。归肺、心经。

【功能与主治】 清热化痰，开郁散结。用于风热、燥热、痰热咳嗽，瘰疬，瘿瘤，疮疡肿毒，肺痈等。

【现代研究】 本品中贝母甲素和贝母乙素具有明显的镇咳作用，具有清热化痰的作用。本品具有松弛支气管平滑肌的作用，贝母乙素能直接兴奋支气管平滑肌，贝母甲素作用类似于阿托品，具有明显的平喘效果。贝母具有中枢抑制作用，贝母碱对镇静药和镇痛药有协同作用。贝母的胸苷是抑制血小板聚集的主要成分，且其胸苷成分能兴奋胸苷环化酶，刺激 CAMP 的形成，因此具有抗血小板聚集作用；具有减慢心率的作用，在临床上对镇咳平喘极为有利；浙贝母生物碱具有止血作用，并对损伤胃壁有镇痉作用，具有抗溃疡作用；贝母能够减轻肺泡炎和肺水肿程度，具有改善肺功能的作用；具有抗炎、抗氧化、抗肿瘤作用等。

【用法用量】 煎服，5～10g。

黄精　Polygonati Rhizoma

【来源】 本品为百合科植物滇黄精 *Polygonatum kingianum* Coll. et Hemsl.、黄精 *Polygonatum sibiricum* Red. 或多花黄精 *Polygonatum cyrtonema* Hua 的干燥根茎。按形状不同，习称“大黄精”、“鸡头黄精”、“姜形黄精”。

【产地】 **姜形黄精**　主产于贵州遵义、毕节、安顺，湖南安化、沅陵、黔阳，四川内江，重庆江津，湖北黄冈、孝感，安徽芜湖、六安，浙江瑞安、平阳等地，以贵州、湖南产量大而质优。

鸡头黄精　主产于河北遵化、迁安、承德，内蒙古武川、卓资、凉城、包头。此外东北、河南、山东、山西、陕西等地亦产。

滇黄精　主产于贵州罗甸、兴义、贞丰、关岭，云南曲靖、大姚，广西靖西、德保、隆林、乐业等地。

【采收加工】 春、秋两季采收，以秋末采挖者质佳。除去地上部分及须根，洗净泥土，置沸水中略烫或蒸至透心，即捞出晒至半干后，反复搓揉并曝晒，晒至柔软并透明时，再晒干即成。

【性状】 **大黄精**　呈肥厚肉质的结节块状，结节长可达 10cm 以上，宽 3～6cm，厚 2～3cm。表面淡黄色至黄棕色，具环节，有皱纹及须根痕，结节上侧茎痕呈圆盘状，圆周凹入，中部突出。质硬而韧，不易折断，断面角质，淡黄色至黄棕色。气微，味甜，嚼之有黏性。

鸡头黄精 呈结节状弯柱形，长3～10cm，直径0.5～1.5cm。结节长2～4cm，略呈圆锥形，常有分枝。表面黄白色或灰黄色，半透明，有纵皱纹，茎痕圆形，直径5～8mm。断面有黄白色筋脉点。味甜，嚼之发黏。

姜形黄精 呈长条结节块状，长短不等，常数个块状结节相连。表面灰黄色或黄褐色，粗糙，结节上侧有突出的圆盘状茎痕，直径0.8～1.5cm。

【化学成分】 含黄精多糖、甾体皂苷、蒽醌类化合物、生物碱、木脂素、维生素和多种对人体有用的氨基酸等化合物。

【性味与归经】 甘，平。归脾、肺、肾经。

【功能与主治】 滋肾润肺，补脾益气。用于阴虚燥咳、劳嗽久咳、肾虚精亏、消渴、脾胃虚弱。

【现代研究】 本品能够增强和调节机体免疫功能，激活内源性防御自由基损伤的物质和抑制衰老动物体内氧自由基，因此具有延年益寿、葆春养颜的作用；黄精多糖为糖基化损伤的抑制剂，可通过促进胰岛素及C肽的分泌而降低血糖水平；能够抑制内源性胆固醇的合成，减少外源性胆固醇的吸收，并促进胆固醇的转化与排泄，具有降血脂作用。黄精对抗酸杆菌及致病性皮肤真菌有抑制作用，具有很好的抗菌作用；黄精多糖抗原通过降低SD大鼠脑缺血再灌注后脑组织NO含量，减少神经细胞凋亡而发挥脑保护作用；黄精能增强心肌收缩力、扩张冠脉、增加冠脉血流量、改善心肌营养以及抗疲劳等。

【用法用量】 煎服，9～15g。

玉竹 Polygonati Odorati Rhizoma

【来源】 本品为百合科植物玉竹 *Polygonatum odoratum*（Mill.）Druce的干燥根茎。

【产地】 主产于湖南邵东、邵阳，河南嵩县、伊川，江苏海门、南通，浙江新昌、孝丰。此外，安徽、江西、东北等地均产。

【采收加工】 秋季采挖。除去须根，洗净，晒至柔软后，反复揉搓、晾晒至无硬心，晒干；或蒸透后揉至半透明，晒干。

【性状】 本品呈单一长圆柱形，略扁，少有分枝，长4～18cm，直径0.3～1.6cm。表面黄白色或淡黄棕色，半透明，具纵皱纹和微隆起的环节，有白色圆点状的须根痕和圆盘状茎痕。质硬而脆或稍软，易折断，断面角质样或显颗粒性。气微，味甘，嚼之发黏。

【化学成分】 主要含氨基酸、多糖、甾体皂苷、黄酮类等成分。含氨基酸20多种，其中有7种人体必需氨基酸和2种半必需氨基酸，总氨基酸可达到12%～20%。此外，还含有淀粉、蛋白质、生物碱、维生素、甾醇、鞣质、黏液质、强心苷、果糖、甘露糖、半乳糖醛酸等成分。

【性味与归经】 甘，微寒。归肺、胃经。

【功能与主治】 养阴润燥，生津止渴。用于肺虚燥咳、热病伤津、口渴、消渴。

【现代研究】 本品被认为是一种免疫调节剂，玉竹提取物能抑制T细胞介导的免疫功能和CEM细胞抗原表达；玉竹总提取物具有抑制葡萄糖苷酶的活性的作用，且其对胰岛β细胞胰岛素的分泌量不会产生影响，具有明显的降血糖作用。玉竹具有清除自由基、提高免疫、抑制淋巴细胞凋亡、改善学习能力等作用，具有明显的抗衰老作用。玉竹对酪氨酸酶具有激活作用，可用于治疗由酪氨酸酶活性降低或减少引起的色素缺乏性及儿茶酚胺类神经递质合成障碍性疾病，玉竹可能是一个潜在的治疗白癜风的药物；具有抗突变作用及抑制神经酰胺作用。此外，还具有抗肿瘤、抗病毒、抗氧化、抗疲劳等作用。

【用法用量】 煎服，6～12g。

重楼　Paridis Rhizoma

【来源】 本品为百合科植物云南重楼 *Paris polyphylla* Smith var. *yunnanensis*（Franch.）Hand.-Mazz. 或七叶一枝花 *Paris polyphylla* Smith var. *chinensis*（Franch.）Hara 的干燥根茎。

【产地】 主产于云南、四川、广西、陕西、江西、贵州等省区。

【采收加工】 秋季茎叶刚枯萎时采挖。挖取后，去掉残茎及泥土，晒干，搓去须根后再晒干即可。

【性状】 本品呈结节状扁圆柱形，略弯曲，长 5～12cm，直径 1.0～4.5cm。表面黄棕色或灰棕色，外皮脱落处呈白色；密具层状突起的粗环纹，一面结节明显，结节上具椭圆形凹陷茎痕，另一面有疏生的须根或疣状须根痕。顶端具鳞叶和茎的残基。质坚实，断面平坦，白色至浅棕色，粉性或角质。气微，味微苦、麻。

【化学成分】 含有 50 余种化合物，主要有脂肪酸脂、甾醇及其苷、黄酮苷、C21 孕甾烷苷和 C27 甾体皂苷、β-蜕皮激素及多糖。其中甾体皂苷 44 种，占总化合物的 80%以上，是重楼的主要有效成分。

【性味与归经】 苦，微寒，有小毒。归肝经。

【功能与主治】 清热解毒，消肿止痛，凉肝定惊。用于疔疮痈肿、咽喉肿痛、蛇虫咬伤、跌仆伤痛、惊风抽搐。

【现代研究】 本品体外给药能够增强 ADP 诱导血小板聚集，体内给药能直接诱导血小板聚集，具有止血作用。重楼抗肿瘤作用明确，其提取物对人体内多种肿瘤细胞均有抑制作用，尤其是对化疗药物耐药的肿瘤细胞仍有一定的抗肿瘤作用。重楼皂苷对心脏有显著的作用，能够增加心肌细胞搏动数，且能显著增加心肌细胞钙离子摄入，因此能为心血管疾病的防治开辟新途径。重楼具有一定的抗早孕杀灭精子的作用，为有效、无毒、方便的中药避孕药的开发提供了一定依据；重楼皂苷能引起子宫收缩；重楼对大脑与肾脏具有保护作用。此外，具有免疫调节、镇静镇痛、抗菌抗炎等作用。

【用法用量】 煎服，3～9g，外用适量，捣敷或研末调敷患处。

土茯苓　Smilacis Glabrae Rhizoma

【来源】 本品为百合科植物光叶菝葜 *Smilax glabra* Roxb. 的干燥根茎。

【产地】 主产于广东、湖南、湖北、浙江、四川、安徽等省。

【采收加工】 春、秋两季采挖，除去须根，洗净，干燥，或趁鲜切成薄片，干燥。

【性状】 本品略呈圆柱形，稍扁或呈不规则条块，有结节状隆起，具短分枝，长 5～22cm，直径 2～5cm。表面黄棕色或灰褐色，凹凸不平，有坚硬的须根残基，分枝顶端有圆形芽痕，有的外皮现不规则裂纹，并有残留的鳞叶。质坚硬。切片呈长圆形或不规则，厚 1～5mm，边缘不整齐；切面类白色至淡红棕色，粉性，可见点状维管束及多数小亮点；质略韧，折断时有粉尘飞扬，以水湿润后有黏滑感。气微，味微甘、涩。

【化学成分】 主要含皂苷、鞣质、树脂等成分。日本产土茯苓的根、茎、叶中均含有廿八烷醛及 C_{24}、C_{26}、C_{28}、C_{30} 伯醇。

【性味与归经】 甘、淡、平。归肝、胃经。

【功能与主治】 解毒除湿，通利关节，解汞毒。用于治梅毒、解汞毒，对梅毒或因梅毒服汞剂中毒而致肌体拘挛者效果颇佳；湿热淋浊，带下，瘰疬，疥癣。

【现代研究】 本品具有对脑缺血和心肌缺血的保护作用，对动脉粥样硬化和血栓具有防治作用。土茯苓明显拮抗异丙肾上腺素介导的脂质过氧化作用，其有效成分为土茯苓苷。

【用法用量】 煎服，15～60g。

天冬 Asparagi Radix

【来源】 本品为百合科植物天冬 *Asparagus cochinchinensis*（Lour.）Merr. 的干燥块根。

【产地】 主产于贵州仁怀、湄潭、赤水、望谟、瓮安，重庆酉阳、彭水、涪陵，四川古蔺、泸州、乐山，广西百色、罗城，浙江平阳、景宁，云南巍山、宾川，湖南东安、祁阳。此外陕西、甘肃、安徽、湖北、河南、江西亦产。以贵州产量最大，品质佳，为道地药材。

【采收加工】 秋、冬两季采收。以冬季采者浆足、水分少，质量佳。采挖后洗净泥土，除去茎基及须根，煮或蒸至透心，趁热剥去外皮，用水洗净，烘至以手握之不黏即可。

【性状】 本品呈长纺锤形，略弯曲，长 5～18cm，直径 0.5～2cm。表面黄白色至淡黄棕色，半透明，光滑或具深浅不等的纵皱纹，偶有残存的灰棕色外皮。质硬或柔润，有黏性，断面角质样，中柱黄白色。气微，味甜、微苦。

【化学成分】 含有多种氨基酸成分，主要有天冬酰胺、谷氨酸、缬氨酸、苯丙氨酸、瓜氨酸、丝氨酸、苏氨酸、脯氨酸等 19 种；寡糖类成分有新酮糖等 7 种。多糖类成分有天冬多糖 A、B、C、D 等。另含 β-谷甾醇、胡萝卜苷、正-三十二碳酸、棕榈酸、9-二十七碳烯、菝葜皂苷元、薯蓣皂苷元等。

【性味与归经】 甘、苦，寒。归肺、肾经。

【功能与主治】 养阴润燥，清火生津。用于肺阴虚燥咳或劳嗽咯血、肾阴不足、阴虚火旺诸证。

【现代研究】 本品具有抗肿瘤作用，天冬对各种癌细胞（人肉骨瘤细胞、人肺癌细胞等）有中度细胞毒作用，菝葜皂苷元和薯蓣皂苷元是天冬的抗肿瘤活性成分。此外，其提取物还具有抗氧化、抗衰老、降血糖等作用。

【用法用量】 煎服，6～12g。

麦冬 Ophiopogonis Radix

【来源】 本品为百合科植物麦冬 *Ophiopogon japonicus*（L. f）Ker-Gawl. 的干燥块根。

【产地】 主产于浙江慈溪、杭州、余姚、萧山，四川绵阳、三台等地区。此外，贵州、广西、福建等省区也产。以浙江、四川、广西产量大。

【采收加工】 浙江于栽培后第 3 年立夏时采挖，四川于栽培第 2 年清明后采挖，野麦冬多在清明后采挖。采挖后先洗净块根，然后晒至干燥，也可以微火（40～50℃）烘干，撞去须根。

【植物形态】 根较粗，中间或近末端常膨大成椭圆形或纺锤形的小块根；小块根长 1～1.5cm，或更长些，宽 5～10mm，淡褐黄色；地下走茎细长，直径 1～2mm，节上具膜质的鞘。茎很短，叶基生成丛，禾叶状，长 10～50cm，具 3～7 条脉，边缘具细锯齿。花葶长 6～15（27）cm，通常比叶短得多，总状花序长 2～5cm，具几朵至十几朵花；花单生或成对着生于苞片腋内；苞片披针形；花被片常稍下垂而不展开，披针形，白色或淡紫色。种子球形。花期 5～8 月，果期 8～9 月。

【性状】 **浙麦冬** 本品呈纺锤形，两端略尖，长 1.5～3cm，直径 0.3～0.6cm。表面淡黄色或灰黄色，有细纵纹。质柔韧，断面黄白色，半透明，中柱细小。气微香，味甘、微苦。

川麦冬 不同于浙麦冬的是本品外形粗短，大小不一，表面乳白色，微有光泽。

【化学成分】 主要含沿阶草苷、甾体皂苷、生物碱、谷甾醇、葡萄糖、氨基酸、维生素等。

【性味与归经】 甘、微苦，微寒。归心、肺、胃经。

【功能与主治】 养阴润肺，益胃生津，清心除烦。用于肺阴虚燥咳、劳嗽咳嗽、胃阴虚证、热病津伤、肠燥便秘、心阴虚、心烦不眠、热扰心营、身热烦躁等。

【现代研究】 本品具有促进胰岛细胞功能恢复、增加肝糖原、降低血糖的作用；家兔用麦冬煎剂肌内注射，能升高血糖；正常兔口服麦冬的水、醇提取物则有降血糖作用；麦冬能增强网状内皮系统吞噬能力，升高外周白细胞，提高免疫功能；能增强垂体肾上腺皮质系统作用，提高机体适应性；能显著提高实验动物耐缺氧能力，增加冠脉流量，对心肌缺血有明显保护作用，并能抗心律失常及改善心肌收缩力，有改善左心室功能与抗休克作用，还有一定镇静和抗菌作用。

【用法用量】 6～12g，开水泡服。

知母　Anemarrhenae Rhizoma

【来源】 本品为百合科植物知母 *Anemarrhena asphodeloides* Bge. 的干燥根茎。

【产地】 主产于河北山区，山西河津，陕西黄陵、榆林，内蒙古敖汗等地。此外甘肃、河南、山东、辽宁、黑龙江等地区亦产。以河北易县产者质量最好，称“西陵知母”。

【采收加工】 春、秋两季挖取根茎，剪去地上部分及须根。去掉泥土后晒干者称“毛知母”。鲜时剥去或刮去外皮晒干者称“知母肉”（光知母）。以挖取生长3年以上者质量为优；秋季采收的质量好。

【性状】 **毛知母**　本品呈长条状，微弯曲，略扁，偶有分枝，长3～15cm，直径0.8～1.5cm，一端有浅黄色的茎叶残痕，习称“金包头”。表面黄棕色至棕色，上面有一凹沟，具紧密排列的环状节，节上密生黄棕色的残存叶基，由两侧向根茎上方生长；下面隆起而略皱缩，并有凹陷或突起的点状根痕。质硬，易折断，断面黄白色。气微，味微甜、略苦，嚼之带黏性。

光知母　外皮已除去，表面黄白色或淡黄棕色，有的可见叶痕及根痕。

【化学成分】 知母中有皂苷成分，分为螺甾皂苷和呋甾皂苷两大类。黄酮类化合物，其中主要成分是氧杂蒽酮、查尔酮、黄酮醇等，还有生物碱、蒽醌类等成分。

【性味与归经】 苦、甘，寒。归肺、胃、肾经。

【功能与主治】 清热泻火，滋阴润燥。用于热病烦渴、肺热咳嗽、阴虚燥咳、骨蒸潮热、阴虚消渴、肠燥便秘。

【现代研究】 本品水提取物长期口服同时促进脑M受体的合成和降解，对合成的加快作用更强，促进受体分子的合成，从而纠正合成和降解的失衡，起到抗衰老作用。具有抗菌作用，对血糖水平有影响，有解热作用，对皮质醇激素有影响，知母对肾上腺皮质激素既有协同作用，亦有相反的拮抗作用，具有良好的抗肿瘤作用。

【用法用量】 煎服，6～12g。滋阴降火宜盐水炙用。

粉萆薢　Dioscoreae Hypoglaucae Rhizoma

【来源】 本品为薯蓣科植物粉背薯蓣 *Dioscorea hypoglauca* Palibin 的干燥根茎。

【产地】 主产于浙江、安徽、江西、湖南。

【采收加工】 除去须根，洗净，切片，晒干。

【性状】 本品为不规则的薄片，边缘不整齐，大小不一，厚约0.5mm。有的有棕黑色或灰棕色的外皮。切面黄白色或淡灰棕色，维管束呈小点状散在。质松，略有弹性，易折断，新断面近外皮处显淡黄色。气微，味辛、微苦。

【化学成分】 主含薯蓣皂苷，尚含纤细薯蓣苷、薯蓣皂素毒苷 A（以上皂苷的苷元都是薯蓣皂苷元）、山萆薢皂苷、约诺皂苷、托克皂苷元-1-葡萄糖苷等皂苷。薯蓣皂素毒苷是杀虫成分。此外，还含鞣质、淀粉、蛋白质等。

【性味与归经】 苦，平。归肾、胃经。

【功能与主治】 利湿去浊，祛风除痹。用于膏淋、白浊、白带过多、风湿痹痛、关节不利、腰膝疼痛。

【现代研究】 本品所含薯蓣皂苷或薯蓣皂素毒苷有杀昆虫作用。薯蓣皂苷、克拉塞林苷还有抗真菌作用。

【用法用量】 煎服，9～15g。

山药　Dioscoreae Rhizoma

【来源】 本品为薯蓣科植物薯蓣 *Dioscorea opposita* Thunb. 的干燥根茎。

【产地】 主产于河南温县、武陟县、博爱县、沁阳市、孟州市，此外山西、河北、陕西、甘肃、广东、福建、浙江、江西、湖南、云南、四川等地亦产。以河南产量最大，质量优，为著名的“四大怀药”之一。

【采收加工】 冬季茎叶枯萎后采挖。切去芦头，除去外皮和须根，晒干，即为“毛山药”“毛条”；或选择肥大顺直的毛山药，置清水中，浸至无干心，闷透，用木板搓成圆柱状，切齐两端，晒干，打光，习称“光山药”“光条”。

【植物形态】 缠绕草质藤本。根茎长圆柱形，垂直生长，长可达 1m 多，断面干时白色。茎通常带紫红色，右旋，无毛。单叶，在茎下部的互生，中部以上的对生，很少 3 叶轮生；叶片变异大，卵状三角形至宽卵形或戟形，长 3～9（16）cm，宽 2～7（14）cm，顶端渐尖，基部深心形、宽心形或近截形，边缘常 3 浅裂至 3 深裂，中裂片卵状椭圆形至披针形，侧裂片耳状，圆形、近方形至长圆形；幼苗时一般叶片为宽卵形或卵圆形，基部深心形。叶腋内常有珠芽。雌雄异株。雄花序为穗状花序，长 2～8cm，近直立，2～8 个着生于叶腋，偶尔呈圆锥状排列；花序轴明显地呈“之”字状曲折；苞片和花被片有紫褐色斑点；雄花的外轮花被片为宽卵形，内轮卵形，较小；雄蕊 6。雌花序为穗状花序，1～3 个着生于叶腋。蒴果不反折，三棱状扁圆形或三棱状圆形，长 1.2～2cm，宽 1.5～3cm，外面有白粉；种子着生于每室中轴中部，四周有膜质翅。花期 6～9 月，果期 7～11 月。

【性状】 **毛山药**　本品略呈圆柱形，弯曲而稍扁，长 15～30cm，直径 1.5～6cm。表面黄白色或淡黄色，有纵沟、纵皱纹及须根痕，偶有浅棕色外皮残留。体重，质坚实，不易折断，断面白色，粉性。气微，味淡、微酸，嚼之发黏。

山药片　为不规则的厚片，皱缩不平，切面白色或黄白色，质坚脆，粉性。气微，味淡、微酸。

光山药　呈圆柱形，两端平齐，长 9～18cm，直径 1.5～3cm。表面光滑，白色或黄白色。

【化学成分】 含薯蓣皂苷元、黏液质、胆碱、淀粉、糖蛋白、游离氨基酸、维生素 C、淀粉酶等。山药多糖为主要活性成分，总多糖含量约为 16.2%；其中有均多糖、杂多糖，也有糖蛋白，相对分子质量从数千到数百万不等，糖含量和糖基组成也各有不同。山药中还含有较为丰富氨基酸，其中谷氨酸含量最高，其次是天冬氨酸和精氨酸。此外山药中还含有丰富的微量元素，如 Zn、Fe、Ca 等。

【性味与归经】 甘，平。归脾、肺、肾经。

【功能与主治】 补脾肺肾，益气养阴，固精止带。用于脾虚食少、久泻不止、肺虚喘咳、肾虚遗精、带下、尿频、虚热消渴。麸炒山药补脾健胃。用于脾虚食少、泄泻便溏、白带过多。

【现代研究】 本品所含山药多糖可刺激或调节免疫系统的功能，并对于2型糖尿病有着明显的降血糖作用，有研究表明，该作用可能与山药多糖改善胰岛细胞、增加胰岛素分泌量作用有关。山药还具有延缓衰老的作用，研究表明山药多糖的确具有明显的体外和体内抗氧化作用。山药中丰富的纤维和酶对调节胃肠功能有着很大的帮助。山药还具有抗癌的作用，可能与其具有很强的调节免疫系统的作用有关。此外，山药中的尿囊素还具有抗刺激物、麻醉镇痛、促进上皮生长、消炎和抑菌的作用。

【用法用量】 煎服，15～30g。麸炒可增强补脾止泻作用。

射干　Belamcandae Rhizoma

【来源】 本品为鸢尾科植物射干 *Belamcanda chinensis*（L.）DC. 的干燥根茎。

【产地】 主产于湖北、江苏、河南、安徽。此外，河南、陕西、浙江、贵州、云南等地亦产。

【采收加工】 春初刚发芽或秋末茎叶枯萎时采挖，除去须根和泥沙，干燥。

【性状】 本品呈不规则结节状，长3～10cm，直径1～2cm。表面黄褐色、棕褐色或黑褐色，皱缩，有较密的环纹。上面有数个圆盘状凹陷的茎痕，偶有茎基残存；下面有残留细根及根痕。质硬，断面黄色，颗粒性。气微，味苦、微辛。嚼后唾液变黄。

【化学成分】 含有异黄酮类，鸢尾苷元、鸢尾甲黄素A、野鸢尾黄素、鸢尾甲黄素B、次野鸢尾黄素、白射干素、鸢尾甲苷A、鸢尾苷、鸢尾甲苷B、野鸢尾苷。此外还含有双苯吡酮类的芒果苷以及三萜类化合物。

【性味与归经】 苦，寒。归肺经。

【功能与主治】 清热解毒，祛痰利咽。用于咽喉肿痛、痰盛咳喘。

【现代研究】 本品对常见的皮肤癣菌有抑菌作用，有抗炎作用，可能在于通过直接抑制炎性细胞中的环氧合酶（COX）-2而实现的对前列腺素E2的抑制作用而起到抗炎活性，对外感及咽喉疾患中的某些病毒（腺病毒ECHO11）也有抑制作用；射干提取物对荷瘤小鼠S_{180}有抑制肿瘤的作用；有解热及止痛作用；尚有明显的利尿作用；此外还具有抗氧化、抗肝脏毒性以及雌激素样作用。

【用法用量】 煎服，3～10g。

干姜　Zingiberis Rhizoma

【来源】 本品为姜科植物姜 *Zingiber officinale* Rosc. 的干燥根茎。

【产地】 主产于四川犍为、沐川，贵州兴义、兴仁，云南罗平、师宗，广西西林、隆林，山东沂南、苍山、平邑等地。此外，浙江、湖北、广东、陕西也产。其中以四川、贵州的产量大，品质好。

【采收加工】 多在冬季采收。挖出后，除去须根和泥土，晒干或低温干燥，或选肥嫩者趁鲜切片晒干或低温干燥入药者称为“干姜片”。

【性状】 **干姜**　呈扁平块状，具指状分枝，长3～7cm，厚1～2cm。表面灰黄色或浅灰棕色，粗糙，具纵皱纹和明显的环节。分枝处常有鳞叶残存，分枝顶端有茎痕或芽。质坚实，断面黄白色或灰白色，粉性或颗粒性，内皮层环纹明显，维管束及黄色油点散在。气香、特异，味辛辣。

干姜片　呈不规则纵切片或斜切片，具指状分枝，长1～6cm，宽1～2cm，厚0.2～0.4cm。外皮灰黄色或浅黄棕色，粗糙，具纵皱纹及明显的环节。切面灰黄色或灰白色，略显粉性，可见较多的纵向纤维，有的呈毛状。质坚实，断面纤维性。气香、特异，味辛辣。

【化学成分】 主要化学成分为挥发油，且多为萜类，约占姜的0.25%～3%，其中α-姜烯含量最高，占总挥发油的28.49%，反-β-金合欢烯、α-金合欢烯、β-红没药烯的含量也相对较高。干姜中也含有姜属植物特有成分——姜辣素，主要为6-姜酚、8-姜酚、6-姜烯酚，其中6-姜酚含量最高，占三者总量的一半以上。此外还含有二苯基庚烷类化合物、少量黄酮类、糖苷类、氨基酸、多种维生素和多种微量元素。

【性味与归经】 辛，热。归脾、胃、肾、心、肺经。

【功能与主治】 温中散寒，回阳通脉，温肺化饮。用于脾胃寒证、亡阳证、寒饮喘咳。

【现代研究】 本品具有抗氧化作用，其中主要起作用的成分是姜酮、姜酚、姜脑等化合物，二苯基庚烷类化合物及姜辣素类化合物都有很好的抗氧化活性，此类化合物的脂肪链可以阻断并清除自由基，尤其对AAPH诱导的微粒体抗氧化活性作用明显。干姜中的脂溶性姜酚类化合物具有镇痛抗炎的作用，其水提物和挥发油具有预防血栓形成及抑制血小板聚集的作用；此外，还有抗肿瘤、抗菌作用、抗晕动病、止呕、改善脂质代谢、降血脂、降血糖和增强免疫等作用。

【用法用量】 3～10g，多以姜流浸膏服用。

莪术 Curcumae Rhizoma

【来源】 本品为姜科植物蓬莪术 *Curcuma phaeocaulis* Val、广西莪术 *Curcuma kwangsiensis* S. G. Lee et C. F. Liang 或温郁金 *Curcuma wenyujin* Y. H. Chen et C. Ling 的干燥根茎。后者习称“温莪术”。

【产地】 蓬莪术主产于四川双流、新津、崇州，福建建阳、安乐等地；温莪术主产于浙江瑞安、温州等地；桂莪术主产于广西上思、贵县、横县、大新、邕宁等地。

【采收加工】 秋、冬两季采收。以冬至前后采者质量较佳。挖出后除去茎叶、泥土，取根茎煮或蒸透心为度，取出晒干，放入筐内撞去毛须，筛去杂质即可。

【植物形态】 **蓬莪术** 块根断面黄绿或近白色；叶片上面沿中脉两侧有1～2cm宽的紫色晕，穗状花序，上部苞片粉红色至紫红色，中、下部苞片淡绿色至白色；花冠淡黄色。

广西莪术 根茎卵球形，有或多或少呈横纹状的节，节上有残存的褐色、膜质叶鞘。须根细长，末端常膨大成近纺锤形块根。叶基生，2～5片，直立；叶片椭圆状披针形，先端短渐尖至渐尖，尖头边缘向腹面微卷，基部渐狭，下延，两面被柔毛。穗状花序从根茎抽出，和具叶的营养茎分开；总花梗长7～14cm，花序长约15cm，直径约7cm；花序下部的苞片阔卵形，长约4cm，先端平展，淡绿色，上部的苞片长圆形，斜举，淡红色；花生于下部和中部的苞片腋内；花萼白色，一侧裂至中部，先端有3钝齿；花冠管长2cm，喇叭状，喉部密生柔毛，花冠裂片3片，卵形，长约1cm，后方的1枚较宽，宽约9mm，先端尖，略成兜状，两侧的稍狭；侧生退化雄蕊长圆形，与花冠裂片近等长；唇瓣近圆形，淡黄色，先端3浅圆裂，中部裂片稍长，先端2浅裂，子房被长柔毛。花期5～7月。

温郁金 多年生草本；根茎肉质，肥大，椭圆形或长椭圆形，黄色，芳香；根端膨大呈纺锤状。叶具鞘，叶片椭圆形或长圆形，长35～75cm，宽14～22cm，先端短渐尖或短尾状，基部楔形或渐狭，两面无毛。穗状花序由根茎抽出，圆柱形，稠密。下部苞片绿色，舟状宽卵形，上部苞片紫红色，长圆形，先端钝尖。花2～3朵生于下部苞片内，通常1朵能育；花萼白色，具不规则3齿，花冠白色，喉部被毛，裂片3，后方的一片较大，兜状；侧生退化雄蕊花瓣状，黄色，唇瓣黄色，宽卵形，外折；子房外被柔毛。花期4～5月。

【性状】 **蓬莪术** 呈卵圆形、长卵形、圆锥形或长纺锤形，顶端多钝尖，基部钝圆，长2～8cm，直径1.5～4cm。表面灰黄色至灰棕色，上部环节突起，有圆形微凹的须根痕或残留的须根，有的两侧各有1列下陷的芽痕和类圆形的侧生根茎痕，有的可见刀削痕。体重，质坚实，断面灰褐色至蓝褐色，蜡样，常附有灰棕色粉末，皮层与中柱易分离，内皮层环纹棕褐色。气微香，味微苦而辛。

广西莪术　环节稍突起，断面黄棕色至棕色，常附有淡黄色粉末，内皮层环纹黄白色。

温莪术　断面黄棕色至棕褐色，常附有淡黄色至黄棕色粉末。气香或微香。

【化学成分】　主要含有姜黄素类和挥发油类成分，与郁金的成分有相似之处。其中莪术的挥发油为莪术油，莪术油的主要成分为莪术醇、蒎烯、莰烯、莪术烯、莪术二酮等。

【性味与归经】　辛、苦，温。归肝、脾经。

【功能与主治】　破血行气，消积止痛。用于癥瘕痞块、瘀血经闭、胸痹心痛、食积胀痛。

【现代研究】　本品所含主要化学成分姜黄素具有抗炎作用，一定剂量的姜黄素可以通过直接抑制NF-κB信号转导通路，进而影响IL-6、IL-1α、TNFa、PPAR-α、COX-2等促炎因子来发挥抗炎作用；也可以通过抑制IκB磷酸化，对CpG去甲基化以及抑制LPS诱导的TNF-a和IL-6的分泌等间接影响NF-κB信号转导通路，最终发挥抗炎作用。姜黄素可通过抑制RECK基因启动子区域甲基化，上调RECK基因表达，抑制多种MMP的表达，从而抑制肿瘤的侵袭及转移。而莪术醇也可通过阻滞细胞周期，增加凋亡细胞的百分比来发挥抗肿瘤作用。

【用法用量】　煎服，6～9g，醋制后可加强祛瘀止痛作用，外用适量。孕妇禁用。

姜黄　Curcumae Longae Rhizoma

【来源】　本品为姜科植物姜黄 *Curcuma Longa* L.的干燥根茎。

【产地】　主产于四川犍为、沐川、崇州及双流，福建武平、龙岩，广东佛山、花县、番禺，江西铅山等地。此外，广西、湖北、陕西、台湾、云南等地亦产。

【采收加工】　秋冬两季采收，以冬至前后采收质量较好。挖出根茎后，洗净泥土，煮或蒸至透心，晒至八九成干，置竹笼或撞筐内撞去外皮及毛须，晒干即成。

【性状】　本品呈不规则卵圆形、圆柱形或纺锤形，常弯曲，有的具短叉状分枝，长2～5cm，直径1～3cm。表面深黄色，粗糙，有皱缩纹理和明显环节，并有圆形分枝痕及须根痕。质坚实，不易折断，断面棕黄色至金黄色，角质样，有蜡样光泽，内皮层环纹明显，维管束呈点状散在。气香特异，味苦、辛。嚼之唾液被染成黄色。

【化学成分】　含有较多挥发油，包括单萜、倍半萜、二苯基庚烷类等。用95%乙醇提取姜黄分离得环姜黄素、环去甲氧基姜黄素、异环去甲氧基姜黄素、姜黄素、去氧姜黄素、阿魏酸甲酯、香草醛、对羟基苯甲醛等。其中姜黄素类和挥发油为其主要活性成分。

【性味与归经】　辛、苦，温。归肝、脾经。

【功能与主治】　活血行气，通经止痛。用于治疗血瘀气滞的胸、胁、腹疼痛，经闭、产后腹痛及跌仆损伤，长于行肢臂而治疗风湿肩臂疼痛。

【现代研究】　本品所含总姜黄素的姜黄醇提取物，能显著地降低血清总胆固醇，且降三酰甘油的作用大于降胆固醇的作用。姜黄挥发油对细菌包括金黄色葡萄球菌、肺炎克雷伯杆菌、大肠杆菌、痤疮丙酸杆菌等均表现出一定的抗菌活性，尤其是对金黄色葡萄球菌、痤疮丙酸杆菌及肺炎克雷伯杆菌的抑制率尤为突出；对一些真菌也较为敏感，可见姜黄具有抗菌谱广，抗菌活性强等特点。而姜黄挥发油对肿瘤也有明显的抑制作用和增强免疫功能的作用。此外，姜黄素也具有免疫调节活性、抗肺纤维化、抗炎等药理活性。

【用法用量】　煎服，3～10g，外用适量。

郁金 Curcumae Radix

【来源】 本品为姜科植物温郁金 *Curcuma wenyujin* Y. H. Chen et C. Ling、姜黄 *Curcuma Longa* L.、广西莪术 *Curcuma kwangsiensis* S. G. Lee et C. F. Liang 或蓬莪术 *Curcuma phaeocaulis* Val. 的干燥块根。前两者分别习称“温郁金”和“黄丝郁金”，其余按性状不同习称“桂郁金”或“绿丝郁金”。

【产地】 黄丝郁金主产于四川双流和乐山地区；温郁金主产于浙江温州、瑞安；桂郁金主产于广西南宁、柳州、合浦和广东等地；绿丝郁金等主产于四川双流、崇州、新津等地。

【采收加工】 冬季茎叶枯萎后采挖。挖出后，摘取块根，除去根茎及细根。洗净泥土，按大小分别蒸或煮至透心，以无白心为度。取出晒干即可。切勿烘烤。否则内外分层脱离，影响质量。

【性状】 **温郁金** 呈长圆形或卵圆形，稍扁，有的微弯曲，两端渐尖，长 3.5～7cm，直径 1.2～2.5cm。表面灰褐色或灰棕色，具不规则的纵皱纹，纵纹隆起处色较浅。质坚实，断面灰棕色，角质样；内皮层环明显。气微香，味微苦。

黄丝郁金 呈纺锤形，有的一端细长，长 2.5～4.5cm，直径 1～1.5cm。表面棕灰色或灰黄色，具细皱纹。断面橙黄色，外周棕黄色至棕红色。气芳香，味辛辣。

桂郁金 呈长圆锥形或长圆形，长 2～6.5cm，直径 1～1.8cm。表面具疏浅纵纹或较粗糙网状皱纹。气微，味微辛苦。

绿丝郁金 呈长椭圆形，较粗壮，长 1.5～3.5cm，直径 1～1.2cm。气微，味淡。

【化学成分】 主要包括单萜类、倍半萜类、二萜类、生物碱及其他成分，其中倍半萜是研究焦点，此外还有姜黄素、去甲氧基姜黄素和双去甲氧基姜黄素等姜黄素类成分、多糖以及钙、钾、镁、锰等元素。

【性味与归经】 辛、苦，寒。归肝、心、肺经。

【功能与主治】 活血行气止痛，解郁清心，利胆退黄，凉血。用于气滞血瘀胸胁腹痛、热病神昏、癫痫痰闭、肝胆湿热证、气火上逆之出血证。

【现代研究】 本品具有抗肿瘤活性的物质，如蓬莪术二烯、β-榄香烯等，故具较好抗肿瘤作用；因对 TNF-α 炎症因子有明显抑制作用，具有抗炎、镇痛解热作用；可通过诱导肝脏微粒体细胞色素 P450 及增高还原性谷胱甘肽含量，提高肝脏对毒物的生物转化功能，从而起到保肝作用；可以通过增加机体 SOD 活性，减少自由基产生，从而加强抗氧化活性；可以通过抑制血小板聚集和减少血小板生成，延长凝血时间，从而发挥抗血栓作用；可以改善红细胞功能、降低全血黏度，从而实现通利血脉与活血化瘀的功效；同时它还具有降血脂作用，终止妊娠与抗早孕作用；还具有中枢抑制作用，对治疗癫痫、精神分裂有较好疗效。

【用法用量】 煎服，3～10g，不宜与丁香、母丁香同用。

高良姜 Alpiniae Officinarum Rhizoma

【来源】 本品为姜科植物高良姜 *Alpinia officinarum* Hance 的干燥根茎。

【产地】 主产于广东徐闻、海康、遂溪、东莞，广西陆川、博白，海南陵水、屯昌、琼海，云南文山、思茅、红河、西双版纳等地。在江西、福建、台湾等地亦有少量分布。以广东雷州半岛徐闻、海康为道地产区，种植面积大，产量高，质优。

【采收加工】 夏末初秋挖取 4～6 年生的根茎，洗净，除去须根及地上茎，剥去残留鳞片，切成长约 5～7cm 的段节，晒干。

【性状】 本品呈圆柱形，多弯曲，有分枝，长 5～9cm，直径 1～1.5cm。表面棕红色至暗褐色，有细密的纵皱纹和灰棕色的波状环节，节间长 0.2～1cm，一面有圆形的根痕。质坚韧，不易折断，断面灰棕色或红棕色，纤维性，中柱约占1/3。气香，味辛辣。

【化学成分】 主要包括单萜类、倍半萜类、二萜类、生物碱类及其他成分，其中倍半萜是研究焦点，此外还有姜黄素、去甲氧基姜黄素和双去甲氧基姜黄素等姜黄素类成分、多糖以及钙、钾、镁、锰等元素。

【性味与归经】 辛，热。归脾、胃经。

【功能与主治】 散寒止痛，温中止呕。用于脘腹冷痛、胃寒呕吐、嗳气吞酸。

【现代研究】 本品黄酮类成分可通过减少自由基的产生和清除自由基两个方面来避免氧化损伤，故具有良好抗氧化作用；高良姜总黄酮能够抑制肿瘤细胞增殖，促进细胞凋亡，故具有良好抗肿瘤作用；对多种细菌和真菌均有明显的抑制作用，是研究开发新的抗菌药物的理想资源；对物理性和化学性刺激所致疼痛有显著镇痛作用，临床上多用于脘腹冷痛等病症的治疗；在消化系统方面具抗胃溃疡及保护胃黏膜，调节胃肠运动，止呕等作用；其他还具有降血糖、抗凝血、改善记忆力等功效。

【用法用量】 煎服，3～6g。研末服，每次3g。

天麻　Gastrodiae Rhizoma

【来源】 本品为兰科植物天麻 *Gastrodia elata* Bl. 的干燥块茎。

【产地】 主产于贵州大方、威宁、赫章、毕节、贵阳、遵义、正安、湄潭、务川、德江、桐梓，四川宜宾、乐山、凉山、雅安、通江、广元、平武、南江，重庆万州，云南昭通、彝良、镇雄，陕西汉中、宁强、勉县、南郑、城固，湖北恩施、利川等地。河南、甘肃、吉林等地亦产。近代野生天麻的道地产区在西南，云南昭通地区、贵州毕节地区、四川宜宾、乐山、峨眉、溯岷江而上至雅安地区为天麻的著名产区，尤以云南昭通地区和贵州毕节地区所产的天麻质优而驰名。栽培天麻以陕西、湖北、湖南、安徽、河南产量大。

【采收加工】 一般在立冬后至次年清明前挖取地下茎。冬季或春初采挖者，习称“冬麻”，体重饱满质优；春季或夏季采挖者，习称“春麻”，皮多皱缩、体轻质次。挖出块茎后，洗净泥土，除去地上茎，及时擦去粗皮，浸入明矾水中，半小时后捞出，蒸至无白心为度，取出晾至半干，再晒干或烘干。

【植物形态】 植株高30～100cm，有时可达2m；根状茎肥厚，块茎状，椭圆形至近哑铃形，肉质，长8～12cm，直径3～5（7）cm，有时更大，具较密的节，节上被许多三角状宽卵形的鞘。茎直立，橙黄色、黄色、灰棕色或蓝绿色，无绿叶，下部被数枚膜质鞘。总状花序长5～30（50）cm，通常具30～50朵花；花苞片长圆状披针形，长1～1.5cm，膜质；花梗和子房长7～12mm，略短于花苞片；花扭转，橙黄、淡黄、蓝绿或黄白色，近直立；萼片和花瓣合生成的花被筒长约1cm，直径5～7mm，近斜卵状圆筒形，顶端具5枚裂片，但前方亦即两枚侧萼片合生处的裂口深达5mm，筒的基部向前方凸出；外轮裂片（萼片离生部分）卵状三角形，先端钝；内轮裂片（花瓣离生部分）近长圆形，较小；唇瓣长圆状卵圆形，长6～7mm，宽3～4mm，3裂，基部贴生于蕊柱足末端与花被筒内壁上并有一对肉质胼胝体，上部离生，上面具乳突，边缘有不规则短流苏；蕊柱长5～7mm，有短的蕊柱足。蒴果倒卵状椭圆形，长1.4～1.8cm，宽8～9mm。花果期5～7月。

【性状】 本品呈椭圆形或长条形，略扁，皱缩而稍弯曲，长3～15cm，宽1.5～6cm，厚0.5～2cm。表面黄白色至黄棕色，有纵皱纹及由潜伏芽排列而成的横环纹多轮，有时可见棕褐色菌索。顶端有红棕色至深棕色鹦嘴状的芽或残留茎基；另端有圆脐形疤痕。质坚硬，不易折断，断面较平坦，黄白色至淡棕色，角质样。气微，味甘。

【化学成分】 含有天麻苷（天麻素）、天麻苷元、天麻醚苷、派立辛、香草醇、甾醇、对羟基苯甲醛、柠檬酸、琥珀酸等。

【性味与归经】 甘，平。归肝经。

【功能与主治】 息风止痉，平抑肝阳，祛风通络。用于小儿惊风、癫痫抽搐、破伤风、头痛眩晕、手足不遂、肢体麻木、风湿痹痛。

【现代研究】 本品中所含有的天麻素、香荚兰醇和香荚兰醛等成分具有非常明显的抗惊厥作用，可延长惊厥的潜伏期，降低惊厥引起的死亡率；具有改善记忆的作用，天麻素为主要作用成分；天麻素与天麻苷元具有镇痛镇静效果；天麻多糖具良好降血压作用；具有增加机体非特异性免疫功能以及特异性免疫功能的作用，还具有促进病毒诱生干扰素的作用；具有抗血小板聚集的作用，并能够降低花生四烯酸（AA）诱发的急性肺血栓所致的死亡率，另外天麻素和天麻苷元也具有相似的作用。天麻素在药理上具有抗惊厥、抗癫痫、镇静以及催眠的效果。

【用法用量】 煎服，3～10g。研末冲服，每次 1～1.5g。

山慈菇　Cremastrae Pseudobulbus Pleiones Pseudobulbus

【来源】 本品为兰科植物杜鹃兰 *Cremastra appendiculata*（D. Don）Makino、独蒜兰 *Pleione bulbocodioides*（Franch.）Rolfe 或云南独蒜兰 *Pleione yunnanensis* Rolfe 的干燥假鳞茎。前者习称“毛慈菇”，后二者习称“冰球子”。

【产地】 毛慈菇主产于贵州石阡、雷山、普定、安龙、贵定、贵阳，四川都江堰、汉源、雅安。冰球子主产于贵州雷公山、黄平、榕江、贞丰、兴仁、贵定、梵净山、威宁、纳雍、盘县、安龙、普安、望谟、开阳、贵阳。

【采收加工】 现多在 10～12 月果落后采挖假鳞茎。除去茎叶，抖净泥土，晒干。有的地区在秋季花谢后采挖，除去茎叶、须根，洗净泥沙，置沸水锅上蒸至透心，取出摊开晒干或烘干。

【性状】 **毛慈菇**　不规则扁球形或圆锥形，顶端渐突起，基部有须根痕。表面黄棕色或棕褐色，有纵皱纹或纵沟，中部有 2～3 条微突起的环节，节上有丝状纤维。质坚硬，难折断，断面灰白色或黄白色，略呈角质。气微，味淡，带黏性。

冰球子　圆锥形、瓶颈状或不规则团块。顶端渐尖，尖端断头处呈盘状，基部膨大且圆平，中央凹入，有 1～2 条环节，多偏向一侧。撞去外皮者表面黄白色，带表皮者浅棕色，光滑，有不规则皱纹。断面浅黄色，角质半透明。

【化学成分】 中药山慈菇为兰科植物杜鹃兰、独蒜兰和云南独蒜兰的干燥假鳞茎，其中杜鹃兰是主流品种。近年来，国内外学者对山慈菇的两个品种杜鹃兰和独蒜兰的化学成分陆续进行了研究，从其假鳞茎中分离鉴定了 57 个化合物，从全草中分离鉴定了 2 个化合物，共 59 个化合物。其中从独蒜兰假鳞茎中分离鉴定了 31 个化合物，主要为二氢菲类和联苄类化合物；从杜鹃兰假鳞茎中分离鉴定了 26 个化合物，主要为菲类、苷类和芳香类化合物。还未见关于云南独蒜兰化学成分研究报道。

【性味与归经】 甘、微辛，凉。归肝、脾经。

【功能与主治】 清热解毒，化痰散结。用于痈肿疔毒、瘰疬痰核、蛇虫咬伤、癥瘕痞块。

【现代研究】 本品所含秋水仙碱对急性痛风性关节炎有治疗作用，可在几个小时内使关节的红肿热痛消失，故具有良好抗痛风作用；具有抗血管生成活性作用，是脉络膜血管新生的有效的抑制剂，可作为一种新的抗血管生成抑素，应用于血管增生性视网膜病变和肿瘤的治疗；可选择性地阻断 M3 受体，而且没有 M3 受体拮抗剂产生的中枢神经系统副作用，在治疗呼吸系统紊乱（如慢性肺阻塞）和其他如过敏性肠胃综合征等方面有潜在的开发价值；

能上调酪氨酸酶活性的物质，有可能应用于治疗色素障碍性皮肤病；此外还具有良好的抗肿瘤和抗菌作用。

【用法用量】 煎服，3～9g，外用适量。

白及　Bletillae Rhizoma

【来源】 本品为兰科植物白及 *Bletilla striata*（Thunb.）Reichb. f. 的干燥块茎。

【产地】 主产于贵州安龙、兴义、普安、晴隆、安顺、都匀、独山、关岭、镇远、罗甸、望谟、沿河、印江、松桃，四川内江、绵阳，湖南大康、桑植，湖北咸宁、鹤峰、始康，安徽池州，河南灵宝、栾川，浙江临海、淳安，陕西渭南等地及云南、江西、甘肃、江苏、广西等省区。以贵州产量最大，质量亦好，销往全国及出口。

【采收加工】 夏、秋两季（8～10 月）采挖，野生白及多在秋末冬初采挖。除去茎叶及须根，洗净泥沙，置沸水中煮或蒸至无白心，晒至半干，除去外皮，晒干。亦可于鲜时纵切成片，直接晒干。

【性状】 本品呈不规则扁圆形，多有 2～3 个爪状分枝，长 1.5～5cm，厚 0.5～1.5cm。表面灰白色或黄白色，有数圈同心环节和棕色点状须根痕，上面有突起的茎痕，下面有连接另一块茎的痕迹。质坚硬，不易折断，断面类白色，角质样。气微，味苦，嚼之有黏性。

【化学成分】 主要有联苄类、二氢菲类、联菲类、联菲醚类、菲并吡喃类、联苄葡萄糖苷类、甾体、三萜等，其中联苄类和二氢菲类是白及块茎的主要活性成分。此外，近现代研究发现，白及中还含有齐墩果酸-3-*O*-α-L-鼠李糖-(1→2)-β-D-吡喃葡萄糖苷和 5-羟甲基-2-呋喃甲醛等抗肿瘤活性物质。

【性味与归经】 苦、甘、涩，寒。归肺、胃、肝经。

【功能与主治】 收敛止血，消肿生肌。用于咯血、吐血、外伤出血、疮疡肿毒、皮肤皲裂。

【现代研究】 本品中的白及胶能选择性地进入肿瘤组织并聚集，从而抑制肿瘤栓后侧支循环的再形成，为理想的肿瘤血管栓塞剂；有诱导肿瘤细胞凋亡的作用，故具有良好的抗肿瘤作用；可通过抑制脂质过氧化反应促进胃黏膜修复从而起到抗实验性胃溃疡作用；具有确切的体外广谱抑菌活性，乙酸乙酯部位是其主要的活性部位，尤其对金黄色葡萄球菌和耐甲氧西林金黄色葡萄球菌有明显的抑菌作用；白及胶浆对金黄色葡萄球菌、铜绿假单胞菌和链球菌均有较强的抑制作用，易在局部形成保护膜，可控制和防止感染，有利于烧、烫伤创面愈合；具有多方面的免疫活性，对免疫调节因子的表达有诱导功效，可活化巨噬细胞；此外还具有促进骨髓造血，促进伤口愈合，防龋及修复牙槽骨缺损作用。

【用法用量】 煎服，6～15g；研末吞服 3～6g。外用适量。不宜与川乌、制川乌、草乌、制草乌、附子同用。

根及根茎类中药材图片信息请扫描下方二维码：

根及根茎类彩图1

根及根茎类彩图2

根及根茎类彩图3

第九章　茎木类中药材

茎木类中药材，包括木本植物的茎藤，如关木通、海风藤、大血藤、鸡血藤等。草本植物茎藤，如首乌藤、天仙藤；茎枝，如桂枝、桑枝、桑寄生等；茎刺，如皂角刺；茎的翅状附属物，如鬼箭羽；也有仅用茎的髓部，如通草、小通草、灯心草等。木类中药，指木本植物茎形成层以内的木质部部分入药，通称木材。木材又分边材和心材，边材形成较晚，含水分较多，颜色稍浅，亦称液材。心材形成较早，位于木质部内方，蓄积较多的物质，如树脂、树胶、丹宁、油类等，颜色较深，质地较致密。木类中药多采用心材部分，如沉香、阵香、苏木等，木材常因形成的季节不同，而出现年轮。

性状鉴别一般应注意其形状、大小、粗细、表面、颜色、质地、折断面以及气、味。如是带叶的茎枝，叶则按叶类中药的要求进行观察。木质藤本和茎枝，多呈圆柱形或扁圆柱形，有的扭曲不直，粗细大小不一；黄棕色，少数具特殊颜色，如大血藤呈红紫色。外表粗糙，可见深浅不一的裂纹及皮孔，节膨大，具叶痕及枝痕。质地坚实。断面纤维性或裂片状，木部占大部分，呈放射状排列；有的小孔明显可见，如青风藤；有的可见特殊的环纹，如鸡血藤。气味常可以帮助鉴别，如海风藤味苦，有辛辣感，青风藤味苦而无辛辣感。草质藤茎较细长，多呈圆柱形，有的可见数条纵向的隆起棱线，也有呈方柱形者。表面多呈浅黄绿色，节和节间、叶痕均较明显。质脆，易折断。断面可见明显的髓部，类白色，疏松，有的呈空洞状。木类中药多呈不规则的块状，厚片状或长条状。表面颜色不一，有的具有棕褐色树脂状条纹或斑块；有的因形成季节不同而出现年轮。质地和气味常可以帮助鉴别，如沉香质重，具香气；白木香质轻，香气较淡。

海风藤　Piperis Kadsurae Caulis

【来源】 本品为胡椒科植物风藤 *Piper kadsura*（Choisy）Ohwi 的干燥藤茎。

【产地】 主产于福建、浙江、广东、台湾等省。

【采收加工】 夏秋两季采割，除去根、叶，晒干。

【性状】 呈扁圆柱形，微弯曲，长 15～60cm，直径 0.3～2cm。表面灰褐色或褐色，粗糙，有纵向棱状纹理及明显的节，节间长 3～12cm，节部膨大，上生不定根。体轻，质脆，易折断，断面不整齐，皮部窄，木部宽广，灰黄色，导管孔多数，射线灰白色，放射状排列，皮部与木部交界处常有裂隙，中心有灰褐色髓。

【化学成分】 主含海风藤酮、海风藤酚、甲基海风藤酚、海风藤素 A～L、风藤素 F、风藤素 M、风藤烯酮，以及挥发油等。

【性味与归经】 气香，味微苦、辛微温。归肝经。

【功能与主治】 祛风湿，通经络，止痹痛。用于风寒湿痹、肢节疼痛、筋脉拘挛、屈伸不利。

【现代研究】 本品有抗炎、镇痛、抑制血小板活化、抗脑缺血及抑制着床等作用。

【用法用量】 6～12g。

川木通　Clematidis Armandii Caulis

【来源】 本品为毛茛科植物小木通 *Clematis armandii* Franch. 或绣球藤 *Clematis montana* Buch. -Ham. 的干燥藤茎。

【产地】 主产于四川，湖南、陕西、贵州等省亦产。

【采收加工】 春、秋二季采收，除去粗皮，晒干，或趁鲜切薄片，晒干。

【性状】 呈长圆柱形，略扭曲，长 50～100cm，直径 2～3.5cm。表面黄棕色或黄褐色，有纵向凹沟及棱线；节处多膨大，有叶痕及侧枝痕。残存皮部易撕裂。质坚硬，不易折断。切片厚 2～4mm，边缘不整齐，残存皮部黄棕色，木部浅黄棕色或浅黄色，有黄白色放射状纹理及裂隙，其间布满导管孔，髓部较小，类白色或黄棕色，偶有空腔。气微，味淡。

【化学成分】 主含齐墩果酸、常春藤皂苷、β-谷甾醇等三萜皂苷类、甾体类化合物。

【性味与归经】 苦，寒。归心、小肠、膀胱经。

【功能与主治】 利尿通淋，清心除烦，通经下乳。用于淋证、水肿、心烦尿赤、口舌生疮、经闭乳少、湿热痹痛。

【现代研究】 本品能促进电解质排泄，特别是 Na^+ 的排出，对于肝硬化、心源性水肿、肾源性水肿均有明显的利尿作用，对于乳汁不通、尖锐湿疣、泌尿系结石、前列腺肥大等亦有疗效；具有一定的杀菌能力，对金黄色葡萄球菌、大肠杆菌、铜绿假单胞菌、变形杆菌均有作用。

【用法用量】 3～6g。

木通　Akebiae Caulis

【来源】 本品为木通科植物木通 *Akebia quinata*（Thunb.）Decne.、三叶木通 *Akebia trifoliata*（Thunb.）Koidz. 或白木通 *Akebia trifoliata*（Thunb.）Koidz. var. *australis*（Diels）Rehd. 的干燥藤茎。

【产地】 木通主产于江苏、浙江、安徽、江西等省；三叶木通主产于浙江省；白木通主产于四川省。

【采收加工】 秋季采收，截取茎部，除去细枝，阴干。

【性状】 呈圆柱形，常稍扭曲，长 30～70cm，直径 0.5～2cm。表面灰棕色至灰褐色，外皮粗糙而有许多不规则的裂纹或纵沟纹，具突起的皮孔。节部膨大或不明显，具侧枝断痕。体轻，质坚实，不易折断，断面不整齐，皮部较厚，黄棕色，可见淡黄色颗粒状小点，木部黄白色，射线呈放射状排列，髓小或有时中空，黄白色或黄棕色。气微，味微苦而涩。

【化学成分】 主含木通苯乙醇苷 B、槲皮素、咖啡酸、对香豆酸、齐墩果酸和山奈醇等三萜皂苷类、黄酮类、不饱和脂肪酸类化合物。

【性味与归经】 苦，寒。归心、小肠、膀胱经。

【功能与主治】 利尿通淋，清心除烦，通经下乳。用于淋证，水肿，心烦尿赤，口舌生疮，经闭乳少，湿热痹痛。

【现代研究】 本品有抗炎、抗菌、利尿、抗肿瘤等作用。

【用法用量】 3～6g。

大血藤　Sargentodoxae Caulis

【来源】 本品为木通科植物大血藤 *Sargentodoxa cuneata*（Oliv.）Rehd. et Wils. 的干燥藤茎。

【产地】 主产于湖北、四川、江西、河南。

【采收加工】 秋、冬二季采收，除去侧枝，截段，干燥。

【植物形态】 落叶木质藤本，长达到10余米。藤径粗达9cm，全株无毛；当年枝条暗红色，老树皮有时纵裂。3出复叶，或兼具单叶，稀全部为单叶；叶柄长与3～12cm；小叶革质，顶生小叶近棱状倒卵圆形，长4～12.5cm，宽3～9cm，先端急尖，基部渐狭成6～15mm的短柄，全缘，侧生小叶斜卵形，先端急尖，基部内面楔形，外面截形或圆形，上面绿色，下面淡绿色，干时常变为红褐色，比顶生小叶略大，无小叶柄。总状花序长6～12cm，雄花与雌花同序或异序，同序时，雄花生于基部；花梗细，长2～5cm；苞片1枚，长卵形，膜质，长约3mm，先端渐尖。种子卵球形，长约5mm，基部截形；种皮，黑色，光亮，平滑；种脐显著。花期4～5月，果期6～9月。

【性状】 呈圆柱形，略弯曲，长30～60cm，直径1～3cm。表面灰棕色，粗糙，外皮常呈鳞片状剥落，剥落处显暗红棕色，有的可见膨大的节和略凹陷的枝痕或叶痕。质硬，断面皮部红棕色，有数处向内嵌入木部，木部黄白色，有多数细孔状导管，射线呈放射状排列。气微，味微涩。

【化学成分】 主含红景天苷、绿原酸、没食子酸、原儿茶酸等酚类、皂苷类化合物，还含木脂素类、挥发油类化合物。

【性味与归经】 苦，平。归大肠、肝经。

【功能与主治】 清热解毒，活血，祛风止痛。用于肠痈腹痛、热毒疮疡、经闭、痛经、跌仆肿痛、风湿痹痛。

【现代研究】 本品有抗病原微生物、抗炎、抗肿瘤、免疫抑制等作用。大血藤所含皂苷、绿原酸、鞣质等成分，分别对大肠埃希菌、肺炎克雷伯杆菌、粪肠球菌、铜绿假单胞菌、金黄色葡萄球菌、白色葡萄球菌、卡他球菌及甲型链球菌等细菌表现出抗菌活性；所含三萜皂苷类化合物具有明显抗病毒活性；大血藤可影响细胞或血清中炎性因子水平，具有广泛的抗炎作用；大血藤中绿原酸、*N*-(对-羟基苯乙基)阿魏酸酰胺对人慢性髓性白血病K562细胞有抑制作用，缩合鞣质B2对小鼠乳腺癌tsFT210细胞和K562细胞均显示G2/M期抑制作用，具有抗癌活性；大血藤可影响巨噬细胞活性，进而影响一些细胞因子的分泌，具有免疫抑制作用；大血藤多糖对异丙肾上腺素所致的亚急性心肌缺血损伤有一定的保护作用。还有抑制血小板聚集、扩张冠状动脉、增加冠脉流量、抑制血栓形成等作用。

【用法用量】 9～15g。

苏木 Sappan Lignum

【来源】 本品为豆科植物苏木 *Caesalpinia sappan* L. 的干燥心材。

【产地】 主产于台湾、广东、广西、贵州。

【采收加工】 多于秋季采伐，除去白色边材，干燥。

【性状】 呈长圆柱形或对剖半圆柱形，长10～100cm，直径3～12cm。表面黄红色至棕红色，具刀削痕，常见纵向裂缝。质坚硬。断面略具光泽，年轮明显，有的可见暗棕色、质松、带亮星的髓部。气微，味微涩。

【化学成分】 主含巴西苏木素、原苏木素B、苏木查尔酮等黄酮类化合物，还含挥发油、有机酸及鞣质等成分。

【性味与归经】 甘、咸，平。归心、肝、脾经。

【功能与主治】 活血祛瘀，消肿止痛。用于跌仆损伤、骨折筋伤、瘀滞肿痛、经闭痛经、产后瘀阻、胸腹刺痛、痈疽肿痛。

【现代研究】 本品有增强心肌收缩力，增加冠脉流量，促进微循环，抑制血小板聚集作用。尚有镇静、催眠、抑菌、消炎、抑制免疫、抗肿瘤等作用。

【用法用量】 3～9g。

鸡血藤　Spatholobi Caulis

【来源】 本品为豆科植物密花豆 *Spatholobus suberectus* Dunn 的干燥藤茎。

【产地】 主产于广东、广西、云南等省区。

【采收加工】 秋、冬二季采收，除去枝叶，切片，晒干。

【植物形态】 常绿木质藤本，无毛，新枝暗绿色，基部宿存有数枚三角状芽鳞。茎暗紫绿色，有灰白色皮孔，主根黄褐色，横切面暗紫色。叶纸质，椭圆形或卵状椭圆形，长 6～13cm，宽 3～6cm，先端骤狭短急尖或渐尖，基部阔楔形或圆钝，全缘或有疏离的胼胝质小齿，侧脉每边 7～10 条，干后两面近同色，下面具密被极细的白腺点。花单性同株。聚合果近球形，直径 5～10cm，成熟心皮倒卵圆形，顶端厚革质，具 4～5 角。花期 5～6 月，果熟期 9 月。

【性状】 椭圆形、长矩圆形或不规则的斜切片，厚 0.3～1cm。栓皮灰棕色，有的可见灰白色斑，栓皮脱落处显红棕色。质坚硬。切面木部红棕色或棕色，导管孔多数，韧皮部有树脂状分泌物呈红棕色至黑棕色，与木部相间排列呈数个同心性椭圆形环或偏心性半圆形环；髓部偏向一侧。气微，味涩。

【化学成分】 主含表儿茶素、芒柄花素等黄酮类化合物，还含挥发油、萜类、甾醇类、蒽醌类、内酯类等化合物。

【性味与归经】 苦、甘，温。归肝、肾经。

【功能与主治】 活血补血，调经止痛，舒筋活络。用于月经不调、痛经、经闭、风湿痹痛、麻木瘫痪、血虚萎黄。

【现代研究】 本品有扩张血管、抗血小板凝集、降血脂、改善动脉粥样硬化、促进造血、镇痛、抗肿瘤、抗病毒等作用。鸡血藤可降低血浆中的 SOD 和 IPO，降低血清胆固醇（CH）和甘油三酯（TG），升高高密度脂蛋白（HDL），降低低密度脂蛋白（LDL），具有降低血脂和抗脂质过氧化的双重作用；鸡血藤总黄酮可促进机体分泌 IL-3、调节 EPO 水平，促进红细胞造血，具有抗贫血作用；鸡血藤具有一定抑制 Hela 肿瘤细胞增殖及其诱发的移植性肿瘤作用；还具有明显抑制柯萨奇 B3 病毒的致细胞病变作用。

【用法用量】 9～15g。

降香　Dalbergiae Odoriferae Lignum

【来源】 本品为豆科植物降香檀 *Dalbergia odorifera* T. Chen 树干和根的干燥心材。

【产地】 主产于广东、海南等省。

【采收加工】 全年均可采收，除去边材，阴干。

【性状】 呈类圆柱形或不规则块状。表面紫红色或红褐色，切面有致密的纹理。质硬，有油性。气微香，味微苦。

【化学成分】 主含橙花叔醇、2,4-二甲基-2,4-二庚烯醛、氧化石竹烯等挥发油类及黄酮类化合物。

【性味与归经】 辛，温。归肝、脾经。

【功能与主治】 化瘀止血，理气止痛。用于吐血、衄血、外伤出血、肝郁胁痛、胸痹刺痛、跌仆伤痛、呕吐腹痛。

【现代研究】 本品有抗凝、抗血栓、显著增加冠脉流量、减慢心率、轻度增加心跳增幅作用。尚有抗惊厥、镇痛作用。

【用法用量】 9～15g，后下。外用适量，研细末敷患处。

沉香 Aquilariae Lignum Resinatum

【来源】 本品为瑞香科植物白木香 *Aquilaria sinensis*（Lour.）Gild 含有树脂的木材。

【产地】 主产于广东、海南、广西、福建等省区。

【采收加工】 全年均可采收，割取含树脂的木材，除去不含树脂的部分，阴干。

【植物形态】 乔木，高 5～15m，树皮暗灰色，几平滑，纤维坚韧；小枝圆柱形，具皱纹，幼时被疏柔毛，后逐渐脱落，无毛或近无毛。叶革质，圆形、椭圆形至长圆形，有时近倒卵形，长 5～9cm，宽 2.8～6cm，先端锐尖或急尖而具短尖头，基部宽楔形，上面暗绿色或紫绿色，光亮，下面淡绿色，两面均无毛，侧脉每边 15～20，在下面更明显，小脉纤细，近平行，不明显，边缘有时被稀疏的柔毛；叶柄长 5～7mm，被毛。花芳香，黄绿色，多朵，组成伞形花序。花期春、夏，果期夏、秋。

【性状】 呈不规则块、片状或盔帽状，有的为小碎块。表面凹凸不平，有刀痕，偶有孔洞，可见黑褐色树脂与黄白色木部相间的斑纹，孔洞及凹窝表面多呈朽木状。质较坚实，断面刺状。气芳香，味苦。

【化学成分】 主含沉香四醇、白木香酸等倍半萜类、2-(2-苯乙基）色酮类、芳香族类、脂肪酸类化合物。

【性味与归经】 辛、苦，微温。归脾、胃、肾经。

【功能与主治】 行气止痛，温中止呕，纳气平喘。用于胸腹胀闷疼痛、胃寒呕吐呃逆、肾虚气逆喘急。

【现代研究】 本品有促进消化液与胆汁分泌、麻醉、止痛、肌松、抗菌等作用。沉香可对胃肠平滑肌直接作用，有促进消化液与胆汁分泌的作用；所含苄基丙酮是止咳的有效成分，能促进气管抗组胺作用，从而发挥止喘效果；所含沉香螺旋醇具有中枢抑制作用，具有氯丙嗪样的安定作用；沉香煎剂对结核杆菌、伤寒杆菌、福氏痢疾杆菌均有较强的抗菌作用。

【用法用量】 1～5g，后下。

通草 Tetrapanacis Medulla

【来源】 本品为五加科植物通脱木 *Tetrapanax papyrifer*（Hook.）K. Koch 的干燥茎髓。

【产地】 主产于贵州、云南、四川、湖北等省。

【采收加工】 秋季割取 2～3 年生植物的茎干，截段，趁新鲜用细木棍顶出茎髓，理直后晒干。

【性状】 呈圆柱形，长 20～40cm，直径 1～2.5cm。表面白色或淡黄色，有浅纵沟纹。体轻，质松软，稍有弹性，易折断，断面平坦，显银白色光泽，中部有直径 0.3～1.5cm 的空心或半透明的薄膜，纵剖面呈梯状排列，实心者少见。气微，味淡。

【化学成分】 主含三萜及三萜皂苷类化合物，还含多糖、甾苷、黄酮类、苯衍生物类及神经酰胺类等。

【性味与归经】 甘、淡，微寒。归肺、胃经。

【功能与主治】 清热利尿，通气下乳。用于湿热淋证、水肿尿少、乳汁不下。

【现代研究】 本品有利尿、增加尿钾排出量、促进乳汁分泌、调节免疫、抗氧化、抗炎、解热等作用。

【用法用量】 3～5g。

络石藤 Trachelospermi Caulis et Folium

【来源】 本品为夹竹桃科植物络石 *Trachelospernzum jasminoides*（Lindl.）Lem. 的干

燥带叶藤茎。

【产地】 主产于江苏、湖北、山东。

【采收加工】 冬季至次春采割，除去杂质，晒干。

【性状】 茎呈圆柱形，弯曲，多分枝，长短不一，直径1～5mm；表面红褐色，有点状皮孔和不定根；质硬，断面淡黄白色，常中空。叶对生，有短柄；展平后叶片呈椭圆形或卵状披针形，长1～8cm，宽0.7～3.5cm；全缘，略反卷，上表面暗绿色或棕绿色，下表面色较淡；革质。气微，味微苦。

【化学成分】 主含络石苷、牛蒡苷等木质素类及黄酮类化合物，还含三萜类、生物碱类等化合物。

【性味与归经】 苦，微寒。归心、肝、肾经。

【功能与主治】 祛风通络，凉血消肿。用于风湿热痹、筋脉拘挛、腰膝酸痛、喉痹、痈肿、跌仆损伤。

【现代研究】 本品有抗炎、镇痛、降血压、降脂、抗疲劳、镇静催眠等作用。

【用法用量】 6～12g。

钩藤　Uncariae Ramulus cum Uncis

【来源】 本品为茜草科植物钩藤 *Uncaria rhynchophylla*（Miq.）Miq. ex Havil.、大叶钩藤 *Uncaria macrophylla* Wall.、毛钩藤 *Uncaria hirsuta* Havil.、华钩藤 *Uncaria sinensis*（Oliv.）Havil. 或无柄果钩藤 *Uncaria sessilifructus* Roxb. 的干燥带钩茎枝。

【产地】 钩藤主产于广西、广东、湖北、湖南等省区；大叶钩藤主产于广西、广东、云南等省区；华钩藤主产于广西、贵州、湖南、湖北等省区；无柄果钩藤主产于广东、广西、云南等省区。

【采收加工】 秋、冬两季采收有钩的嫩枝，剪成短段，晒干。

【植物形态】 藤本；嫩枝较纤细，方柱形或略有4棱角，无毛。叶纸质，椭圆形或椭圆状长圆形，长5～12cm，宽3～7cm，两面均无毛，干时褐色或红褐色，下面有时有白粉，顶端短尖或骤尖，基部楔形至截形，有时稍下延；侧脉4～8对，脉腋窝陷有黏液毛；叶柄长5～15mm，无毛；托叶狭三角形，深2裂达全长2/3，外面无毛，里面无毛或基部具黏液毛，裂片线形至三角状披针形。头状花序不计花冠直径5～8mm，单生叶腋，总花梗具一节，苞片微小，或成单聚伞状排列，总花梗腋生，长5cm。果序直径10～12mm；小蒴果长5～6mm，被短柔毛，宿存萼裂片近三角形，长1mm，星状辐射。花、果期5～12月。

【性状】 茎枝呈圆柱形或类方柱形，长2～3cm，直径0.2～0.5cm。表面红棕色至紫红色者具细纵纹，光滑无毛；黄绿色至灰褐色者有的可见白色点状皮孔，被黄褐色柔毛。多数枝节上对生两个向下弯曲的钩（不育花序梗），或仅一侧有钩，另一侧为突起的疤痕；钩略扁或稍圆，先端细尖，基部较阔；钩基部的枝上可见叶柄脱落后的窝点状痕迹和环状的托叶痕。质坚韧，断面黄棕色，皮部纤维性，髓部黄白色或中空。气微，味淡。

【化学成分】 主含钩藤碱、异钩藤碱、去氢钩藤碱等生物碱类化合物，还含黄酮类、三萜类和苷类化合物。

【性味与归经】 甘，凉。归肝、心包经。

【功能与主治】 息风定惊，清热平肝。用于肝风内动、惊痫抽搐、高热惊厥、感冒夹惊、小儿惊啼、妊娠子痫、头痛眩晕。

【现代研究】 本品有抗癫痫、镇静、抗精神依赖、降血压、抗心率失常、抗脑缺血等作用。钩藤可调节中枢多巴胺（DA）系统，能够增高脑内高香草酸（HVA）及3,4-二羟苯乙酸（DOPAC）含量，抑制中枢神经系统突触传递，降低海马脑片CAI区顺向诱发PS的幅度，从而表现出明显的镇静和抗癫痫作用；通过扩张血管，降低心输出量和组织外源钙离子内流来起到直接降压作用，又能通过阻断神经传导，降低神经递质分泌来起到间接降压作用；通过阻滞钙离子，抑制多离子通道，抑制心率、房室和希氏束向蒲氏纤维传导来起到抗心率失常作用；通过减少NO生成量，并抑制脑内氮气加速系统活性，抑制自由基产生，达到对脑的保护作用。

【用法用量】 3～12g，后下。

茎木类中药材图片信息请扫描下方二维码：

茎木类彩图

第十章　皮类中药材

皮类中药材通常是指来源于被子植物（其中主要是双子叶植物）和裸子植物的茎干、枝和根的形成层以外部分的药材。它由外向内依次为周皮、皮层、初生和次生韧皮部。其中大多为木本植物茎干的皮，少数为根皮或枝皮。

性状鉴别分为以下几个方面。

1. 形状

老树的干皮，多粗大而厚，呈长条状或板片状；枝皮呈细条状或卷筒状；根皮呈短片状或短小筒状。

① 管状或筒状：皮片向内弯曲至两侧相接近呈管状，这类形状常见于加工时用抽心法抽去木质部的皮类中药材，如牡丹皮。

② 单卷筒状：皮片一侧向内表面卷曲，以至两侧重叠，如肉桂。

③ 双卷筒状：皮片两侧各自向内卷成管状，如厚朴。

④ 复卷筒状：几个单卷或双卷的皮重叠在一起呈筒状。

⑤ 槽状或半管状：皮片向内弯曲呈半圆形。

⑥ 弯曲：皮片多数横向向内弯曲，通常取自枝干或较小的茎干的皮易收缩而成弯曲状。

⑦ 反曲：皮片向外表面略弯曲，皮的外层呈凹陷状，如石榴树皮。

⑧ 平坦：皮片呈板片状，较平整，如杜仲、黄柏等。

2. 表面

（1）外表面　指皮的外面。通常为木栓层，颜色多为灰黑色、灰褐色、棕褐色或棕黄色等，有的树干皮的外表面常有斑片状的地衣、苔藓等物附生，呈现不同颜色等。有的外表面常有纵横裂纹或片状剥离的落皮层；有时有各种形状的突起物而使树皮表面粗糙；多数树皮尚可见皮孔，通常是横向的，也有纵向的，皮孔的中央略向下凹，皮孔的颜色和皮孔分布的密度常是鉴别皮类药材的特征之一；少数枝干皮上有刺，如红毛五加皮，或有钉状物，如海桐皮，亦是皮类中药材具有鉴别意义的重要特征。除去或部分除去外皮的皮片表面常较光滑，如刮丹皮。

（2）内表面　一般色浅而平滑，常有粗细不等的纵向皱纹、网状皱纹。

3. 折断面

皮类中药材横断面的特征和皮的各部组织的组成和排列方式有密切关系，因此是皮类中药材的重要鉴别特征。

① 折断面较平坦，无显著突起物（因组织中富有薄壁组织），如牡丹皮。

② 折断面呈颗粒状突起（因组织中富有石细胞群），如肉桂。

③ 折断面显较细的纤维状物或刺状物突出（因组织中富含纤维），如桑白皮、合欢。

④ 折断时断面形成明显的层片状，如苦楝皮等。

有些皮的断面外侧较平坦或颗粒状，内侧显纤维状，说明纤维主要存在于韧皮部，如厚朴。有的皮类中药材在折断时有胶质丝状物相连，如杜仲。亦有些皮在折断时有粉尘出现，这些皮的组织均较疏松，富含淀粉，如白鲜皮。

4. 气味

气味和皮中所含成分有密切关系。如香加皮和地骨皮，前者有特殊香气，味苦而有刺激感，后者气味均较微弱。肉桂与桂皮外形亦较相似，但肉桂味甜而微辛，桂皮则味辛辣而凉。气味也是鉴别中药材的重要方法。

桑白皮　Mori Cortex

【来源】 本品为桑科植物桑 *Morus alba* L. 的干燥根皮。

【产地】 主产于河南、安徽、浙江、江苏、湖南、四川等省。

【采收加工】 秋末叶落时至次春发芽前采挖根部，刮去黄棕色粗皮，纵向剖开，剥取根皮，晒干。

【性状】 呈扭曲的卷筒状、槽状或板片状，长短宽窄不一，厚1～4mm。外表面白色或淡黄白色，较平坦，有的残留橙黄色或棕黄色鳞片状粗皮；内表面黄白色或灰黄色，有细纵纹。体轻，质韧，纤维性强，难折断，易纵向撕裂，撕裂时有粉尘飞扬。气微，味微甘。

【化学成分】 主含桑根酮C、桑根酮D、桑色素等黄酮类化合物，还含芪类、香豆素类多糖、鞣质、挥发油等。

【性味与归经】 甘，寒。归肺经。

【功能与主治】 泻肺平喘，利水消肿。用于肺热喘咳、水肿胀满尿少、面目肌肤浮肿。

【现代研究】 本品具有镇咳祛痰、平喘、利尿、降血糖、镇痛、镇静、抑菌、解热、抗炎、抗病毒、抗缺氧、抗氧化、延缓衰老、免疫调节、抗肿瘤等作用。

【用法用量】 6～12g。

牡丹皮　Moutan Cortex

【来源】 本品为毛茛科植物牡丹 *Paeonia suffruticosa* Andr. 的干燥根皮。

【产地】 主产于安徽、四川、河南、山东等省。

【采收加工】 秋季采挖根部，除去细根和泥沙。剥取根皮，晒干或刮去粗皮，除去木心，晒干。前者习称“连丹皮”，后者习称“刮丹皮”。

【植物形态】 落叶灌木。茎高达2m；分枝短而粗。叶通常为2回3出复叶，偶尔近枝顶的叶为3小叶；顶生小叶宽卵形，长7～8cm，宽5.5～7cm，3裂至中部，裂片不裂或2～3浅裂，表面绿色，无毛，背面淡绿色，有时具白粉，沿叶脉疏生短柔毛或近无毛，小叶柄长1.2～3cm；侧生小叶狭卵形或长圆状卵形，长4.5～6.5cm，宽2.5～4cm，不等2裂至3浅裂或不裂，近无柄；叶柄长5～11cm，柄和叶轴均无毛。花单生枝顶，直径10～17cm；花梗长4～6cm；苞片5，长椭圆形，大小不等；萼片5，绿色，宽卵形，大小不等；花瓣5，或为重瓣，玫瑰色、红紫色、粉红色至白色，通常变异很大，倒卵形，长5～8cm，宽4.2～6cm，顶端呈不规则的波状；雄蕊长1～1.7cm，花丝紫红色、粉红色，上部白色，长约1.3cm，花药长圆形，长4mm；花盘革质，杯状，紫红色，顶端有数个锐齿或裂片，完全包住心皮，在心皮成熟时开裂；心皮5，稀更多，密生柔毛。蓇葖长圆形，密生黄褐色硬毛。花期5月，果期6月。

【性状】 **连丹皮**　呈筒状或半筒状，有纵剖开的裂缝，略向内卷曲或张开，长5～20cm，直径0.5～1.2cm。厚0.1～0.4cm。外表面灰褐色或黄褐色，有多数横长皮孔样突起和细根痕，栓皮脱落处粉红色；内表面淡灰黄色或浅棕色，有明显的细纵纹，常见发亮的结晶。质硬而脆，易折断，断面较平坦，淡粉红色，粉性。气芳香，味微苦而涩。

刮丹皮　外表面有刮刀削痕，外表面红棕色或淡灰黄色，有时可见灰褐色斑点状残存外皮。

【化学成分】 主含丹皮酚、芍药苷、氧化芍药苷等单萜及其苷类、酚及酚苷类，还含三萜类和挥发油等成分。

【性味与归经】 苦、辛，微寒。归心、肝、肾经。

【功能与主治】 清热凉血，活血化瘀。用于热入营血、温毒发斑、吐血衄血、夜热早凉、无汗骨蒸、经闭痛经、跌仆伤痛、痈肿疮毒。

【现代研究】 本品有抗菌、抗炎、镇静、降温、解热、镇痛、解痉、抗肿瘤、利尿、降压、抗血小板凝聚、抗动脉粥样硬化、增加冠脉血流量及抗溃疡等作用。牡丹皮可通过稳定细胞膜，抑制缺血心肌的膜损伤，增加自由基清除，降低脂质过氧化等，发挥抗心肌缺血作用；可通过促进EC合成与释放NO、PGI_2，减少ET水平，保护EC逆转内皮功能障碍，发挥抗动脉粥样硬化作用；可通过阻滞钙通道电流（ICa），抑制心室肌细胞外向钾电流（Ito），发挥抗心律失常作用；可通过促进TNF-α及IL-2生成，发挥抗肿瘤作用。

【用法用量】 6～12g。

厚朴　Magnoliae Officinalis Cortex

【来源】 本品为木兰科植物厚朴 *Magnolia officinalis* Rehd. et Wils. 或凹叶厚朴 *Magnolia offzcinalis* Rehd. et Wils. var. *biloba* Rehd. et Wils. 的干燥干皮、根皮及枝皮。

【产地】 主产于四川、湖北、浙江、江西等省。

【采收加工】 4～6月剥取，根皮和枝皮直接阴干；干皮置沸水中微煮后，堆置阴湿处，“发汗”至内表面变紫褐色或棕褐色时，蒸软，取出，卷成筒状，干燥。

【植物形态】 落叶乔木，高达20m；树皮厚，褐色，不开裂；小枝粗壮，淡黄色或灰黄色，幼时有绢毛；顶芽大，狭卵状圆锥形，无毛。叶大，近革质，7～9片聚生于枝端，长圆状倒卵形，长22～45cm，宽10～24cm，先端具短急尖或圆钝，基部楔形，全缘而微波状，上面绿色，无毛，下面灰绿色，被灰色柔毛，有白粉；叶柄粗壮，长2.5～4cm，托叶痕长为叶柄的2/3。花白色，径10～15cm，芳香；花梗粗短，被长柔毛，离花被片下1cm处具包片脱落痕。花期5～6月，果期8～10月。

【性状】 **干皮**　呈卷筒状或双卷筒状，长30～35cm，厚0.2～0.7cm，习称“筒朴”；近根部的干皮一端展开如喇叭口，长13～25cm，厚0.3～0.8cm，习称“靴筒朴”。外表面灰棕色或灰褐色，粗糙，有时呈鳞片状，较易剥落，有明显椭圆形皮孔和纵皱纹，刮去粗皮者显黄棕色。内表面紫棕色或深紫褐色，较平滑，具细密纵纹，划之显油痕。质坚硬，不易折断，断面颗粒性，外层灰棕色，内层紫褐色或棕色，有油性，有的可见多数小亮星。气香，味辛辣、微苦。

根皮（根朴）　呈单筒状或不规则块片；有的弯曲似鸡肠，习称“鸡肠朴”。质硬，较易折断，断面纤维性。

枝皮（枝朴）　呈单筒状，长10～20cm，厚0.1～0.2cm。质脆，易折断，断面纤维性。

【化学成分】 主含厚朴酚、和厚朴酚、厚朴碱、桉叶醇等酚类、生物碱类及挥发油类化合物。

【性味与归经】 苦、辛，温。归脾、胃、肺、大肠经。

【功能与主治】 燥湿消痰，下气除满。用于湿滞伤中、脘痞吐泻、食积气滞、腹胀便秘、痰饮喘咳。

【现代研究】 本品有调节胃肠道功能、抗病原微生物、抗炎、镇痛、兴奋呼吸、抗溃疡、降压、松弛肌肉、抑制皮肤肿瘤等作用。厚朴酚、和厚朴酚可通过抑制金黄色葡萄球菌分泌α-溶血素，抑制其所造成的化脓性感染；和厚朴酚还可通过抑制真菌分裂增殖降低白色念珠菌的活性，达到抑菌效果；厚朴可通过提高 caspase-3、caspase-8 和 caspase-9 片段的表达，抗凋亡基因 Bcl-2 蛋白的下调及凋亡基因 Bax 蛋白上调，发挥抗肿瘤作用；和厚朴酚可改变细胞周期蛋白的表达，引起 SKMEL-2 和 UACC-62 等黑色素瘤细胞的生长减少；可提高血液中氧自由基清除酶 SOD 的活力，降低血浆中 CK 活性，改善心肌细胞损伤，保护心肌缺血/再灌注造成的损伤。

【用法用量】 3～10g。

肉桂 Cinnamomi Cortex

【来源】 本品为樟科植物肉桂 *Cinnamomum cassia* Presl 的干燥树皮。

【产地】 主产于广东、广西等省区，云南、福建等省亦产。多为栽培。

【采收加工】 4～5 月、9～10 月两期采收，多于秋季剥取，阴干。

【植物形态】 中等大乔木；树皮灰褐色，老树皮厚达 13mm。一年生枝条圆柱形，黑褐色，有纵向细条纹，略被短柔毛，当年生枝条略呈四棱形，黄褐色，具纵向细条纹，密被灰黄色短绒毛。顶芽小，长约 3mm，芽鳞宽卵形，先端渐尖，密被灰黄色短绒毛。叶互生或近对生，长椭圆形至近披针形，长 8～16（34）cm，宽 4～5.5（9.5）cm，先端稍急尖，基部急尖，革质，边缘软骨质，内卷。圆锥花序腋生或近顶生，长 8～16cm，三级分枝，分枝末端为 3 花的聚伞花序，总梗长约为花序长之半，与各级序轴被黄色绒毛。花白色，长约 4.5mm；花梗长 3～6mm，被黄褐色短绒毛。果椭圆形，长约 1cm，宽 7～8（9）mm，成熟时黑紫色，无毛；果托浅杯状，长 4mm，顶端宽达 7mm，边缘截平或略具齿裂。花期 6～8 月，果期 10～12 月。

【性状】 呈槽状或卷筒状，长 30～40cm，宽或直径 3～10cm，厚 0.2～0.8cm。外表面灰棕色，稍粗糙，有不规则的细皱纹和横向突起的皮孔，有的可见灰白色的斑纹；内表面红棕色，略平坦，有细纵纹，划之显油痕。质硬而脆，易折断，断面不平坦，外层棕色而较粗糙，内层红棕色而油润，两层间有 1 条黄棕色的线纹。气香浓烈，味甜、辣。

【化学成分】 主含桂皮醛、桂皮酸等挥发油类化合物，还含多酚类、黄烷醇类、二萜类等化合物。

【性味与归经】 辛、甘，大热。归肾、脾、心、肝经。

【功能与主治】 补火助阳，引火归元，散寒止痛，温通经脉。用于阳痿宫冷、腰膝冷痛、肾虚作喘、虚阳上浮、眩晕目赤、心腹冷痛、虚寒吐泻、寒疝腹痛、痛经经闭。

【现代研究】 本品有抗消化性溃疡、抗炎、止泻、利胆、镇痛、降血糖、抗菌、抗心血管疾病等作用。肉桂的乙醚、水以及甲醇提取物具有较强的抗氧化活性，能够在体外显著抑制脂肪酸的氧化和脂质的过氧化反应；可通过抑制核因子 NF-κB 的激活来降低一氧化氮的生成，抑制 Src/Syk-酪氨酸酶介导的 NF-κB 的活性，抑制中枢神经系统中诱导型一氧化氮（iNO）、环氧化酶 2（COX-2）的合成，降低人血浆中脂多糖诱导的肿瘤坏死因子 α（TNF-α）的表达，发挥抗炎作用；具有胰岛素样活性，能够参与胰岛素受体信号转导和葡萄糖转运蛋白的生成，发挥降血糖作用；2-甲氧基肉桂醛（2-MCA），能减少 TNF-α 活化的内皮细胞中血管细胞黏附分子 1（VCAM-1）表达以及诱导血红素氧合酶 1（HO-1）生成来改善局部缺血/再灌注（I/R）损伤；肉桂醛能够阻滞 Ca^{2+} 通道，扩张内皮非依赖性大鼠血管平滑肌，发挥抗心血管疾病作用。

【用法用量】 1～5g。

杜仲　Eucommiae Cortex

【来源】 本品为杜仲科植物杜仲 *Eucommia ulmoides* Oliv. 的干燥树皮。

【产地】 主产于湖北、四川、贵州、云南等省。多为栽培。

【采收加工】 4～6 月剥取，刮去粗皮，堆置“发汗”至内皮呈紫褐色，晒干。

【植物形态】 落叶乔木，高达 20m，胸径约 50cm；树皮灰褐色，粗糙，内含橡胶，折断拉开有多数细丝。嫩枝有黄褐色毛，不久变秃净，老枝有明显的皮孔。芽体卵圆形，外面发亮，红褐色，有鳞片 6～8 片，边缘有微毛。叶椭圆形、卵形或矩圆形，薄革质，长 6～15cm，宽 3.5～6.5cm。花生于当年枝基部，雄花无花被；花梗长约 3mm，无毛；苞片倒卵状匙形，长 6～8mm，顶端圆形，边缘有睫毛，早落。翅果扁平，长椭圆形，长 3～3.5cm，宽 1～1.3cm，先端 2 裂，基部楔形，周围具薄翅；坚果位于中央，稍突起，子房柄长 2～3mm，与果梗相接处有关节。种子扁平，线形，长 1.4～1.5cm，宽 3mm，两端圆形。早春开花，秋后果实成熟。

【性状】 呈板片状或两边稍向内卷，大小不一，厚 3～7mm。外表面淡棕色或灰褐色，有明显的皱纹或纵裂槽纹，有的树皮较薄，未去粗皮，可见明显的皮孔。内表面暗紫色，光滑。质脆，易折断，断面有细密、银白色、富弹性的橡胶丝相连。气微，味稍苦。

【化学成分】 主含松脂醇二葡萄糖苷、京尼平苷酸等木质素类、环烯醚萜类化合物，还含杜仲胶、黄酮类、苯丙素类、氨基酸等化合物。

【性味与归经】 甘，温。归肝、肾经。

【功能与主治】 补肝肾，强筋骨，安胎。用于肝肾不足、腰膝酸痛、筋骨无力、头晕目眩、妊娠漏血、胎动不安。

【现代研究】 本品有降血压、增强免疫、促进骨细胞增殖、延缓衰老、降血脂、降血糖、镇痛、镇静、抗炎等作用。杜仲能促进 NO 释放、抑制血管紧张素和环磷酸腺苷以及调控 K^+ 通道和间隙连接，发挥降血压作用；能通过抑制 HMG-CoA 还原酶和胆固醇酰基转移酶活性，阻碍肝中脂肪酸和胆固醇合成、提高载脂蛋白 Apo-I 水平、通过 PPAR 信号通路调节脂肪酸的氧化、促进载脂蛋白 B 分泌，增强溶酶体活性，发挥降血脂作用；通过抑制 α-葡萄糖苷酶和淀粉酶活性，抑制碳水化合物分解，增强糖酵解酶活性，减弱糖异生酶葡萄糖-6-磷酸酶、磷酸烯醇式丙酮酸羧激酶（PEPCK）活性，抑制糖基化，阻碍终末期糖基化产物的生成，减少糖尿病并发症的发生；通过提高血浆中胰岛素水平，增强胰岛 β 细胞活性，改善胰岛素抵抗，发挥降血糖作用；通过抑制 NF-κB 活性，发挥抗炎作用。

【用法用量】 6～10g。

合欢皮　Albiziae Cortex

【来源】 本品为豆科植物合欢 *Albizia julibrissin* Durazz. 的干燥树皮。

【产地】 全国大部分地区均产。

【采收加工】 夏秋两季剥取，晒干。

【性状】 呈卷曲筒状或半筒状，长 40～80cm，厚 0.1～0.3cm。外表面灰棕色至灰褐色，稍有纵皱纹，有的成浅裂纹，密生明显的椭圆形横向皮孔，棕色或棕红色，偶有突起的横棱或较大的圆形枝痕，常附有地衣斑；内表面淡黄棕色或黄白色，平滑，有细密纵纹。质硬而脆，易折断，断面呈纤维性片状，淡黄棕色或黄白色。气微香，味淡、微涩、稍刺舌，而后喉头有不适感。

【化学成分】 主含（－）-丁香树脂酚-4-*O*-*β*-D-呋喃芹糖基-(1→2) *β*-*D*-吡喃葡萄糖苷等木质素类及皂苷类化合物，还含萜类、鞣质等化合物。

【性味与归经】 甘，平。归心、肝、肺经。

【功能与主治】 解郁安神，活血消肿。用于心神不安、忧郁失眠、肺痈、疮肿、跌仆伤痛。

【现代研究】 本品有镇静、抗早孕、增强免疫、抗肿瘤、抗炎等作用。

【用法用量】 6～12g。外用适量，研末调敷。

黄柏 Phellodendri Chinensis Cortex

【来源】 本品为芸香科植物黄皮树 *Phellodendron chinense* Schneid. 的干燥树皮。习称“川黄柏”。

【产地】 主产于四川。

【采收加工】 清明之后剥取树皮，去其粗皮，晒干。

【植物形态】 黄皮树为落叶乔木，高 10～12m；树皮开裂，内层黄色。单数羽状复叶，对生；小叶 7～15，矩圆状披针形至矩圆状卵形，长 9～15cm，宽 3～5cm，顶端长渐尖，基部宽楔形或圆形，不对称，上面仅中脉密被短毛，下面密被长柔毛，花单性，雌雄异株，排成顶生圆锥花序，花序轴密被短毛；萼片 5；花瓣 5～8；雄花有雄蕊 5～6，退化雌蕊钻形；雌花有退化雌蕊 5～6。果轴及果枝粗大，常密被短毛；浆果状核果球形，熟时黑色，有核 5～6。花期 5～6 月，果期 10 月。

【性状】 呈板片状或浅槽状，长宽不一，厚 1～6mm。外表面黄褐色或黄棕色，平坦或具纵沟纹，有的可见皮孔痕及残存的灰褐色粗皮；内表面暗黄色或淡棕色，具细密的纵棱纹。体轻，质硬，断面纤维性，呈裂片状分层，深黄色。气微，味极苦，嚼之有黏性。

【化学成分】 主含小檗碱、黄柏碱、巴马汀、药根碱等生物碱类化合物。

【性味与归经】 苦，寒。归肾、膀胱经。

【功能与主治】 清热燥湿，泻火除蒸，解毒疗疮。用于湿热泻痢、黄疸尿赤、带下阴痒、热淋涩痛、脚气痿躄、骨蒸劳热、盗汗、遗精、疮疡肿毒、湿疹湿疮。

【现代研究】 本品有抗病原微生物、抗炎、抗变态反应、降压、抗溃疡、降血糖、抗痛风等作用。黄柏对金黄色葡萄球菌、柠檬色葡萄球菌、枯草杆菌、幽门螺杆菌、白色葡萄球菌、甲型链球菌、变形杆菌、乙型链球菌等具有不同程度的抑菌活性；可抑制巨噬细胞或细胞毒 T 细胞的活化，发挥抗炎作用；可明显抑制小鼠对 SRBC 所致迟发型超敏反应和 IgM 的生成，使血清溶菌酶减少，抑制在 LPS 和 ConA 刺激下的脾细胞增殖反应，降低腹腔 Mψ 吞噬中性粒，发挥免疫抑制作用；可通过激活 ERK2 及 PI3-激酶，促进肝糖原合成，发挥降血糖作用；可降低高尿酸血症小鼠血清尿酸水平，抑制小鼠肝脏黄嘌呤氧化酶活性，发挥抗痛风作用。

【用法用量】 3～12g。外用适量。

附药：关黄柏 芸香科植物黄檗 *Phellodendron amurense* Rupr. 的干燥树皮。本品呈板片状或浅槽状，长宽不一，厚 2～4mm。外表面黄绿色或浅黄棕色，较平坦，有不规则的纵裂纹，皮孔痕小而少见，偶有灰白色的粗皮残留；内表面黄色或黄棕色。体轻，质较硬，断面纤维性，有的呈裂片状分层，鲜黄色或黄绿色。气微，味极苦，嚼之有黏性。性味苦，寒。具有清热燥湿、泻火除蒸、解毒疗疮的功效。

白鲜皮 Dictamni Cortex

【来源】 本品为芸香科植物白鲜 *Dictamnus dasycarpus* Turcz. 的干燥根皮。

【产地】 主产于辽宁、河北、山东等省。

【采收加工】 春、秋二季采挖根部，除去泥沙和粗皮，剥取根皮，干燥。

【性状】 呈卷筒状，长5～15cm，直径1～2cm，厚0.2～0.5cm。外表面灰白色或淡灰黄色，具细纵皱纹和细根痕，常有突起的颗粒状小点；内表面类白色，有细纵纹。质脆，折断时有粉尘飞扬，断面不平坦，略呈层片状，剥去外层，迎光可见闪烁的小亮点。有羊膻气，味微苦。

【化学成分】 主含梣酮、黄柏酮、白鲜碱等柠檬苦素类、生物碱类化合物，还含黄酮类、倍半萜及其苷类、甾体等化合物。

【性味与归经】 苦，寒。归脾、胃、膀胱经。

【功能与主治】 清热燥湿，祛风解毒。用于湿热疮毒、黄水淋漓、湿疹、风疹、疥癣疮癞、风湿热痹、黄疸尿赤。

【现代研究】 本品有抑菌、抗炎、抗变态反应、神经保护、抗肿瘤、保肝、杀虫等作用。

【用法用量】 5～10g。外用适量，煎汤洗或研粉敷。

苦楝皮　Meliae Cortex

【来源】 本品为楝科植物川楝 *Melia toosendan* Sieb. et Zucc. 或楝 *Melia azedarach* L. 的干燥树皮和根皮。

【产地】 川楝主产于四川、云南、贵州、甘肃等省；楝主产于山西、甘肃、山东、江苏等省。野生或栽培。

【采收加工】 春、秋二季剥取，或除去粗皮，晒干。

【性状】 呈不规则板片状、槽状或半卷筒状，长宽不一，厚2～6mm。外表面灰棕色或灰褐色，粗糙，有交织的纵皱纹和点状灰棕色皮孔，除去粗皮者淡黄色；内表面类白色或淡黄色。质韧，不易折断，断面纤维性，呈层片状，易剥离。气微，味苦。

【化学成分】 主含川楝素、异川楝素等萜类化合物，还含香豆素类、酚酸类、甾体类等化合物。

【性味与归经】 苦，寒；有毒。归肝、脾、胃经。

【功能与主治】 杀虫，疗癣。用于蛔虫病、蛲虫病、虫积腹痛；外治疥癣瘙痒。

【现代研究】 本品有麻痹虫体、抗血吸虫、抑制真菌、增强对骨骼肌收缩反应、降低小鼠自发活动、兴奋肠肌、镇痛、抗炎、抗血栓、抗肿瘤等药理作用。

【用法用量】 3～6g。外用适量，研末，用猪脂调敷患处。

五加皮　Acanthopanacis Cortex

【来源】 本品为五加科植物细柱五加 *Acanthopanax gracilistylus* W. W. Smith 的干燥根皮。

【产地】 主产于湖北、河南、四川、湖南等省。

【采收加工】 夏、秋二季采挖根部，洗净，剥取根皮，晒干。

【性状】 呈不规则卷筒状，长5～15cm，直径0.4～1.4cm，厚约0.2cm。外表面灰褐色，有稍扭曲的纵皱纹和横长皮孔样疤痕；内表面淡黄色或灰黄色，有细纵纹。体轻，质脆，易折断，断面不整齐，灰白色。气微香，味微辣而苦。

【化学成分】 主含紫丁香苷、原儿茶酸、刺五加苷B等苯丙素类化合物，还含二萜类、植物甾醇、挥发油等化合物。

【性味与归经】 辛、苦，温。归肝、肾经。

【功能与主治】 祛风除湿，补益肝肾，强筋壮骨，利水消肿。用于风湿痹病、筋骨痿软、小儿行迟、体虚乏力、水肿、脚气。

【现代研究】 本品有抗炎、调节免疫、抗疲劳、镇静、抗应激、降低血糖、抗肿瘤、抗诱变、抗溃疡、抗排异、性激素样作用等。

【用法用量】 5～10g。

秦皮 Fraxini Cortex

【来源】 本品为木樨科植物苦枥白蜡树 *Fraxinus rhynchophlla* Hance、白蜡树 *Fraxinus chinensis* Roxb.、尖叶白蜡树 *Fraxinus szaboana* Lingelsh. 或宿柱白蜡树 *Fraxinus stylosa* Lingelsh. 的干燥枝皮或干皮。

【产地】 苦枥白蜡树主产于东北三省；白蜡树主产于四川；尖叶白蜡树、宿柱白蜡树主产于陕西。

【采收加工】 春、秋二季剥取，晒干。

【植物形态】 落叶乔木，高 10～12m；树皮灰褐色，纵裂。芽阔卵形或圆锥形，被棕色柔毛或腺毛。小枝黄褐色，粗糙，无毛或疏被长柔毛，旋即秃净，皮孔小，不明显。羽状复叶长 15～25cm；叶柄长 4～6cm，基部不增厚；小叶柄长 3～5mm。圆锥花序顶生或腋生枝梢，长 8～10cm；花序梗长 2～4cm，无毛或被细柔毛，光滑，无皮孔；花雌雄异株；雄花密集，花萼小，钟状；雌花疏离，花萼大，桶状。翅果匙形，长 3～4cm，宽 4～6mm，上中部最宽，先端锐尖，常呈犁头状，基部渐狭，翅平展，下延至坚果中部，坚果圆柱形，长约 1.5cm；宿存萼紧贴于坚果基部，常在一侧开口深裂。花期 4～5 月，果期 7～9 月。

【性状】 **枝皮** 呈卷筒状或槽状，长 10～60cm，厚 1.5～3mm。外表面灰白色、灰棕色至黑棕色或相间呈斑状，平坦或稍粗糙，并有灰白色圆点状皮孔及细斜皱纹，有的具分枝痕。内表面黄白色或棕色，平滑。质硬而脆，断面纤维性，黄白色。气微，味苦。

干皮 为长条状块片，厚 3～6mm。外表面灰棕色，具龟裂状沟纹及红棕色圆形或横长的皮孔。质坚硬，断面纤维性较强。

【化学成分】 主含秦皮甲素、秦皮乙素、秦皮素、秦皮苷等香豆素类化合物，以及环烯醚萜类、苯乙醇苷类化合物。

【性味与归经】 苦、涩，寒。归肝、胆、大肠经。

【功能与主治】 清热燥湿，收涩止痢，止带，明目。用于湿热泻痢、赤白带下、目赤肿痛、目生翳膜。

【现代研究】 本品有抗病原微生物、抗炎、镇痛、抗痛风、保肝、抗肿瘤、利尿与抗高尿酸血症等作用。秦皮可通过增加菌体细胞膜通透性，抑制菌体 DNA、RNA 的合成及抑制拓扑异构酶Ⅰ、拓扑异构酶Ⅱ的活性，发挥抑菌作用；通过抑制血清白细胞介素-1β（1L-1β）、肿瘤坏死因子 α（TNF-α）的产生，发挥抗炎作用；通过降低瘤细胞线粒体膜电位，上调促凋亡蛋白（Bax2）表达，下调抗凋亡蛋白（Bcl-2）表达，使肿瘤细胞滞于 S 期，并通过线粒体途径诱导其凋亡，发挥抗肿瘤作用；可兴奋交感神经系统，直接作用于肾脏，抑制尿酸重吸收等，发挥利尿和促尿酸排泄作用。

【用法用量】 6～12g。外用适量，煎洗患处。

香加皮 Periplocae Cortex

【来源】 本品为萝藦科植物杠柳 *Periploca sepium* Bge. 的干燥根皮。

【产地】 主产于山西、河南、河北、山东等省。辽宁、吉林、内蒙古等省区亦产。江苏、四川等地有栽培。

【采收加工】 春、秋二季采挖，剥取根皮，晒干。

【性状】 呈卷筒状或槽状，少数呈不规则的块片状，长 3～10cm，直径 1～2cm，厚

0.2～0.4cm。外表面灰棕色或黄棕色，栓皮松软常呈鳞片状，易剥落。内表面淡黄色或淡黄棕色，较平滑，有细纵纹。体轻，质脆，易折断，断面不整齐，黄白色。有特异香气，味苦。

【化学成分】 主含杠柳苷A、杠柳毒苷、4-甲氧基水杨醛、异香草醛等甾体类、强心苷类、三萜类及醛类化合物。

【性味与归经】 辛、苦，温；有毒。归肝、肾、心经。

【功能与主治】 利水消肿，祛风湿，强筋骨。用于下肢浮肿、心悸气短、风寒湿痹、腰膝酸软。

【现代研究】 本品有抗肿瘤、抗炎、强心、提高免疫力、镇静、利尿等作用。

【用法用量】 3～6g。

地骨皮　Lycii Cortex

【来源】 本品为茄科植物枸杞 *Lycium chinense* Mill. 或宁夏枸杞 *Lycium barbarum* L. 的干燥根皮。

【产地】 枸杞主产于河北、河南、山西、陕西等省；宁夏枸杞主产于宁夏、甘肃等地区。

【采收加工】 春初或秋后挖根部，洗净剥取根皮，晒干。

【性状】 呈筒状或槽状，长3～10cm，宽0.5～1.5cm，厚0.1～0.3cm。外表面灰黄色至棕黄色，粗糙，有不规则纵裂纹，易成鳞片状剥落。内表面黄白色至灰黄色，较平坦，有细纵纹。体轻，质脆，易折断，断面不平坦，外层黄棕色，内层灰白色。气微，味微甘而后苦。

【化学成分】 主含甜菜碱、地骨皮甲素、地骨皮乙素、东莨菪内酯、亚油酸、亚麻酸等生物碱类、有机酸类化合物，还含蒽醌类、木脂素类、黄酮类、甾醇类等化合物。

【性味与归经】 甘，寒。归肺、肝、肾经。

【功能与主治】 凉血除蒸，清肺降火。用于阴虚潮热、骨蒸盗汗、肺热咳嗽、咯血、衄血、内热消渴。

【现代研究】 本品有解热、抗菌、抗病毒、降压、降血糖、降血脂、止痛、免疫调节、兴奋子宫等作用。

【用法用量】 9～15g。

皮类中药材图片信息请扫描下方二维码：

皮类彩图

第十一章　叶类中药材

叶类中药材一般多用完整而已长成的干燥叶，也有只用嫩叶的，如苦竹叶。大多为单叶，仅少数是用复叶的小叶，如番泻叶。有的还带有部分嫩枝，如侧柏叶等。

鉴别叶类中药材，首先应观察大量叶子所显示的颜色和状态，有无茎枝或叶轴，是平坦的还是皱缩的，鉴定时要选择具有代表性的样品来观察。由于叶类中药材的质地多数较薄，经过采制、干燥、包装和运输等过程，一般均皱缩或破碎，观察特征时常需将其浸泡在水中使其湿润展开后才能识别。一般应注意叶的形状、大小、长度及宽度；叶端、叶缘及叶基的情况；叶片上下表面的色泽及有无毛茸和腺点；叶脉的类型、凹凸和分布情况；叶片的质地；叶柄的有无及长短；叶翼、叶轴、叶鞘、托叶及茎枝的有无；气味等。在观察叶的表面特征时，可借助解剖镜或放大镜仔细观察，或对光透视。

石韦　Pyrrosiae Folium

【来源】 本品为水龙骨科植物庐山石韦 *Pyrrosia sheareri*（Bak.）Ching、石韦 *Pyrrosia lingua*（Thunb.）Farwell 或有柄石韦 *Pyrrosia petiolosa*（Christ）Ching 的干燥叶。

【产地】 庐山石韦主产于江西、湖南、贵州、四川；石韦主产于长江以南各省；有柄石韦主产于东北、华东、华中等地区。

【采收加工】 四季均可采收。除去根茎和根，晒干或阴干。

【性状】 **庐山石韦**　叶片略皱缩，展平后呈披针形，长 10～25cm，宽 3～5cm。先端渐尖，基部耳状偏斜，全缘，边缘常向内卷曲；上表面黄绿色或灰绿色，散布有黑色圆形小凹点；下表面密生红棕色星状毛，有的侧脉间布满棕色圆点状的孢子囊群。叶柄具四棱，长 10～20cm，直径 1.5～3mm，略扭曲，有纵槽。叶片革质。气微，味微涩苦。

石韦　叶片披针形或长圆披针形，长 8～12cm，宽 1～3cm。基部楔形，对称。孢子囊群在侧脉间，排列紧密而整齐。叶柄长 5～10cm，直径约 1.5mm。

有柄石韦　叶片多卷曲呈筒状，展平后呈长圆形或卵状长圆形，长 3～8cm，宽 1～2.5cm。基部楔形，对称；下表面侧脉不明显，布满孢子囊群。叶柄长 3～12cm，直径约 1mm。

【化学成分】 主含绿原酸、原儿茶酸、香草酸、咖啡酸、芒果苷、芦丁、槲皮素、异槲皮素、山柰酚等有机酸类、黄酮类、皂苷类及挥发油类化合物。

【性味与归经】 甘、苦，微寒。归肺、膀胱经。

【功能与主治】 利尿通淋，清肺止咳，凉血止血。用于热淋、血淋、石淋、小便不通、淋沥涩痛、肺热喘咳、吐血、衄血、尿血、崩漏。

【现代研究】 本品有保护肾脏、镇咳祛痰、降血糖、抗Ⅰ型单纯疱疹病毒、增强免疫、升高白细胞、降血糖、抑制血小板聚集等作用。

【用法用量】 6～12g。

侧柏叶　Platycladi Cacumen

【来源】 本品为柏科植物侧柏 *Platycladus orientalis*（L.）Franco 的干燥枝梢和叶。

【产地】 全国各地均生产。

【采收加工】 多在夏、秋二季采收，阴干。

【性状】 多分枝，小枝扁平。叶细小鳞片状，交互对生，贴伏于枝上，深绿色或黄绿色。质脆，易折断。气清香，味苦涩、微辛。

【化学成分】 主含槲皮苷、杨梅苷、穗花杉双黄酮、扁柏双黄酮、侧柏烯、侧柏酮等黄酮类、挥发油类及鞣质类化合物。

【性味与归经】 苦、涩，寒。归肺、肝、脾经。

【功能与主治】 凉血止血，化痰止咳，生发乌发。用于吐血、衄血、咯血、便血、崩漏下血、肺热咳嗽、血热脱发、须发早白。

【现代研究】 本品有抑菌、镇咳、祛痰、平喘、消炎、镇静、抗肿瘤等作用，能明显缩短出血时间及凝血时间。

【用法用量】 6～12g。外用适量。

蓼大青叶　Polygoni Tinctorii Folium

【来源】 本品为蓼科植物蓼蓝 *Polygonum tinctorium* Ait. 的干燥叶。

【产地】 主产于河北、山东、辽宁、陕西。

【采收加工】 夏、秋二季枝叶茂盛时采收两次，除去茎枝和杂质，干燥。

【性状】 多皱缩、破碎，完整者展平后呈椭圆形，长 3～8cm，宽 2～5cm。蓝绿色或黑蓝色，先端钝，基部渐狭，全缘。叶脉浅黄棕色，于下表面略突起。叶柄扁平，偶带膜质托叶鞘。质脆。气微，味微涩而稍苦。

【化学成分】 主含靛蓝、靛玉红等生物碱类化合物。

【性味与归经】 苦，寒。归心、胃经。

【功能与主治】 清热解毒，凉血消斑。用于温病发热、发斑发疹、肺热咳喘、喉痹、痄腮、丹毒、痈肿。

【现代研究】 本品有抗病毒、抗菌、解热、抗炎等药理作用。

【用法用量】 9～15g。

大青叶　Isatidis Folium

【来源】 本品为十字花科植物菘蓝 *Isatis indigotica* Fort. 的干燥叶。

【产地】 主产于河北、陕西、江苏、安徽。

【采收加工】 夏、秋二季分 2～3 次采收，除去杂质，晒干。

【植物形态】 二年生草本，高 40～100cm；茎直立，绿色，顶部多分枝，植株光滑无毛，带白粉霜。基生叶莲座状，长圆形至宽倒披针形，长 5～15cm，宽 1.5～4cm，顶端钝或尖，基部渐狭，全缘或稍具波状齿，具柄；基生叶蓝绿色，长椭圆形或长圆状披针形，长 7～15cm，宽 1～4cm，基部叶耳不明显或为圆形。萼片宽卵形或宽披针形，长 2～2.5mm；花瓣黄白，宽楔形，长 3～4mm，顶端近平截，具短爪。短角果近长圆形，扁平，无毛，边缘有翅；果梗细长，微下垂。种子长圆形，长 3～3.5mm，淡褐色。花期 4～5 月，果期 5～6 月。

【性状】 多皱缩卷曲，有的破碎。完整叶片展平后呈长椭圆形至长圆状倒披针形，长 5～20cm，宽 2～6cm；上表面暗灰绿色，有的可见色较深稍突起的小点；先端钝，全缘或微波状，基部狭窄下延至叶柄呈翼状；叶柄长 4～10cm，淡棕黄色。质脆。气微，味微酸、苦、涩。

【化学成分】 主含靛蓝、靛玉红等生物碱类化合物，还含有机酸类、苷类等化合物。

【性味与归经】 苦，寒。归心、胃经。

【功能与主治】 清热解毒，凉血消斑。用于温病高热、神昏、发斑发疹、痄腮、喉痹、丹毒、痈肿。

【现代研究】 本品有广谱抗菌、抗病毒、抗肿瘤、解热、抗炎、利胆、增强白细胞吞噬功能、抑制血小板聚集等作用。大青叶对金葡球菌、甲链球菌、脑膜炎球菌、肺炎球菌、卡他球菌、伤寒杆菌、大肠杆菌、流感杆菌、白喉杆菌及痢疾杆菌均有一定作用，具有抗菌作用；对乙型脑炎、腮腺炎、流感病毒有抑制作用，但对甲型流感病毒直接灭活和预防均未显示作用，具有抗病毒作用；对小鼠白血病抑制率较高，对慢性粒细胞白血病有效率在90%以上，能选择性地抑制癌细胞DNA合成，具有抗肿瘤作用；可使霍乱伤寒混合疫苗发热兔体温明显下降，具有解热作用；对小鼠棉球肉芽肿有抗炎作用。

【用法用量】 9～15g。

枇杷叶 Eriobotryae Folium

【来源】 本品为蔷薇科植物枇杷 *Eriobotrya japonica* (Thunb.) Lindl. 的干燥叶。

【产地】 主产于广东、广西、江苏等地。

【采收加工】 全年均可采收，晒至七八成干时，扎成小把，再晒干。

【性状】 呈长圆形或倒卵形，长12～30cm，宽4～9cm。先端尖，基部楔形，边缘有疏锯齿，近基部全缘。上表面灰绿色、黄棕色或红棕色，较光滑；下表面密被黄色绒毛，主脉于下表面显著突起，侧脉羽状；叶柄极短，被棕黄色绒毛。革质而脆，易折断。气微，味微苦。

【化学成分】 主含齐墩果酸、熊果酸、橙花叔醇、金合欢醇、槲皮素等三萜酸类、挥发油类、黄酮类化合物。

【性味与归经】 苦，微寒。归肺、胃经。

【功能与主治】 清肺止咳，降逆止呕。用于肺热咳嗽，气逆喘急，胃热呕逆，烦热口渴。

【现代研究】 本品有镇咳、平喘、祛痰、抑菌、抗炎、抗过敏、降血糖、免疫增强、抗肿瘤、增强脾细胞溶血素的生成等作用。

【用法用量】 6～10g。

番泻叶 Sennae Folium

【来源】 本品为豆科植物狭叶番泻 *Cassia angustifolia* Vahl 或尖叶番泻 *Cassia acutifolia* Defile 的干燥小叶。

【产地】 狭叶番泻主产于红海以东至印度一带，埃及、苏丹也产；尖叶番泻主产于埃及尼罗河中上游。这两类药材我国广东、湖南及云南西双版纳等地均有栽培。

【采收加工】 狭叶番泻开花前摘下叶片，阴干后用水压机打包。尖叶番泻9月果实将成熟时，剪下枝条，摘取叶片晒干，按全叶与碎叶分别包装。

【性状】 **狭叶番泻** 呈长卵形或卵状披针形，长1.5～5cm，宽0.4～2cm，叶端急尖，叶基稍不对称，全缘。上表面黄绿色，下表面浅黄绿色，无毛或近无毛，叶脉稍隆起。革质。气微弱而特异，味微苦，稍有黏性。

尖叶番泻 呈披针形或长卵形，略卷曲，叶端短尖或微突，叶基不对称，两面均有细短毛茸。

【化学成分】 主含番泻苷A、B、C、D，异鼠李素等蒽醌类、黄酮类化合物，还含挥发油类等化合物。

【性味与归经】 甘、苦，寒。归大肠经。

【功能与主治】 泻热行滞，通便，利水。用于热结积滞，便秘腹痛，水肿胀满。

【现代研究】 本品有泻下、抗菌、止血等作用。番泻叶可以使肠道对水和电解质的吸收明显减少，同时使肠道非推进性收缩增强，肠道内容物通过时阻力增加，从而导致腹泻；对大肠杆菌、痢疾杆菌、变形杆菌等临床上常见的菌株抑制作用显著；经口摄入后使血小板和纤维蛋白原数量增加，加速凝血进程，同时，凝血活酶活性增强，具有止血的作用。

【用法用量】 2～6g。后下，或开水泡服。

枸骨叶　Ilicis Cornutae Folium

【来源】 本品为冬青科植物枸骨 *Ilex cornuta* Lindl. ex Paxt. 的干燥叶。

【产地】 主产于长江中下游各省。

【采收加工】 秋季采收，除去杂质，晒干。

【性状】 呈类长方形或矩圆状长方形，偶有长卵圆形，长 3～8cm，宽 1.5～4cm。先端具 3 枚较大的硬刺齿，顶端 1 枚常反曲，基部平截或宽楔形，两侧有时各具刺齿 1～3 枚，边缘稍反卷；长卵圆形叶常无刺齿。上表面黄绿色或绿褐色，有光泽，下表面灰黄色或灰绿色。叶脉羽状，叶柄较短。革质，硬而厚。气微，味微苦。

【化学成分】 主含熊果酸、齐墩果酸、冬青苷Ⅱ、槲皮素、山柰素、异鼠李素等三萜类、黄酮类化合物。

【性味与归经】 苦，凉。归肝、肾经。

【功能与主治】 清热养阴，益肝，平肝。用于肺痨咯血、骨蒸潮热、头晕目眩。

【现代研究】 本品有降低心肌收缩力、抗氧化、免疫抑制、抑菌、抗生育等作用。

【用法用量】 5～10g。

罗布麻叶　Apocyni Veneti Folium

【来源】 本品为夹竹桃科植物罗布麻 *Apocynum venetum* L. 的干燥叶。

【产地】 主产于内蒙古、甘肃、新疆。

【采收加工】 夏季采收，除去杂质，干燥。

【性状】 多皱缩卷曲，有的破碎，完整叶片展平后呈椭圆状披针形或卵圆状披针形，长 2～5cm，宽 0.5～2cm。淡绿色或灰绿色，先端钝，有小芒尖，基部钝圆或楔形，边缘具细齿，常反卷，两面无毛，叶脉于下表面突起；叶柄细，长约 4mm。质脆。气微，味淡。

【化学成分】 主含金丝桃苷、芦丁、槲皮素、异槲皮苷等黄酮类化合物，还含有机酸类、鞣质、挥发油类等化合物。

【性味与归经】 甘、苦，凉。归肝经。

【功能与主治】 平肝安神，清热利水。用于肝阳眩晕，心悸失眠，浮肿尿少。

【现代研究】 本品有镇静、抗抑郁、降血脂、降压、强心、利尿、抗动脉粥样硬化等作用。

【用法用量】 6～12g。

紫苏叶　Perillae Folium

【来源】 本品为唇形科植物紫苏 *Perilla frutescens*（L.）Britt. 的干燥叶（或带嫩枝）。

【产地】 主产于江苏、浙江、河北等省，多为栽培。

【采收加工】 夏季枝叶茂盛时采收。除去杂质，晒干。

【植物形态】 一年生、直立草本。茎高 0.3～2m，绿色或紫色，钝四棱形，具 4 槽，密被长柔毛。叶阔卵形或圆形，长 7～13cm，宽 4.5～10cm，边缘在基部以上有粗锯齿，膜质或草质。轮伞花序 2 花，组成长 1.5～15cm、密被长柔毛、偏向一侧的顶生及腋生总状花序。花萼钟形，10 脉，长约 3mm，直伸，下部被长柔毛，夹有黄色腺点，内面喉部有疏柔毛环，结果时增大，长至1.1cm，平伸或下垂。雄蕊4，几不伸出，前对稍长，花药2室，室平行，其后略叉开或极叉开。花柱先端相等2浅裂。花盘前方呈指状膨大。小坚果近球形，灰褐色，直径约1.5mm，具网纹。花期8～11月，果期8～12月。

【性状】 叶片多皱缩卷曲、破碎，完整者展平后呈卵圆形，长4～11cm，宽2.5～9cm。先端长尖或急尖，基部圆形或宽楔形，边缘具圆锯齿。两面紫色或上表面绿色，下表面紫色，疏生灰白色毛，下表面有多数凹点状的腺鳞。叶柄长2～7cm，紫色或紫绿色。质脆。带嫩枝者，枝的直径2～5mm，紫绿色，断面中部有髓。气清香，味微辛。

【化学成分】 主含紫苏醛、紫苏酮等挥发油类、芹菜素、迷迭香酸、咖啡酸等挥发油类、黄酮类、酚酸类等化合物。

【性味与归经】 辛，温。归肺、脾经。

【功能与主治】 解表散寒，行气和胃。用于风寒感冒、咳嗽呕恶、妊娠呕吐、鱼蟹中毒。

【现代研究】 本品有解热、镇静镇痛、抗炎、抗病原菌、降血脂及抗氧化、保肝、抗肿瘤等作用。紫苏叶对革兰氏阳性菌中金黄色葡萄球菌和革兰氏阴性菌中大肠杆菌具有较强的抗菌作用，特别是对金黄色葡萄球菌，具有抗菌、抗病毒作用；能直接作用于血管，短暂地收缩血管，具有止血作用；可促进血小板血栓的形成，可缩短血凝时间、血浆复钙时间和凝血活酶时间，有较弱的促血小板聚集作用；可使环己烯巴比妥诱导的睡眠时间延长，具有镇静、镇痛作用；可抑制病毒诱导癌变的活性，能明显抑制化学致癌剂或皮下移植瘤株所致乳腺癌的发病率，减少肿瘤的重量和体积，延长肿瘤出现的时间，可抑制乳腺癌生长及大鼠肝脏肿瘤细胞生长，具有抗肿瘤作用。

【用法用量】 5～10g。

艾叶 Artemisiae Argyi Folium

【来源】 本品为菊科植物艾 *Artemisia argyi* Levl. et Vant. 的干燥叶。

【产地】 全国大部分地区均有分布。主产于山东、安徽、湖北、河北等省。

【采收加工】 夏季花未开时采摘，除去杂质，晒干。

【性状】 多皱缩、破碎，有短柄。完整叶片展平后呈卵状椭圆形，羽状深裂，裂片椭圆状披针形，边缘有不规则的粗锯齿；上表面灰绿色或深黄绿色，有稀疏的柔毛和腺点；下表面密生灰白色绒毛。质柔软。气清香，味苦。

【化学成分】 主含桉油精、桉树脑、4-松油烯醇等挥发油类化合物，还含三萜类、黄酮类等化合物。

【性味与归经】 辛、苦，温；有小毒。归肝、脾、肾经。

【功能与主治】 温经止血，散寒止痛；外用祛湿止痒。用于吐血、衄血、崩漏、月经过多、胎漏下血、少腹冷痛、经寒不调、宫冷不孕；外治皮肤瘙痒。

【现代研究】 本品具有广泛的生理活性，有镇咳、祛痰、抗过敏性休克、抗炎、保肝、抗菌抗病毒、抗肿瘤、降脂、降压、降胆固醇、免疫调节、抗脂质过氧化、抗衰老等作用。

【用法用量】 3～9g。外用适量，供灸治或熏洗用。

叶类中药材图片信息请扫描下方二维码：

叶类彩图

第十二章　花类中药材

花类中药材通常包括完整的花、花序或花的某一部分。完整的花有的是已开放的，如洋金花、红花；有的是尚未开放的花蕾，如丁香、金银花。药用花序有的是采收未开放的，如款冬花；有的要采收已开放的，如菊花、旋覆花；而夏枯草实际上采收的是带花的果穗。药用仅为花的某一部分的，如西红花系柱头，莲须系雄蕊，玉米须系花柱，松花粉、蒲黄等则为花粉粒等。

花类中药由于经过采制、干燥，常干缩、破碎而改变了形状，鉴别时需先将干燥药材放入水中浸泡后，展开观察其形状，常见的有圆锥状、棒状、团簇状、丝状、粉末状等；颜色一般较新鲜时稍暗淡，气味也较新鲜时淡。鉴别时，以花朵入药者，要注意观察萼片、花瓣、雄蕊和雌蕊的数目及其着生位置、形状、颜色、被毛与否、气味等；如以花序入药，除单朵花的观察外，需注意花序类别、总苞片或苞片等。菊科植物还需观察花序托的形状、有无被毛等。如果花序或花很小，肉眼不易辨认清楚，需先将干燥药材放入水中浸泡后，并借助于放大镜、解剖镜观察清楚。

松花粉　Pini Pollen

【来源】 本品为松科植物马尾松 *Pinus massoniana* Lamb.、油松 *Pinus tabulieformis* Carr. 或同属数种植物的干燥花粉。

【产地】 马尾松主产于长江流域各地区；油松主产于东北、华北和西北各地区。山东亦有栽培。

【采收加工】 春季花刚开时，采摘花穗，晒干，收集花粉，除去杂质。

【性状】 为淡黄色的细粉。体轻，易飞扬，手捻有滑润感。气微，味淡。

【化学成分】 主含花旗松素、山柰酚等黄酮类及糖类、脂类、蛋白质、氨基酸、维生素、矿物质等化合物。

【性味与归经】 甘，温。归肝、脾经。

【功能与主治】 收敛止血，燥湿敛疮。用于外伤出血、湿疹、黄水疮、皮肤糜烂、脓水淋漓。

【现代研究】 本品有抗疲劳、调节血糖血脂、预防心脑血管疾病、提高抗氧化能力、增强免疫力、延缓衰老、改善胃肠功能、防治便秘、保肝护肝、调节激素水平、抑制前列腺增生等药理作用。

【用法用量】 外用适量，撒敷患处。

辛夷　Magnoliae Flos

【来源】 本品为木兰科植物望春花 *Magnolia bipndii* Pamp.、玉兰 *Magnolia denudata* Desr. 或武当玉兰 *Magnolia sprengeri* Pamp. 的干燥花蕾。

【产地】 望春花主产于河南、湖北；武当玉兰主产于四川北川、湖北、陕西；玉兰多为栽培，主产于安徽安庆。

【采收加工】 冬末春初花未开放时采收，除去枝梗，阴干。

【植物形态】 落叶乔木，高达25m，胸径1m，枝广展形成宽阔的树冠；树皮深灰色，粗糙开裂；冬芽及花梗密被淡灰黄色长绢毛。叶纸质，倒卵形、宽倒卵形或倒卵状椭圆形。花蕾卵圆形，花先叶开放，直立，芳香，直径10～16cm；花梗显著膨大，密被淡黄色长绢毛；花被片9片，白色，基部常带粉红色，近相似，长圆状倒卵形，长6～8（10）cm，宽2.5～4.5（6.5）cm。聚合果圆柱形，长12～15cm，直径3.5～5cm；蓇葖厚木质，褐色，具白色皮孔；种子心形，侧扁，高约9mm，宽约10mm，外种皮红色，内种皮黑色。花期2～3月（亦常于7～9月再开一次花），果期8～9月。

【性状】 **望春花** 呈长卵形，似毛笔头，长1.2～2.5cm，直径0.8～1.5cm。基部常具短梗，长约5mm，梗上有类白色点状皮孔。苞片2～3层，每层2片，两层苞片间有小鳞芽，苞片外表面密被灰白色或灰绿色茸毛，内表面类棕色，无毛。花被片9，棕色，外轮花被片3，条形，约为内两轮长的1/4，呈萼片状，内两轮花被片6，每轮3，轮状排列。雄蕊和雌蕊多数，螺旋状排列。体轻，质脆。气芳香，味辛凉而稍苦。

玉兰 长1.5～3cm，直径1～1.5cm。基部枝梗较粗壮，皮孔浅棕色。苞片外表面密被灰白色或灰绿色茸毛。花被片9，内外轮同型。

武当玉兰 长2～4cm，直径1～2cm。基部枝梗粗壮，皮孔红棕色。苞片外表面密被淡黄色或淡黄绿色茸毛，有的最外层苞片茸毛已脱落而呈黑褐色。花被片10～12（15），内外轮无显著差异。

【化学成分】 主含木兰脂素、辛夷脂素等木脂素类及挥发油类化合物。

【性味与归经】 辛，温。归肺、胃经。

【功能与主治】 散风寒，通鼻窍。用于风寒头痛，鼻塞流涕，鼻鼽，鼻渊。

【现代研究】 本品有收缩鼻黏膜血管，促进黏膜分泌物的吸收，减轻炎症的作用，还有抑菌、镇痛、降压、抗过敏等作用。辛夷治疗鼻部炎症时能产生收敛作用而保护黏膜表面，并由于微血管扩张，局部血液循环改善，可促进分泌物的吸收；辛夷具有较好的抗炎作用，辛夷挥发油对白细胞介素1、肿瘤坏死因子、磷脂酶A2以及前列腺素E2、组胺等炎症介质的产生均有较好的抑制作用；辛夷水或醇提取物静注、肌注或腹腔注射具有一定的降压作用；高浓度辛夷制剂对白色念珠菌、金黄色葡萄球菌、乙型链球菌、白喉杆菌、痢疾杆菌、炭疽杆菌、流感病毒等具有不同程度的抑制作用。

【用法用量】 3～10g，包煎。外用适量。

槐花 Sophorae Flos

【来源】 本品为豆科植物槐 *Sophora japonica* L. 的干燥花及花蕾。

【产地】 主产于辽宁、河北、河南、山东等省。

【采收加工】 夏季花开放或花蕾形成时采收，及时干燥，除去枝、梗及杂质。前者习称“槐花”，后者习称“槐米”。

【性状】 **槐花** 皱缩而卷曲，花瓣多散落。完整者花萼钟状，黄绿色，先端5浅裂；花瓣5，黄色或黄白色，1片较大，近圆形，先端微凹，其余4片长圆形。雄蕊10，其中9个基部连合，花丝细长。雌蕊圆柱形，弯曲。体轻。气微，味微苦。

槐米 呈卵形或椭圆形，长2～6mm，直径约2mm。花萼下部有数条纵纹。萼的上方为黄白色未开放的花瓣。花梗细小。体轻，手捻即碎。气微，味微苦涩。

【化学成分】 主含芦丁、槲皮素、α-亚麻酸、亚油酸等黄酮类、脂肪酸类化合物，还含蛋白质、维生素、矿物质等化合物。

【性味与归经】 苦，微寒。归肝、大肠经。

【功能与主治】 凉血止血，清肝泻火。用于便血、痔血、血痢、崩漏、吐血、衄血、肝热目赤、头痛眩晕。

【现代研究】 本品能明显缩短出血和凝血时间，制炭以后促进凝血作用更强。有减少心肌耗氧量，保护心功能，抑制皮肤真菌等作用。

【用法用量】 5～10g。

丁香　Caryophylli Flos

【来源】 本品为桃金娘科植物丁香 *Eugenia caryophyllata* Thunb. 的干燥花蕾。

【产地】 主产于坦桑尼亚以及马来西亚、印度尼西亚等地。我国海南、广西、云南南部有引种栽培。

【采收加工】 当花蕾由绿色转红时采摘，晒干。

【植物形态】 常绿乔木，高达 10m。叶对生，叶柄明显，叶片长方卵形或长方倒卵形，长 5～10cm，宽 2.5～5cm，先端渐尖或急尖，基部狭窄常下展成柄，全缘。花芳香，成顶生聚伞圆锥花序，花径约 6mm；花萼肥厚，绿色后转紫色，长管状，先端 4 裂，裂片三角形；花冠白色，稍带淡紫，短管伏，4 裂；雄蕊多数，花药纵裂；子房下位，与萼管合生，花柱粗厚，柱头不明显。浆果红棕色，长方椭圆形，长 1～1.5cm，直径 5～8mm，先端宿存萼片。种子长方形。

【性状】 略呈研棒状，长 1～2cm。花冠圆球形，直径 0.3～0.5cm，花瓣 4，复瓦状抱合，棕褐色或褐黄色，花瓣内为雄蕊和花柱，搓碎后可见众多黄色细粒状的花药。萼筒圆柱状，略扁，有的稍弯曲，长 0.7～1.4cm，直径 0.3～0.6cm，红棕色或棕褐色，上部有 4 枚三角状的萼片，十字状分开。质坚实，富油性。气芳香浓烈，味辛辣、有麻舌感。

【化学成分】 主含丁香酚等挥发油类化合物，还含鼠李素、山柰素等黄酮类化合物。

【性味与归经】 辛，温。归脾、胃、肺、肾经。

【功能与主治】 温中降逆，补肾助阳。用于脾胃虚寒，呃逆呕吐，食少吐泻，心腹冷痛，肾虚阳痿。

【现代研究】 本品有调节胃肠功能、抗溃疡、镇痛、抗炎、抗菌、抗血栓、抗血小板聚集等作用。丁香浸出液有刺激胃酸和胃蛋白酶分泌作用，可调节胃肠，促进消化功能；丁香挥发油在体内外对常见细菌具有显著的抗菌作用，丁香抗菌活性明显，抑菌谱广，不仅对灰绿曲霉、黄曲霉、青霉、黑根霉、高大毛霉有抑制作用，还有较强的抗真菌作用，对石膏毛藓菌、黄藓菌等均有明显的抑制和杀灭作用；丁香水提物、丁香油对电刺激大鼠动脉血管所致实验性体内血栓形成时间有明显延长作用。

【用法用量】 1～3g。内服或研末外敷。

密蒙花　Buddlejae Flos

【来源】 本品为马钱科植物密蒙花 *Buddleja officinalis* Maxim. 的干燥花蕾和花序。

【产地】 山西、陕西、甘肃、江苏、安徽、福建、河南、湖北、湖南、广东、广西、四川、贵州、云南和西藏等省区均有栽培。

【采收加工】 春季花未开放时采收，除去杂质，干燥。

【性状】 多为花蕾密聚的花序小分枝，呈不规则圆锥状，长 1.5～3cm。表面灰黄色或棕黄色，密被茸毛。花蕾呈短棒状，上端略大，长 0.3～1cm，直径 0.1～0.2cm；花萼钟状，先端 4 齿裂；花冠筒状，与萼等长或稍长，先端 4 裂，裂片卵形；雄蕊 4，着生在花冠管中部。质柔软。气微香，味微苦、辛。

【化学成分】 主含蒙花苷、木樨草素、芹菜素、毛蕊花糖苷等黄酮类、苯乙醇苷类化合物，还含萜类、挥发油类等化合物。

【性味与归经】 甘，微寒。归肝经。

【功能与主治】 清热泻火，养肝明目，退翳。用于目赤肿痛、多泪羞明、目生翳膜、肝虚目暗、视物昏花。

【现代研究】 本品具有多种药理活性，主要表现在治疗干眼症等眼部疾病、抗炎抗菌、抗氧化、免疫调节等作用。

【用法用量】 3～9g。

洋金花 Daturae Flos

【来源】 本品为茄科植物白花曼陀罗 *Datura metel* L. 的干燥花。

【产地】 主产于江苏、浙江、福建、广东等省。多为栽培。

【采收加工】 4～11 月花初开时采收，晒干或低温干燥。

【性状】 多皱缩成条状，完整者长 9～15cm。花萼呈筒状，长为花冠的 2/5，灰绿色或灰黄色，先端 5 裂，基部具纵脉纹 5 条，表面微有茸毛；花冠呈喇叭状，淡黄色或黄棕色，先端 5 浅裂，裂片有短尖，短尖下有明显的纵脉纹 3 条，两裂片之间微凹；雄蕊 5，花丝贴生于花冠筒内，长为花冠的 3/4；雌蕊 1，柱头棒状。烘干品质柔韧，气特异；晒干品质脆，气微，味微苦。

【化学成分】 主含东莨菪碱、阿托品等生物碱类化合物，还含醉茄内酯类、黄酮类、倍半萜类、木脂素类及酚酸类化合物。

【性味与归经】 辛，温；有毒。归肺、肝经。

【功能与主治】 平喘止咳，解痉定痛。用于哮喘咳嗽、脘腹冷痛、风湿痹痛、小儿慢惊；外科麻醉。

【现代研究】 本品有抑制大脑皮质的中枢神经，对海马神经元有保护作用。对心血管系统有增加心排出量、降低外周阻力、抗心律失常的作用。还有兴奋延髓和脊髓、镇痛、解痉、改善微循环、抗休克等作用。

【用法用量】 0.3～0.6g，宜入丸散；亦可作卷烟分次燃吸（一日量不超过 1.5g）。外用适量。

金银花 Lonicerae Japonicae Flos

【来源】 本品为忍冬科植物忍冬 *Lonicera japonica* Thunb. 的干燥花蕾或带初开的花。

【产地】 主产于山东、河南，全国大部分地区均产。

【采收加工】 夏初花开放前采收，干燥。

【植物形态】 半常绿藤本；幼枝淡红褐色，密被黄褐色、开展的硬直糙毛、腺毛和短柔毛，下部常无毛。叶纸质，卵形至矩圆状卵形；叶柄长 4～8mm，密被短柔毛。总花梗通常单生于小枝上部叶腋，下方者则长达 2～4cm；苞片大，叶状，卵形至椭圆形，长达 2～3cm；小苞片顶端圆形或截形，长约 1mm；萼筒长约 2mm；花冠白色，有时基部向阳面呈微红，后变黄色，长（2）3～4.5（6）cm，唇形；雄蕊和花柱均高出花冠。果实圆形，直径 6～7mm；种子卵圆形或椭圆形，褐色，长约 3mm，中部有 1 凸起的脊，两侧有浅的横沟纹。花期 4～6 月（秋季亦常开花），果熟期 10～11 月。

【性状】 呈棒状，上粗下细，略弯曲，长 2～3cm，上部直径约 3mm，下部直径约 1.5mm。表面黄白色或绿白色（贮久色渐深），密被短柔毛。偶见叶状苞片。花萼绿色，先端 5 裂，裂片有毛，长约 2mm。开放者花冠筒状，先端二唇形；雄蕊 5，附于筒壁，黄色；雌蕊 1，子房无毛。气清香，味淡、微苦。

【化学成分】主含绿原酸、异绿原酸、木樨草苷、槲皮素等有机酸类、黄酮类化合物，还含环烯醚萜苷类、挥发油类等化合物。

【性味与归经】甘，寒。归肺、心、胃经。

【功能与主治】清热解毒，疏散风热。用于痈肿疔疮、喉痹、丹毒、热毒血痢、风热感冒、温病发热。

【现代研究】本品有广谱抗病原微生物、抗病毒、解热、抗炎、增强免疫、抗过敏、保肝、抗氧化、降血糖、降血脂、抗肿瘤等作用。金银花中多种药用成分均有良好的抗菌作用，对临床上多种致病菌均具有较强的抑制作用；金银花对常见的呼吸道病毒、RNA 病毒和 DNA 病毒具有明显的抵抗抑制作用，其抗病毒效果显著；金银花对外感发热患者的炎细胞浸润、肺部充血、气管感染等症状均有较好治疗作用，且对巴豆油性肉芽囊大鼠的炎性增生和炎性渗出有着明显的抑制效果；金银花所含绿原酸具有显著的利胆作用，对大鼠胆汁的分泌量具有明显的提高作用，所含三萜皂苷，具有极为突出的保肝作用。

【用法用量】6～15g。

附药：山银花　本品为忍冬科植物灰毡毛忍冬 *Lonicera macranthoides* Hand.-Mazz.、红腺忍冬 *Lonicera hypoglauca* Miq.、华南忍冬 *Lonicera confusa* DC. 或黄褐毛忍冬 *Lonicera fulvotomentosa* Hsu et S. C. Cheng 的干燥花蕾或带初开的花。在不同地区药用，灰毡毛忍冬主产于贵州、四川、广西、云南、湖南等省区，华南忍冬主产于广东、广西、云南等省区，红腺忍冬主产于浙江、江西、福建、湖南、广东、广西、四川等省区，黄褐毛忍冬主产于江西、贵州和云南省区。化学成分和金银花相似。

旋覆花　Inulae Flos

【来源】本品为菊科植物旋覆花 *Inula japonica* Thunb. 或欧亚旋覆花 *Inula britannica* L. 的干燥头状花序。

【产地】主产于河南、河北、江苏、浙江等省。

【采收加工】夏、秋二季花开时采收，除去杂质，阴干或晒干。

【性状】呈扁球形或类球形，直径 1～2cm。总苞由多数苞片组成，呈覆瓦状排列，苞片披针形或条形，灰黄色，长 4～11mm；总苞基部有时残留花梗，苞片及花梗表面被白色茸毛，舌状花 1 列，黄色，长约 1cm，多卷曲，常脱落，先端 3 齿裂；管状花多数，棕黄色，长约 5mm，先端 5 齿裂；子房顶端有多数白色冠毛，长 5～6mm。有的可见椭圆形小瘦果。体轻，易散碎。气微，味微苦。

【化学成分】主含旋覆花素、旋覆花内酯、槲皮素、木樨草素、绿原酸等倍半萜内酯类、黄酮类、有机酸类化合物，还含挥发油类、多糖类等化合物。

【性味与归经】苦、辛、咸，微温。归肺、脾、胃、大肠经。

【功能与主治】降气，消痰，行水，止呕。用于风寒咳嗽、痰饮蓄结、胸膈痞闷、喘咳痰多、呕吐噫气、心下痞硬。

【现代研究】本品有抗支气管痉挛、镇咳、祛痰、抑菌、增加胃酸分泌、提高胃肠平滑肌张力、增进胆汁分泌、抗炎等作用。

【用法用量】3～9g，包煎。

款冬花　Farfarae Flos

【来源】本品为菊科植物款冬 *Tussilago farfara* L. 的干燥花蕾。

【产地】主产于河南、甘肃、山西、陕西等省。

【采收加工】12 月或地冻前当花尚未出土时采挖，除去花梗和泥沙，阴干。

【性状】呈长圆棒状。单生或2～3个基部连生，长1～2.5cm，直径0.5～1cm。上端较粗，下端渐细或带有短梗，外面被有多数鱼鳞状苞片。苞片外表面紫红色或淡红色，内表面密被白色絮状茸毛。体轻，撕开后可见白色茸毛。气香，味微苦而辛。

【化学成分】主含款冬酮、芦丁、槲皮素、咖啡酸、绿原酸等萜类、黄酮类、酚酸类化合物，还含生物碱类、挥发油类等化合物。

【性味与归经】辛、微苦，温。归肺经。

【功能与主治】润肺下气，止咳化痰。用于新久咳嗽、喘咳痰多、劳嗽咯血。

【现代研究】本品有镇咳、祛痰、平喘、升血压、抑制血小板聚集、抗炎、抗休克、抗肿瘤等作用。

【用法用量】5～10g。

菊花 Chrysanthemi Flos

【来源】本品为菊科植物菊 *Chrysanthemum morifolium* Ramat. 的干燥头状花序。

【产地】主产于安徽、浙江、江苏、河南等省。多栽培。

【采收加工】9～11月花盛开时分批采收，阴干或焙干，或熏、蒸后晒干。

【性状】**亳菊** 呈倒圆锥形或圆筒形，有时稍压扁呈扇形，直径1.5～3cm，离散。总苞碟状；总苞片3～4层，卵形或椭圆形，草质，黄绿色或褐绿色，外面被柔毛，边缘膜质。花托半球形，无托片或托毛。舌状花数层，雌性，位于外围，类白色，劲直，上举，纵向折缩，散生金黄色腺点；管状花多数，两性，位于中央，为舌状花所隐藏，黄色，顶端5齿裂。瘦果不发育，无冠毛。体轻，质柔润，干时松脆。气清香，味甘、微苦。

滁菊 呈不规则球形或扁球形，直径1.5～2.5cm。舌状花类白色，不规则扭曲，内卷，边缘皱缩，有时可见淡褐色腺点；管状花大多隐藏。

贡菊 呈扁球形或不规则球形，直径1.5～2.5cm。舌状花白色或类白色，斜升，上部反折，边缘稍内卷而皱缩，通常无腺点；管状花少，外露。

杭菊 呈碟形或扁球形，直径2.5～4cm，常数个相连成片。舌状花类白色或黄色，平展或微折叠，彼此粘连，通常无腺点；管状花多数，外露。

怀菊 呈不规则球形或扁球形，直径1.5～2.5cm。多数为舌状花，舌状花类白色或黄色，不规则扭曲，内卷，边缘皱缩，有时可见腺点；管状花大多隐藏。

【化学成分】主含绿原酸、3,5-*O*-二咖啡酰基奎宁酸、木樨草苷等有机酸类、黄酮类、萜类及挥发油类化合物。

【性味与归经】甘、苦，微寒。归肺、肝经。

【功能与主治】散风清热，平肝明目，清热解毒。用于风热感冒，头痛眩晕，目赤肿痛，眼目昏花，疮痈肿毒。

【现代研究】本品有抗炎、降压、免疫调节、抗病原微生物、降血脂、扩张冠状动脉、增加冠脉血流量、抗氧化、抗肿瘤等作用。

【用法用量】5～10g。

附药：野菊花 本品为菊科植物野菊 *Chrysanthemum indicum* L. 的干燥头状花序。全国各地均有分布。野生。气芳香，味苦。以完整、色黄、香气浓者为佳。性微寒，味苦、辛。用于清热解毒、泻火平肝。花含挥发油，如白菊醇、白菊酮等，还含野菊花内酯等。

红花 Carthami Flos

【来源】本品为菊科植物红花 *Carthamus tinctnrius* L. 的干燥花。

【产地】主产于河南、河北、浙江、四川、新疆等省区。均为栽培。

【采收加工】 夏季花色由黄变红时采摘，阴干或晒干。

【植物形态】 小灌木，高0.5～1.5m。枝粗壮，圆柱形，具条纹，密被平展刺毛及具腺小疏柔毛。叶片卵圆形，长6～8cm，宽3.5～5cm，在花序上者渐变小，先端渐尖，基部微心形，边缘具圆齿。聚伞花序腋生及顶生，具3～7花，每一叶腋内1～2出；总梗长2～4cm，两者密被平展刺毛及具腺小疏柔毛；苞片叶状，线形至披针形，长1～3cm，具刺毛，常位于外侧花的花梗基部，由于花梗伸长而从不包被聚伞花序。花萼钟形，长1.6cm。雄蕊4，均内藏，后对稍短，花丝扁平，后对全长被小疏柔毛，前对仅基部被微柔毛，花药卵珠形，2室，平叉开，长约2mm，具须状毛。子房无毛。小坚果椭圆形，具翅，连翅长1cm，宽0.5cm，扁平，淡褐色，具细脉。花期9～11月，果期11月。

【性状】 为不带子房的管状花，长1～2cm。表面红黄色或红色。花冠筒细长，先端5裂，裂片呈狭条形，长5～8mm；雄蕊5，花药聚合成筒状，黄白色；柱头长圆柱形，顶端微分叉。质柔软。气微香，味微苦。

【化学成分】 主含羟基红花黄色素A、山柰素、红花黄色素、绿原酸、咖啡酸等色素、黄酮类及酚酸类化合物。

【性味与归经】 辛，温。归心、肝经。

【功能与主治】 活血通经，散瘀止痛。用于经闭、痛经、恶露不行、癥瘕痞块、胸痹心痛、瘀滞腹痛、胸胁刺痛、跌仆损伤、疮疡肿痛。

【现代研究】 本品有抗血栓形成、抗凝血、改善微循环、改善血液流变性、抗氧化、调脂、兴奋子宫等作用。红花中活性成分红花黄色素具有抗血栓和降血脂作用；红花含多种查耳酮类化合物，可以明显改善血管微循环，改善血液流变学特征，对心、脑缺血再灌注损伤具有较好的改善作用；红花的主要成分可减少自由基生成和脂质过氧化，抑制损伤脊髓周围组织神经细胞凋亡，对损伤脊髓组织起保护作用；红花黄色素对甲醛性大鼠足肿胀、对组胺引起的大鼠皮肤毛细血管的通透量增加及对大鼠棉球肉芽肿形成均有明显抑制作用；红花能增强大鼠子宫肌电活动，从而兴奋子宫平滑肌细胞。

【用法用量】 3～10g。

蒲黄　Typhae Pollen

【来源】 本品为香蒲科植物水烛香蒲 *Typha angustifolia* L.、东方香蒲 *Typha orientalis* Presl或同属植物的干燥花粉。

【产地】 水烛香蒲主产于江苏、浙江、山东、安徽等省；东方香蒲主产于贵州、山东、山西及东北各省。

【采收加工】 夏季采收蒲棒上部的黄色雄花序，晒干后碾轧，筛取花粉。

【性状】 为黄色粉末。体轻，放水中则漂浮水面。手捻有滑腻感，易附着手指上。气微，味淡。

【化学成分】 主含异鼠李素-3-*O*-新橙皮苷、香蒲新苷、柚皮素、槲皮素等黄酮类及鞣质类化合物，还含甾类、挥发油、多糖类等化合物。

【性味与归经】 甘，平。归肝、心包经。

【功能与主治】 止血，化瘀，通淋。用于吐血、衄血、咯血、崩漏、外伤出血、经闭痛经、胸腹刺痛、跌仆肿痛、血淋涩痛。

【现代研究】 本品具有促进凝血、降低血压、增加冠脉血流量、改善微循环、提高机体耐缺氧能力、减轻心肌缺血性病变、抗血栓形成、抗心肌缺血及脑缺血等作用。

【用法用量】 5～10g，包煎。外用适量，敷患处。

西红花　Croci Stigma

【来源】 本品为鸢尾科植物番红花 *Crocus sativus* L. 的干燥柱头。

【产地】 主产于西班牙、希腊、法国、伊朗及原苏联中亚西亚一带。我国浙江、江苏、上海、北京等地有少量栽培。

【采收加工】 开花期晴天早晨采花，摘取柱头，晒干或40～50℃烘干，或通风处晾干。

【植物形态】 多年生草本。球茎扁圆球形，直径约3cm，外有黄褐色的膜质包被。叶基生，9～15枚，条形，灰绿色，长15～20cm，宽2～3mm，边缘反卷；叶丛基部包有4～5片膜质的鞘状叶。花茎甚短，不伸出地面；花1～2朵，淡蓝色、红紫色或白色，有香味，直径2.5～3cm；花被裂片6，2轮排列，内、外轮花被裂片皆为倒卵形，顶端钝，长4～5cm；雄蕊直立，长2.5cm，花药黄色，顶端尖，略弯曲；花柱橙红色，长约4cm，上部3分枝，分枝弯曲而下垂，柱头略扁，顶端楔形，有浅齿，较雄蕊长，子房狭纺锤形。蒴果椭圆形，长约3cm。

【性状】 呈线形，3分枝，长约3cm。暗红色，上部较宽而略扁平，顶端边缘显不整齐的齿状，内侧有一短裂隙，下端有时残留一小段黄色花柱。体轻，质松软，无油润光泽，干燥后质脆易断。气特异，微有刺激性，味微苦。

【化学成分】 主含西红花苷-Ⅰ、西红花苷-Ⅱ、西红花苦苷、西红花醛等萜类化合物。

【性味与归经】 甘，平。归心、肝经。

【功能与主治】 活血化瘀，凉血解毒，解郁安神。用于经闭癥瘕、产后瘀阻、温毒发斑、忧郁痞闷、惊悸发狂。

【现代研究】 本品有增强免疫力、保护心脏、护肝利胆、抗抑郁、抗焦虑作用，还具有抑制肿瘤细胞生长、治疗心血管疾病、抗炎镇痛等药理作用。西红花酸可以有效抑制因心肌缺血和再灌注引发的心肌梗死，有明显的抗心律失常作用，对异丙肾上腺素所致心肌细胞损伤和心肌缺血有改善作用。

【用法用量】 1～3g。煎服或沸水泡服。

花类中药材图片信息请扫描下方二维码：

花类彩图

第十三章　果实及种子类中药材

1. 果实类中药材

果实类中药材的药用部位通常是采用完全成熟或将近成熟的果实，也有少数是未成熟果实或幼果，多数采用完整的果实，如五味子、枸杞子；少数为完整的果穗，如桑葚；有的为果实的果肉，如山茱萸；有的采用部分果皮或全部果皮，如陈皮、大腹皮等；也有采用带有部分果皮的果柄，如甜瓜蒂；或果实上的宿萼，如柿蒂；有的仅仅采用中果皮的维管束组织，如橘络、丝瓜络等。

鉴别果实类中药材，应注意其形状、大小、颜色、顶端、基部、表面、质地、破断面及气味等，并注意是完整的果实还是果实的某一部分，注意果实的顶端有无柱基等附属物，下部有无果柄或果柄脱落的痕迹，是否带有宿存的花被，如地肤子。果实类中药的表面大多干缩而有皱纹，肉质果尤为明显，果皮表面常稍有光泽，也有具茸毛的；有时可见凹下的油点，如陈皮、吴茱萸；一些伞形科植物的果实，表面具有隆起的肋线，如小茴香、蛇床子；有的果实具有纵直棱角，如使君子。完整的果实观察外形后，还应剖开果皮观察内部的种子，注意其数目和生长的部位（胎座）。

从气味方面鉴别果实类中药材也是很重要的。有的果实类中药材有浓烈的香气，可作为鉴别真伪及品质优劣的依据。

2. 种子类中药材

种子类中药材大多采用成熟种子，少数为未成熟的种子，如枣儿槟，种子入药多数为完整的种子，少数为种子的一部分，如肉豆蔻衣、龙眼肉为假种皮；绿豆衣为种皮；肉豆蔻为除去种皮的种仁；莲子心为除去子叶的胚。还有一些是以种子为原料的加工品，如大豆黄卷为芽的种子；淡豆豉为种子的发酵品。

鉴别种子类中药材应注意其形状、大小、颜色、表面纹理、种脐、合点和种脊的位置及形态、质地，纵横剖面以及气味等。其形状大多呈圆球形、类圆球形或扁圆球形等，少数种子呈线形、纺锤形或心形。种皮的表面常有各种纹理，如蓖麻子带有色泽鲜艳的花纹；也有的具茸毛，如马钱子。表面除常有的种脐、合点和种脊外，少数种子有种阜存在，如蓖麻子、巴豆等。剥去种皮可见种仁部分，有的种子具有发达的胚乳，如马钱子；无胚乳的种子，则子叶常特别肥厚，如苦杏仁。胚大多直立，少数弯曲，如王不留行、青葙子等。有的种子水浸后种皮显黏性，如葶苈子；有的种子水浸后种皮呈龟裂状，如牵牛子。

荜茇　Piperis Longi Fructus

【来源】 本品为胡椒科植物荜茇 *Piper longum* L. 的干燥近成熟或成熟果穗。

【产地】 主产于海南、云南、广东。

【采收加工】 9～10月间果穗由绿变黑时采收，除去杂质，晒干。

【性状】 呈圆柱形，稍弯曲，由多数小浆果集合而成，长1.5～3.5cm，直径0.3～0.5cm。表面黑褐色或棕色，有斜向排列整齐的小突起，基部有果穗梗残存或脱落。质硬而脆，易折断，断面不整齐，颗粒状。小浆果球形，直径约 0.1cm。有特异香气，味辛辣。

【化学成分】 主含胡椒碱、胡椒次碱、胡椒新碱、四氢胡椒酸等生物碱类及挥发油类化合物。

【性味与归经】 辛，热。归胃、大肠经。

【功能与主治】 温中散寒，下气止痛。用于脘腹冷痛、呕吐、泄泻、寒凝气滞、胸痹心痛、头痛、牙痛。

【现代研究】 本品有调节胃肠运动、抗胃溃疡、降血脂、抗动脉粥样硬化、抗氧化、抗微生物等作用。

【用法用量】 1～3g。外用适量，研末塞龋齿孔中。

火麻仁 Cannabis Fructus

【来源】 本品为桑科植物大麻 *Cannabis sativa* L. 的干燥成熟果实。

【产地】 主产于山东、河北、黑龙江。

【采收加工】 秋季果实成熟时采收，除去杂质，晒干。

【性状】 呈卵圆形，长 4～5.5mm，直径 2.5～4mm。表面灰绿色或灰黄色，有微细的白色或棕色网纹，两边有棱，顶端略尖，基部有 1 圆形果梗痕。果皮薄而脆，易破碎。种皮绿色，子叶 2，乳白色，富油性。气微，味淡。

【化学成分】 主含亚油酸、亚麻酸等脂肪酸及其酯类化合物，还含生物碱类、酚类、挥发油类等化合物。

【性味与归经】 甘，平。归脾、胃、大肠经。

【功能与主治】 润肠通便。用于血虚津亏、肠燥便秘。

【现代研究】 本品有缓泻、降脂、抗动脉粥样硬化、抗氧化、延缓衰老、降血压、抗炎镇痛等作用。

【用法用量】 10～15g。

马兜铃 Aristolochiae Fructus

【来源】 本品为马兜铃科植物北马兜铃 *Aristolochia contorta* Bge. 或马兜铃 *Aristolochia debilis* Sieb. et Zucc. 的干燥成熟果实。

【产地】 主产于山东、江苏、安徽。

【采收加工】 秋季果实由绿变黄时采收，干燥。

【性状】 呈卵圆形，长 3～7cm，直径 2～4cm。表面黄绿色、灰绿色或棕褐色，有纵棱线 12 条，由棱线分出多数横向平行的细脉纹。顶端平钝，基部有细长果梗。果皮轻而脆，易裂为 6 瓣，果梗也分裂为 6 条。果皮内表面平滑而带光泽，有较密的横向脉纹。果实分 6 室，每室种子多数，平叠整齐排列。种子扁平而薄，钝三角形或扇形，长 6～10mm，宽 8～12mm，边缘有翅，淡棕色。气特异，味微苦。

【化学成分】 主含马兜铃酸 A～E、青木香酸等有机酸类化合物，还含生物碱类、挥发油类等化合物。

【性味与归经】 苦，微寒。归肺、大肠经。

【功能与主治】 清肺降气，止咳平喘，清肠消痔。用于肺热咳喘、痰中带血、肠热痔血、痔疮肿痛。

【现代研究】 本品有镇咳、平喘、祛痰、抗炎、镇痛、抗肿瘤、抗生育、抗菌等作用。

【用法用量】 3～9g。

地肤子　Kochiae Fructus

【来源】 本品为藜科植物地肤 *Kochia scoparia*（L.）Schrad. 的干燥成熟果实。

【产地】 主产于山东、江苏、河南、河北等省。

【采收加工】 秋季果实成熟时采收植株，晒干，打下果实，除去杂质。

【性状】 呈扁球状五角星形，直径1～3mm。外被宿存花被，表面灰绿色或浅棕色，周围具膜质小翅5枚，背面中心有微突起的点状果梗痕及放射状脉纹5～10条；剥离花被，可见膜质果皮，半透明。种子扁卵形，长约1mm，黑色。气微，味微苦。

【化学成分】 主含地肤子皂苷Ic、地肤子皂苷B_2、芦丁、槲皮素等皂苷类、黄酮类化合物，还含挥发油类等化合物。

【性味与归经】 辛、苦，寒。归肾、膀胱经。

【功能与主治】 清热利湿，祛风止痒。用于小便涩痛、阴痒带下、风疹、湿疹、皮肤瘙痒。

【现代研究】 本品有利尿、抗过敏、抗菌、降糖、调节胃肠运动等作用。

【用法用量】 9～15g。外用适量，煎汤熏洗。

王不留行　Vaccariae Semen

【来源】 本品为石竹科植物麦蓝菜 *Vaccaria segetalis*（Neck.）Garcke 的干燥成熟种子。

【产地】 主产于河北、山东、辽宁。

【采收加工】 夏季果实成熟、果皮尚未开裂时采割植株，晒干，打下种子，除去杂质，再晒干。

【性状】 呈球形，直径约2mm。表面黑色，少数红棕色，略有光泽，有细密颗粒状突起，一侧有1凹陷的纵沟。质硬。胚乳白色，胚弯曲成环，子叶2。气微，味微涩、苦。

【化学成分】 主含王不留行黄酮苷、王不留行皂苷A～D、王不留行次皂苷A～H等苷类化合物，还含挥发油类、环肽等化合物。

【性味与归经】 苦，平。归肝、胃经。

【功能与主治】 活血通经，下乳消肿，利尿通淋。用于经闭、痛经、乳汁不下、乳痈肿痛，淋证涩痛。

【现代研究】 本品有兴奋子宫、抗早孕、抗着床、镇痛等作用。

【用法用量】 5～10g。

五味子　Schisandrae Chinensis Fructus

【来源】 本品为木兰科植物五味子 *Schisandra chinensis*（Turcz.）Baill. 的干燥成熟果实。

【产地】 主产于辽宁、吉林、黑龙江等省，河北亦产。

【采收加工】 秋季果实完全成熟时采收，捡出果梗等杂质，晒干。

【植物形态】 为落叶木质藤本，老枝褐色。单叶互生。叶卵形、宽倒卵形至宽椭圆形，边缘疏生腺状细齿，上面光滑，无毛。花单性，雌雄异株；单生或簇生于叶腋；花被6～9，乳白色或粉红色；雄花具5雄蕊，花丝合生成短柱；雌花心皮17～40，花后花托逐渐伸长，结果时呈长穗状。浆果球形，肉质，熟时红色。

【性状】 呈不规则的球形或扁球形，直径5～8mm。表面红色、紫红色或暗红色，皱缩，显油润；有的表面呈黑红色或出现“白霜”。果肉柔软，种子1～2，肾形，表面棕黄色，有光泽，种皮薄而脆。果肉气微，味酸；种子破碎后，有香气，味辛、微苦。

【化学成分】 主含五味子醇甲、五味子甲素、五味子乙素等木脂素类及挥发油类、多糖类、有机酸类、脂肪酸类等化合物。

【性味与归经】 酸、甘，温。归肺、心、肾经。

【功能与主治】 收敛固涩，益气生津，补肾宁心。用于久咳虚喘、梦遗滑精、遗尿尿频、久泻不止、自汗盗汗、津伤口渴、内热消渴、心悸失眠。

【现代研究】 本品有保肝、免疫增强、镇静、抗抑郁、抗氧化、抗肿瘤、保护心肌等作用。五味子中的木脂素和五味子多糖对 CCl_4 等化学应激性肝损伤、药物引起的肝损伤均具有良好的保护作用，能够显著降低过氧化反应，增加肝脏的抗氧化作用以及防止过量的自由基产生和堆积，也可降低血清中的丙氨酸转氨酶、减轻肝脏炎症和坏死；五味子多糖能抑制环磷酰胺诱导的胸腺细胞凋亡，降低胸腺细胞损伤，有明显的免疫增强作用；五味子中含有的木脂素和多糖是抗肿瘤的主要活性成分，能抑制肿瘤细胞的生长，通过调控细胞凋亡相关基因蛋白的表达促进肿瘤细胞凋亡；五味子中含有多种有效成分能减少氧自由基对心肌细胞的损伤，起到保护心肌作用。

【用法用量】 2～6g。

附药：南五味子　Schisandrae Sphenantherae Fructus

本品为木兰科植物华中五味子 *Schisandra sphenanthera* Rehd. et Wils. 的干燥成熟果实。药材呈球形或扁球形，直径 4～6mm。表面棕红色至暗棕色，干瘪，皱缩，果肉常紧贴于种子上。种子 1～2，肾形，表面棕黄色，有光泽，种皮薄而脆。果肉气微，味微酸。含五味子甲素，五味子酯甲、乙、丙、丁、戊等成分。

肉豆蔻　Myristicae Semen

【来源】 本品为肉豆蔻科植物肉豆蔻 *Myristica fragrans* Houtt. 的干燥种仁。

【产地】 主产于马来西亚、印度尼西亚、斯里兰卡及西印度群岛。

【采收加工】 冬、春二季果实成熟时采收。

【性状】 呈卵圆形或椭圆形，长 2～3cm，直径 1.5～2.5cm。表面灰棕色或灰黄色，有时外被白粉（石灰粉末）。全体有浅色纵行沟纹和不规则网状沟纹。种脐位于宽端，呈浅色圆形突起，合点呈暗凹陷。种脊呈纵沟状，连接两端。质坚，断面显棕黄色相杂的大理石花纹，宽端可见干燥皱缩的胚，富油性。气香浓烈，味辛。

【化学成分】 主含去氢二异丁香酚、丁香酚、α-蒎烯、β-莰烯、榄香脂素等脂肪油、挥发油及木脂素类化合物。

【性味与归经】 辛，温。归脾、胃、大肠经。

【功能与主治】 温中行气，涩肠止泻。用于脾胃虚寒、久泻不止、脘腹胀痛、食少呕吐。

【现代研究】 本品有止泻、减慢心率、抗肿瘤、免疫调节、抗炎、镇痛、抗菌、抗氧化、保肝等作用。

【用法用量】 3～10g。

葶苈子　Descurainiae Semen/Lepidii Semen

【来源】 本品为十字花科植物播娘蒿 *Descurainia sophia*（L.）Webb. ex Prantl. 或独行菜 *Lepidium apetalum* Willd. 的干燥成熟种子。

【产地】 独行菜主产于华北、东北等地区。播娘蒿主产于华东、中南等地区。

【采收加工】 夏季果实成熟时采割植株，晒干，搓出种子，除去杂质。

【植物形态】 **播娘蒿**　为一年生或两年生直立草本，高30～70cm。叶互生，2回羽状分裂，裂片线形，先端尖。总状花序顶生，果序延长；花小，花瓣黄色，匙形，雄蕊6。长角果线形，2室，每室有种子2列。花期4～6月，果期5～7月。药材习称“南葶苈子”。

独行菜　一年生或两年生矮小草本，高5～30cm。叶不分裂，基部有耳，边缘有稀疏齿状缺裂。总状花序长；花小；花瓣呈退化状；雄蕊2或4，蜜腺4。短角果卵状椭圆形，扁平，成熟时自中央开裂，假隔膜薄膜质，每室含种子1枚。花期5～6月，果期6～7月。药材习称“北葶苈子”。

【性状】 **南葶苈子**　呈长圆形略扁，长约0.8～1.2mm，宽约0.5mm。表面棕色或红棕色，微有光泽，具纵沟2条，其中1条较明显。一端钝圆，另端微凹或较平截，种脐类白色，位于凹入端或平截处。气微，味微辛、苦，略带黏性。

北葶苈子　呈扁卵形，长1～1.5mm，宽0.5～1mm。一端钝圆，另端尖而微凹，种脐位于凹入端。味微辛辣，黏性较强。

【化学成分】　主含槲皮素-3-*O*-*β*-D-葡萄糖-7-*O*-*β*-D-龙胆双糖苷、槲皮素、山柰酚等黄酮类及硫苷类和异硫氰酸、脂肪油类、苯丙素类、强心苷、有机酸类等化合物。

【性味与归经】　辛、苦，大寒。归肺、膀胱经。

【功能与主治】　泻肺平喘，行水消肿。用于痰涎壅肺、喘咳痰多、胸胁胀满、不得平卧、胸腹水肿、小便不利。

【现代研究】　本品有强心、利尿、降血压、抑菌、抗肿瘤等作用，还有一定的抗抑郁、抗血小板聚集等作用。葶苈子活性成分葶苈苷、糖芥苷有强心作用，能显著增强心肌收缩性，即对心肌具有正性肌力作用，改善心脏的泵血功能；葶苈子水提液能明显增加充血性心力衰竭大鼠排尿量，具有显著的利尿作用；南葶苈子醇提取物和南葶苈子油对饮食性高脂血症大鼠有调血脂的作用；苄基芥子油是葶苈子抗菌的主要成分，具有广谱抗菌作用，对酵母菌等20种真菌及数10种其他菌株菌有抗菌作用；葶苈子具有一定的抗癌作用，对艾氏腹水癌小鼠的癌细胞有明显抑制作用。

【用法用量】　3～10g，包煎。

芥子　Sinapis Semen

【来源】　本品为十字花科植物白芥 *Sinapis alba* L. 或芥 *Brassica juncea*（L.）Czern. et Coss. 的干燥成熟种子。前者习称“白芥子”，后者习称“黄芥子”。

【产地】　主产于安徽、河南、四川等地。

【采收加工】　夏末秋初果实成熟时采割植株，晒干，打下种子，除去杂质。

【性状】 **白芥子**　呈球形，直径1.5～2.5mm。表面灰白色至淡黄色，具细微的网纹，有明显的点状种脐。种皮薄而脆，破开后内有白色折叠的子叶，有油性。气微，味辛辣。

黄芥子　较小，直径1～2mm。表面黄色至棕黄色，少数呈暗红棕色。研碎后加水浸湿，则产生辛烈的特异臭气。

【化学成分】　主含芥子碱、白芥子苷等生物碱类及脂肪酸类、多糖类、黄酮类、挥发油类等化合物。

【性味与归经】　辛，温。归肺经。

【功能与主治】　温肺豁痰利气，散结通络止痛。用于寒痰咳嗽，胸胁胀痛，痰滞经络，关节麻木、疼痛，痰湿流注，阴疽肿毒。

【现代研究】　本品有镇咳、祛痰、平喘、抗炎、镇痛等作用。

【用法用量】　3～9g。外用适量。

覆盆子 Rubi Fructus

【来源】本品为蔷薇科植物华东覆盆子 *Rubus chingii* Hu 的干燥果实。

【产地】主产于浙江、湖北、江西、福建等省。

【采收加工】夏初果实由绿变绿黄时采收，除去梗、叶，置沸水中略烫或略蒸，取出，干燥。

【性状】本品为聚合果，由多数小核果聚合而成，呈圆锥形或扁圆锥形，高 0.6～1.3cm，直径 0.5～1.2cm。表面黄绿色或淡棕色，顶端钝圆，基部中心凹入。宿萼棕褐色，下有果梗痕。小果易剥落，每个小果呈半月形，背面密被灰白色茸毛，两侧有明显的网纹，腹部有突起的棱线。体轻，质硬。气微，味微酸涩。

【化学成分】主含鞣花酸、山柰酚-3-*O*-芸香糖苷、椴树苷、枸橼酸、苹果酸等酚酸类、黄酮类、有机酸类化合物，还含多糖类、生物碱类等化合物。

【性味与归经】甘、酸，温。归肝、肾、膀胱经。

【功能与主治】益肾固精缩尿，养肝明目。用于遗精滑精、遗尿尿频、阳痿早泄、目暗昏花。

【现代研究】本品有调节下丘脑-垂体-性腺轴功能、改善学习记忆能力、抗氧化、延缓衰老等作用。

【用法用量】6～12g。

木瓜 Chaenomelis Fructus

【来源】本品为蔷薇科植物贴梗海棠 *Chaenomeles speciosa* （Sweet） Nakai 的干燥近成熟果实。

【产地】主产于安徽、湖北、四川、浙江等省。以安徽宣城木瓜为上品，现多为栽培。

【采收加工】夏、秋二季果实绿黄时采收，置沸水中烫至外皮灰白色，对半纵剖，晒干。

【植物形态】落叶灌木，高 2～3m，枝有刺。叶片卵形至椭圆形，边缘有尖锐重锯齿。花 3～5 朵簇生于两年生老枝上，先叶开放，绯红色，稀淡红色或白色。萼筒钟状，5 裂；花瓣 5，雄蕊多数，雄蕊 1，花柱 5，基部合生。梨果球形或卵形，木质，黄色或带黄绿色。

【性状】长圆形，多纵剖成两半，长 4～9cm，宽 2～5cm，厚 1～2.5cm。外表面紫红色或红棕色，有不规则的深皱纹；剖面边缘向内卷曲，果肉红棕色，中心部分凹陷，棕黄色；种子扁长三角形，多脱落。质坚硬。气微清香，味酸。

【化学成分】主含齐墩果酸、熊果酸、苹果酸、酒石酸、枸橼酸等三萜类、有机酸类化合物，还含黄酮类、多糖类等化合物。

【性味与归经】酸，温。归肝、脾经。

【功能与主治】舒筋活络，和胃化湿。用于湿痹拘挛、腰膝关节酸重疼痛、暑湿吐泻、脚气水肿。

【现代研究】本品有镇痛、抗炎、保肝、松弛胃肠道平滑肌、抑菌及抗肿瘤等作用。木瓜具有较强的抗菌消炎作用，木瓜提取物、木瓜皂苷、总有机酸均有较好的抗炎镇痛作用；木瓜中的齐墩果酸和熊果酸具有保肝功效，临床上用于治疗肝炎；木瓜中含有的有机酸特别是齐墩果酸、黄酮类、单宁等物质均有较好的抑制细菌作用；木瓜中的总黄酮可以松弛胃平滑肌，其提取物还可以抑制 Fe^{2+} 和硝普钠在肝脏内的脂质过氧化作用，引起子宫持续收缩，同时还可以溶解血栓；另外木瓜中含有的齐墩果酸、熊果酸、桦木酸、木瓜蛋白酶、木瓜凝乳蛋白酶有很好的抑制肿瘤效果。

【用法用量】 6～9g。

山楂　Crataegi Fructus

【来源】 本品为蔷薇科植物山里红 *Crataegus pinnatifida* Bge. var. major N. E. Br. 或山楂 *Crataegus pinnatifida* Bge. 的干燥成熟果实。

【产地】 主产于山东、河北、河南、辽宁等省。

【采收加工】 秋季果实成熟时采收，切片，干燥。

【性状】 为圆形片，皱缩不平，直径1～2.5cm，厚0.2～0.4cm。外皮红色，具皱纹，有灰白色小斑点。果肉深黄色至浅棕色。中部横切片具5粒浅黄色果核，但核多脱落而中空。有的片上可见短而细的果梗或花萼残迹。气微清香，味酸、微甜。

【化学成分】 主含山楂酸、酒石酸、枸橼酸、儿茶素、槲皮素、金丝桃苷等有机酸类、黄酮类化合物，还含氨基酸、糖类、鞣质类等化合物。

【性味与归经】 酸、甘，微温。归脾、胃、肝经。

【功能与主治】 消食健胃，行气散瘀，化浊降脂。用于肉食积滞、胃脘胀满、泻痢腹痛、瘀血经闭、产后瘀阻、心腹刺痛、胸痹心痛、疝气疼痛、高脂血症。

【现代研究】 本品有促进脂肪消化，增加胃消化酶分泌，扩张冠状动脉，增加冠脉血流量，降低血清胆固醇及甘油三酯，强心、降血压、抗心律失常，抗血小板聚集，抗氧化，增强免疫，收缩子宫，抑菌等作用。

【用法用量】 9～12g。

苦杏仁　Armeniacae Semen Amarum

【来源】 本品为蔷薇科植物山杏 *Prunus armeniaca* L. var. *ansu* Maxim.、西伯利亚杏 *Prunus sibirica* L.、东北杏 *Prunus mandshurica*（Maxim.）Koehne 或杏 *Prunus armeniaca* L. 的干燥成熟种子。

【产地】 山杏主产于辽宁、河北、内蒙古、山东等省区，多野生，亦有栽培；西伯利亚杏主产于东北、华北地区，系野生；东北杏主产于东北各地，系野生；杏主产于东北、华北及西北等地区，系栽培。

【采收加工】 夏季采收成熟果实，除去果肉和核壳，取出种子，晒干。

【植物形态】 **山杏**　为乔木，高达10m。叶互生，宽卵形或近圆形，先端渐尖，基部阔楔形或截形，叶缘有细锯齿；柄长，近叶基部有2腺体；先叶开花，花单生于短枝顶，无柄。核果近球形，果肉薄，种子味苦。

西伯利亚杏　为小乔木或灌木；叶卵形或近圆形，花小；果肉薄，质较干，种子味苦。

东北杏　为乔木；叶椭圆形或卵形，先端尾尖，基部圆形，很少近心形，边缘具粗而深的重锯齿；花梗长于萼筒，无毛；核边缘圆钝，种子味苦。

杏　与山杏基本相似，唯叶较大，基部近心形或圆形；果较山杏为大，果肉厚，种子味甜或苦。

【性状】 呈扁心形，长1～1.9cm，宽0.8～1.5cm，厚0.5～0.8cm。表面黄棕色至棕色，一端尖，另端钝圆，肥厚，左右不对称，尖端一侧有短线形种脐，圆端合点处向上具多数深棕色的脉纹。种皮薄，子叶2，乳白色，富油性。气微，味苦。

【化学成分】 主含苦杏仁苷、棕榈酸、硬脂酸、苦杏仁酶等苷类、脂肪酸类、蛋白质类化合物，还含氨基酸类、糖类等化合物。

【性味与归经】 苦，微温；有小毒。归肺、大肠经。

【功能与主治】 降气止咳平喘，润肠通便。用于咳嗽气喘，胸满痰多，肠燥便秘。

【现代研究】 本品有镇咳、祛痰、平喘、抗炎、镇痛、增强免疫、抗消化性溃疡、抗肿瘤、抗脑缺血等作用。苦杏仁活性成分苦杏仁苷在酶的作用下，有效成分被水解，产生可以使呼吸受到抑制的氢氰酸，使呼吸运动加深，止咳平喘；苦杏仁苷能够抑制脂多糖刺激环氧化酶和诱导型一氧化氮合酶在小鼠细胞的基因表达，从而抑制前列腺素合成和一氧化氮的产生，进而发挥抗炎和镇痛作用；苦杏仁苷能抑制佐剂性炎症，增强巨噬细胞的吞噬功能，具有增强免疫功能的作用；另外，苦杏仁苷可以使癌症患者的状况得到缓解，对病情有一定的延缓作用。

【用法用量】 5～10g，生品入煎剂后下。

桃仁 Persicae Semen

【来源】 本品为蔷薇科植物桃 *Prunus persica*（L.）Batsch 或山桃 *Prunus davidiana*（Carr.）Franch. 的干燥成熟种子。

【产地】 全国大部分地区均产。主产于四川、陕西、河北、山东等省。

【采收加工】 果实成熟后采收，除去果肉和核壳，取出种子，晒干。

【性状】 **桃仁** 呈扁长卵形，长 1.2～1.8cm，宽 0.8～1.2cm，厚 0.2～0.4cm。表面黄棕色至红棕色，密布颗粒状突起。一端尖，中部膨大，另端钝圆稍偏斜，边缘较薄。尖端一侧有短线形种脐，圆端有颜色略深不甚明显的合点，自合点处散出多数纵向维管束。种皮薄，子叶 2，类白色，富油性。气微，味微苦。

山桃仁 呈类卵圆形，较小而肥厚，长约 0.9cm，宽约 0.7cm，厚约 0.5cm。

【化学成分】 主含苦杏仁苷、棕榈酸、硬脂酸、苯甲醛、苦杏仁酶等苷类、脂肪酸类、蛋白质类化合物，还含挥发油类、多糖类、氨基酸类等化合物。

【性味与归经】 苦、甘，平。归心、肝、大肠经。

【功能与主治】 活血祛瘀，润肠通便，止咳平喘。用于经闭痛经、癥瘕痞块、肺痈肠痈、跌仆损伤、肠燥便秘、咳嗽气喘。

【现代研究】 本品有扩张血管、抗凝及抑制血栓形成、保肝、抗肝硬化、抗炎、抗过敏、镇咳、抗肿瘤等作用。

【用法用量】 5～10g。

郁李仁 Pruni Semen

【来源】 本品为蔷薇科植物欧李 *Prunus humilis* Bge.、郁李 *Prunus japonica* Thunb. 或长柄扁桃 *Prunus pedunculata* Maxim. 的干燥成熟种子。前二种习称“小李仁”，后一种习称“大李仁”。

【产地】 主产于内蒙古、河北、辽宁等地。

【采收加工】 夏、秋二季采收成熟果实，除去果肉和核壳，取出种子，干燥。

【性状】 **小李仁** 呈卵形，长 5～8mm，直径 3～5mm。表面黄白色或浅棕色，一端尖，另端钝圆。尖端一侧有线形种脐，圆端中央有深色合点，自合点处向上具多条纵向维管束脉纹。种皮薄，子叶 2，乳白色，富油性。气微，味微苦。

大李仁 长 6～10mm，直径 5～7mm。表面黄棕色。

【化学成分】 主含苦杏仁苷，郁李仁苷 A、B 等苷类及脂肪酸类、黄酮类、蛋白质类化合物。

【性味与归经】 辛、苦、甘，平。归脾、大肠、小肠经。

【功能与主治】 润肠通便，下气利水。用于津枯肠燥、食积气滞、腹胀便秘、水肿、脚气、小便不利。

【现代研究】 本品有促进肠蠕动、抗炎、镇痛、镇咳祛痰、降压、抗惊厥等作用。

【用法用量】 6～10g。

乌梅　Mume Fructus

【来源】 本品为蔷薇科植物梅 *Prunus mume*（Sieb.）Sieb. et Zucc. 的干燥近成熟果实。

【产地】 主产于四川、浙江、福建、广东等省。

【采收加工】 夏季果实近成熟时采收，低温烘干后闷至色变黑。

【性状】 呈类球形或扁球形，直径 1.5～3cm。表面乌黑色或棕黑色，皱缩不平，基部有圆形果梗痕。果核坚硬，椭圆形，棕黄色，表面有凹点；种子扁卵形，淡黄色。气微，味极酸。

【化学成分】 主含枸橼酸、柠檬酸、苹果酸、柠檬酸-3-*O*-鼠李糖苷、槲皮素-3-*O*-鼠李糖苷等有机酸类、黄酮类化合物，还含萜类、糖类、氨基酸类、生物碱类、挥发油类等化合物。

【性味与归经】 酸、涩，平。归肝、脾、肺、大肠经。

【功能与主治】 敛肺，涩肠，生津，安蛔。用于肺虚久咳、久泻久痢、虚热消渴、蛔厥呕吐腹痛。

【现代研究】 本品有收缩平滑肌、镇咳、止血、止泻、驱虫、抗菌、抗肿瘤、抗生育、抗过敏、抗氧化等作用。

【用法用量】 6～12g。

金樱子　Rosae laevigatae Fructus

【来源】 本品为蔷薇科植物金樱子 *Rosa laevigata* Michx. 的干燥成熟果实。

【产地】 主产于广西田阳、靖西、百色及云南文山等地。多系栽培。

【采收加工】 10～11 月果实成熟变红时采收，干燥，除去毛刺。

【性状】 呈倒卵形，长 2～3.5cm，直径 1～2cm。表面红黄色或红棕色，有突起的棕色小点，系毛刺脱落后的残基。顶端有盘状花萼残基，中央有黄色柱基，下部渐尖。质硬。切开后，花托壁厚 1～2mm，内有多数坚硬的小瘦果，内壁及瘦果均有淡黄色绒毛。气微，味甘、微涩。

【化学成分】 主含金樱子多糖、黄酮类、三萜类及鞣质等化合物。

【性味与归经】 酸、甘、涩，平。归肾、膀胱、大肠经。

【功能与主治】 固精缩尿，固崩止带，涩肠止泻。用于遗精滑精、遗尿尿频、崩漏带下、久泻久痢。

【现代研究】 本品有增强免疫、降脂、抗氧化、抑菌抗炎、保护肾脏、抗动脉粥样硬化等作用。

【用法用量】 6～12g。

沙苑子　Astragali Complanati Semen

【来源】 本品为豆科植物扁茎黄芪 *Astragalus complanatus* R. Br. 的干燥成熟种子。

【产地】 主产于陕西（潼关），河北、辽宁、山西、内蒙古等省区亦产。

【采收加工】 秋末冬初果实成熟尚未开裂时采割植株，晒干，打下种子，除去杂质，晒干。

【性状】 呈肾形而稍扁，长 2～2.5mm，宽 1.5～2mm，厚约 1mm。表面光滑，褐绿色或灰褐色，边缘一侧微凹处具圆形种脐。质坚硬，不易破碎。子叶 2，淡黄色，胚根弯曲，长约 1mm。气微，味淡，嚼之有豆腥味。

【化学成分】 主含沙苑子苷、大麻苷、异槲皮苷、芒柄花苷等黄酮类化合物及挥发油类、脂肪酸类、氨基酸类、蛋白质及多糖类化合物。

【性味与归经】 甘，温。归肝、肾经。

【功能与主治】 补肾助阳，固精缩尿，养肝明目。用于肾虚腰痛、遗精早泄、遗尿尿频、白浊带下、眩晕、目暗昏花。

【现代研究】 本品有改善血液流变学、抑制血小板凝聚、镇静、镇痛、抗炎、降脂、保肝等作用。

【用法用量】 9～15g。

决明子 Cassiae Semen

【来源】 本品为豆科植物决明 *Cassia obtusifolia* L. 或小决明 *Cassia tora* L. 的干燥成熟种子。

【产地】 主产于安徽、江苏、浙江、广东等省。

【采收加工】 秋季采收成熟果实，晒干，打下种子，除去杂质。

【性状】 **决明** 略呈菱方形或短圆柱形，两端平行倾斜，长 3～7mm，宽 2～4mm。表面绿棕色或暗棕色，平滑有光泽。一端较平坦，另端斜尖，背腹面各有 1 条突起的棱线，棱线两侧各有 1 条斜向对称而色较浅的线形凹纹。质坚硬，不易破碎。种皮薄，子叶 2，黄色，呈“S”形折曲并重叠。气微，味微苦。

小决明 呈短圆柱形，较小，长 3～5mm，宽 2～3mm。表面棱线两侧各有 1 片宽广的浅黄棕色带。

【化学成分】 主含大黄酚、橙黄决明素、决明素等蒽醌类及脂肪酸类、多糖类等化合物。

【性味与归经】 甘、苦、咸，微寒。归肝、大肠经。

【功能与主治】 清热明目，润肠通便。用于目赤涩痛、羞明多泪、头痛眩晕、目暗不明、大便秘结。

【现代研究】 本品有降血压、降血脂、增强吞噬细胞吞噬功能、保肝、泻下、抑制病原微生物等作用。

【用法用量】 9～15g。

补骨脂 Psoraleae Fructus

【来源】 本品为豆科植物补骨脂 *Psoralea corylifolia* L. 的干燥成熟果实。

【产地】 除东北、西北地区外，全国各地均产。

【采收加工】 秋季果实成熟时采收果序，晒干，搓出果实，除去杂质。

【植物形态】 一年生直立草本，高 60～150cm。枝坚硬，疏被白色绒毛，有明显腺点。叶为单叶；叶宽卵形。花序腋生，有花 10～30 朵，组成密集的总状或小头状花序，花冠黄色或蓝色，花瓣明显具瓣柄，旗瓣倒卵形；荚果卵形，具小尖头，黑色，表面具不规则网纹，不开裂，果皮与种子不易分离；种子扁。

【性状】 呈肾形，略扁，长 3～5mm，宽 2～4mm，厚约 1.5mm。表面黑色、黑褐色或灰褐色，具细微网状皱纹。顶端圆钝，有一小突起，凹侧有果梗痕。质硬。果皮薄，与种子不易分离；种子 1 枚，子叶 2，黄白色，有油性。气香，味辛、微苦。

【化学成分】 主含补骨脂素、异补骨脂素、补骨脂异黄酮等香豆素类、黄酮类及单萜酚类化合物，还含挥发油类、脂肪油类等化合物。

【性味与归经】 辛、苦，温。归肾、脾经。

【功能与主治】 温肾助阳，纳气平喘，温脾止泻；外用消风祛斑。用于肾阳不足、阳痿遗精、遗尿尿频、腰膝冷痛、肾虚作喘、五更泄泻；外用治白癜风、斑秃。

【现代研究】 本品有性激素样作用，能促进成骨细胞增殖，有调节免疫、调节内分泌、抗氧化、延缓衰老、平喘、抗急性心肌缺血、扩张冠状动脉等作用。补骨脂中的异补骨脂素是补骨脂抗骨质疏松的有效成分，具有促进成骨细胞增殖作用；补骨脂多糖有增强正常小鼠机体免疫功能作用；补骨脂素和异补骨脂素有平喘作用；补骨脂酚能够以植物雌激素样作用双向调节儿茶酚胺的分泌，并且表现出抗抑郁功效。

【用法用量】 6～10g。外用20％～30％酊剂涂患处。

枳壳　Aurantii Fructus

【来源】 本品为芸香科植物酸橙 *Citrus aurantium* L. 及其栽培变种的干燥未成熟果实。

【产地】 产于江西、四川、湖北、贵州等省。多系栽培。以江西清江、新干所产最为闻名，商品习称“江枳壳”。

【采收加工】 7月果皮尚绿时采收，自中部横切为两半，晒干或低温干燥。

【植物形态】 小乔木，枝叶密茂，刺多，徒长枝的刺长达8cm。叶色浓绿，质地颇厚，翼叶倒卵形，基部狭尖。总状花序有花少数，花蕾椭圆形或近圆球形，花大小不等。果圆球形或扁圆形，果皮稍厚至甚厚，难剥离，橙黄至朱红色，油胞大小不均匀，凹凸不平，果心实或半充实，瓢囊10～13瓣，果肉味酸，有时有苦味或兼有特异气味；种子多且大，常有肋状棱，子叶乳白色，单或多胚。

【性状】 呈半球形，直径3～5cm。外果皮棕褐色至褐色，有颗粒状突起，突起的顶端有凹点状油室；有明显的花柱残迹或果梗痕。切面中果皮黄白色，光滑而稍隆起，厚0.4～1.3cm，边缘散有1～2列油室，瓢囊7～12瓣，少数至15瓣，汁囊干缩呈棕色至棕褐色，内藏种子。质坚硬，不易折断。气清香，味苦、微酸。

【化学成分】 主含柚皮苷、新橙皮苷、柠檬烯、枸橼醛、辛弗林等黄酮类、挥发油类、生物碱类化合物。

【性味与归经】 苦、辛、酸，微寒。归脾、胃经。

【功能与主治】 理气宽中，行滞消胀。用于胸胁气滞、胀满疼痛、食积不化、痰饮内停，脏器下垂。

【现代研究】 本品对治疗胆汁反流性胃炎、子宫脱垂、功能性消化不良、冠心病心绞痛等均有较好的治疗效果。枳壳对胃肠平滑肌呈双相调节作用，既兴奋胃肠，使其蠕动增强，又有降低胃肠平滑肌张力和解痉作用；枳壳提取物对弛奥狄氏括约肌具有松弛作用，促使胆囊收缩，促进胆汁的分泌和排泄，利于结石排出体外；枳壳所含川陈皮素具有抗肿瘤作用，对肺癌、腹膜肿瘤、胃癌、结肠癌、纤维瘤有较强的抗肿瘤活性。

【用法用量】 3～10g。

香橼　Citri Fructus

【来源】 本品为芸香科植物枸橼 *Citrus medica* L. 或香圆 *Citrus wilsonii* Tanaka 的干燥成熟果实。

【产地】 枸橼产于云南、四川、福建等省。香圆产于江苏、安徽、浙江、江西等省。

【采收加工】 秋季果实成熟时采收，趁鲜切片，晒干或低温干燥。香圆亦可整个或对剖两半后，晒干或低温干燥。

【性状】 枸橼 本品呈圆形或长圆形片，直径4～10cm，厚0.2～0.5cm。横切片外果皮黄色或黄绿色，边缘呈波状，散有凹入的油点；中果皮厚1～3cm，黄白色或淡棕黄色，有不规则的网状突起的维管束；瓤囊10～17室。纵切片中心柱较粗壮。质柔韧。气清香，味微甜而苦辛。

香圆 本品呈类球形，半球形或圆片，直径4～7cm。表面黑绿色或黄棕色，密被凹陷的小油点及网状隆起的粗皱纹，顶端有花柱残痕及隆起的环圈，基部有果梗残基。质坚硬。剖面或横切薄片，边缘油点明显；中果皮厚约0.5cm；瓤囊9～11室，棕色或淡红棕色，间或有黄白色种子。气香，味酸而苦。

【化学成分】 主含柚皮苷、枸橼苷、橙皮苷、右旋柠檬烯、枸橼醛、梨莓素等黄酮类、挥发油类、脂肪油类等化合物。

【性味与归经】 辛、苦、酸，温。归肝、脾、肺经。

【功能与主治】 疏肝理气，宽中，化痰。用于肝胃气滞、胸胁胀痛、脘腹痞满、呕吐噫气、痰多咳嗽。

【现代研究】 本品有促进胃肠蠕动、健胃、祛痰、抗炎等多种药理作用。

【用法用量】 3～10g。

陈皮 Citri Reticulatae Pericarpium

【来源】 本品为芸香科植物橘 *Citrus reticulata* Blanco 及其栽培变种的干燥成熟果皮。

【产地】 主产于广东、福建、四川、江苏等省，均为栽培品。

【采收加工】 采摘成熟果实，剥取果皮，晒干或低温干燥。

【性状】 陈皮 常剥成数瓣，基部相连，有的呈不规则的片状，厚1～4mm。外表面橙红色或红棕色，有细皱纹和凹下的点状油室；内表面浅黄白色，粗糙，附黄白色或黄棕色筋络状维管束。质稍硬而脆。气香，味辛、苦。

广陈皮 常3瓣相连，形状整齐，厚度均匀，约1mm。点状油室较大，对光照视，透明清晰。质较柔软。

【化学成分】 主含右旋柠檬烯、柠檬醛、橙皮苷、新橙皮苷、柚皮苷、芸香柚皮苷、川陈皮素等挥发油类、黄酮类化合物，还含香豆素类、生物碱类等化合物。

【性味与归经】 苦、辛，温。归肺、脾经。

【功能与主治】 理气健脾，燥湿化痰。用于脘腹胀满、食少吐泻、咳嗽痰多。

【现代研究】 本品有调节胃肠运动、抗过敏、平喘、抗肿瘤、升高血压、抗脂质过氧化、扩张支气管、祛痰、利胆、降低血清胆固醇等作用。

【用法用量】 3～10g。

化橘红 Citri Grandis Exocarpium

【来源】 本品为芸香科植物化州柚 *Citrus grandis* 'Tomentosa' 或柚 *Citrus grandis* (L.) Osbeck 的未成熟或近成熟的干燥外层果皮。

【产地】 主产于广东化县、广西玉林地区。

【采收加工】 夏季果实未成熟时采收，置沸水中略烫后，将果皮割成5或7瓣，除去果瓤和部分中果皮，压制成形，干燥。

【性状】 化州柚 呈对折的七角或展平的五角星状，单片呈柳叶形。完整者展平后直径15～28cm，厚0.2～0.5cm。外表面黄绿色，密布茸毛，有皱纹及小油室；内表面黄白色或淡黄棕色，有脉络纹。质脆，易折断，断面不整齐，外缘有1列不整齐的下凹的油室，内侧稍柔而有弹性。气芳香，味苦、微辛。

柚　外表面黄绿色至黄棕色，无毛。

【化学成分】 主含柠檬烯、柚皮苷、野漆树苷、新橙皮苷等挥发油类、黄酮苷类及多糖类化合物，还含香豆素类等化合物。

【性味与归经】 辛、苦，温。归肺、脾经。

【功能与主治】 理气宽中，燥湿化痰。用于咳嗽痰多、食积伤酒、呕恶痞闷。

【现代研究】 本品有抗炎、镇痛、抗癌、治疗糖尿病等作用。

【用法用量】 3～6g。

佛手　Citri Sarcodactylis Fructus

【来源】 本品为芸香科植物佛手 *Citrus medica* L. var. *sarcodactylis* Swingle 的干燥果实。

【产地】 主产于广东高要，次产于广西凌云、乐业、灌阳。

【采收加工】 秋季果实尚未变黄或变黄时采收，纵切成薄片，晒干或低温干燥。

【性状】 为类椭圆形或卵圆形的薄片，常皱缩或卷曲，长 6～10cm，宽 3～7cm，厚 0.2～0.4cm。顶端稍宽，常有 3～5 个手指状的裂瓣，基部略窄，有的可见果梗痕。外皮黄绿或橙黄色，有皱纹和油点。果肉浅黄白色或浅黄色，散有凹凸不平的线状或点状维管束。质硬而脆，受潮后柔韧。气香，味微甜后苦。

【化学成分】 主含橙皮苷、柚皮苷、α-石竹烯、β-石竹烯、佛手内酯等黄酮类、挥发油类及多糖类化合物。

【性味与归经】 辛、苦、酸，温。归肝、脾、胃、肺经。

【功能与主治】 疏肝理气，和胃止痛，燥湿化痰。用于肝胃气滞、胸胁胀痛、胃脘痞满、食少呕吐、咳嗽痰多。

【现代研究】 本品有祛痰、平喘、抗炎、抗过敏、调节胃肠运动、改善心肌缺血、抗心律失常、催眠、镇痛、抗惊厥等多种药理作用。

【用法用量】 3～10g。

吴茱萸　Euodiae Fructus

【来源】 本品为芸香科植物吴茱萸 *Euodia rutaecarpa*（Juss.）Benth.、石虎 *Euodia rutaecarpa*（Juss.）Benth. var. *officinalis*（Dode）Huang 或疏毛吴茱萸 *Euodia rutaecarpa*（Juss.）Benth. var. *bodinieri*（Dode）Huang 的干燥近成熟果实。

【产地】 主产于贵州、广西、湖南、云南等省区。多系栽培。

【采收加工】 8～11 月果实尚未开裂时，剪下果枝，晒干或低温干燥，除去枝、叶、果梗等杂质。

【植物形态】 小乔木或灌木，高 3～5m，嫩枝暗紫红色，与嫩芽同被灰黄或红锈色绒毛，或疏短毛。叶有小叶 5～11 片，小叶薄至厚纸质，卵形，椭圆形或披针形，叶轴下部的较小，花序顶生；雄花序的花彼此疏离，雌花序的花密集或疏离；果序宽（3）12cm，果密集或疏离，暗紫红色，有大油点，每果瓣有 1 种子；种子近圆球形，一端钝尖，腹面略平坦，长 4～5mm，褐黑色，有光泽。

【性状】 呈球形或略呈五角状扁球形，直径 2～5mm。表面暗黄绿色至褐色，粗糙，有多数点状突起或凹下的油点。顶端有五角星状的裂隙，基部残留被有黄色茸毛的果梗。质硬而脆，横切面可见子房 5 室，每室有淡黄色种子 1 粒。气芳香浓郁，味辛辣而苦。

【化学成分】 主含吴茱萸碱、吴茱萸次碱、吴茱萸新碱、柠檬苦素等生物碱类、柠檬苦素类及挥发油类化合物，还含多糖类、氨基酸类、黄酮类等化合物。

【性味与归经】 辛、苦，热；有小毒。归肝、脾、胃、肾经。

【功能与主治】 散寒止痛，降逆止呕，助阳止泻。用于厥阴头痛、寒疝腹痛、寒湿脚气、经行腹痛、脘腹胀痛、呕吐吞酸、五更泄泻。

【现代研究】 本品有抑制胃肠运动、抗溃疡、止泻、抗心肌损伤、降血压、抗炎、镇痛、抗肿瘤、抗血栓等作用。吴茱萸能够促进胆囊收缩素（CCK）的释放和激活 CCK 受体，抑制胃排空和肠推进，具有抑制胃肠运动作用；能够高选择性抑制幽门螺旋杆菌，具有抗溃疡作用；能够显著降低小肠推进率，并能对抗新斯的明引起的小肠推进功能亢进，促进肠内水分和电解质的吸收，具有止泻作用；能够明显抑制血管紧张素Ⅱ，并能够舒张血管，增加脑血流，具有一定调解血压作用；能够抑制环氧合酶-2（COX-2），还可抑制 COX-2 依赖的内源性及外源性花生四烯酸转化成前列腺素 E2，去氢吴茱萸碱和吴茱萸碱能够抑制由 γ 干扰素/脂多糖刺激引起的巨噬细胞中一氧化氮（NO）的产生，具有抗炎作用；能够使痛觉神经钝化，具有镇痛作用。

【用法用量】 2～5g。外用适量。

鸦胆子 Bruceae Fructus

【来源】 本品为苦木科植物鸦胆子 *Brucea javanica*（L.）Merr. 的干燥成熟果实。

【产地】 主产于广西、广东，云南、贵州等省亦产。

【采收加工】 秋季果实成熟时采收，除去杂质，晒干。

【性状】 呈卵形，长 6～10mm，直径 4～7mm。表面黑色或棕色，有隆起的网状皱纹，网眼呈不规则的多角形，两侧有明显的棱线，顶端渐尖，基部有凹陷的果梗痕。果壳质硬而脆，种子卵形，长 5～6mm，直径 3～5mm，表面类白色或黄白色，具网纹；种皮薄，子叶乳白色，富油性。气微，味极苦。

【化学成分】 主含油酸、亚油酸、鸦胆子苦素 A～G、鸦胆子苦醇、鸦胆子苷等挥发油类、苦木内酯类化合物，还含黄酮类、蒽醌类、三萜类、甾体类、脂肪酸类等化合物。

【性味与归经】 苦，寒；有小毒。归大肠、肝经。

【功能与主治】 清热解毒，截疟，止痢；外用腐蚀赘疣。用于痢疾、疟疾；外治赘疣、鸡眼。

【现代研究】 本品有杀灭阿米巴原虫，驱杀绦虫、鞭虫、蛔虫、滴虫，抗疟原虫，抗肿瘤，抑制流感病毒等作用。

【用法用量】 0.5～2g，用龙眼肉包裹或装入胶囊吞服。外用适量。

川楝子 Toosendan Fructus

【来源】 本品为楝科植物川楝 *Melia toosendan* Sieb. et Zucc. 的干燥成熟果实。

【产地】 主产于四川。

【采收加工】 冬季果实成熟时采收，除去杂质，干燥。

【性状】 呈类球形，直径 2～3.2cm。表面金黄色至棕黄色，微有光泽，少数凹陷或皱缩，具深棕色小点。顶端有花柱残痕，基部凹陷，有果梗痕。外果皮革质，与果肉间常成空隙，果肉松软，淡黄色，遇水润湿显黏性。果核球形或卵圆形，质坚硬，两端平截，有 6～8 条纵棱，内分 6～8 室，每室含黑棕色长圆形的种子 1 粒。气特异，味酸、苦。

【化学成分】 主含川楝素、异川楝素等萜类及挥发油类化合物，还含柠檬苦素类、黄酮类、酚酸类、脂肪酸类等化合物。

【性味与归经】 苦，寒；有小毒。归肝、小肠、膀胱经。

【功能与主治】 疏肝泄热，行气止痛，杀虫。用于肝郁化火，胸胁、脘腹胀痛，疝气疼痛，虫积腹痛。

【现代研究】 本品有镇痛、抗炎、抑菌、抗肿瘤、抗生育、杀灭蛔虫、促进胆汁排泄、兴奋肠管平滑肌等多种药理作用。

【用法用量】 5～10g。外用适量，研末调涂。

巴豆　Crotonis Fructus

【来源】 本品为大戟科植物巴豆 *Croton tiglium* L. 的干燥成熟果实。

【产地】 主产于四川、贵州、云南、广西等省区。多系栽培。

【采收加工】 秋季果实成熟时采收，堆置 2～3 天，摊开，干燥。

【性状】 呈卵圆形，一般具 3 棱，长 1.8～2.2cm，直径 1.4～2cm。表面灰黄色或稍深，粗糙，有纵线 6 条，顶端平截，基部有果梗痕。破开果壳，可见 3 室，每室含种子 1 粒。种子呈略扁的椭圆形，长 1.2～1.5cm，直径 0.7～0.9cm，表面棕色或灰棕色，一端有小点状的种脐和种阜的疤痕，另端有微凹的合点，其间有隆起的种脊；外种皮薄而脆，内种皮呈白色薄膜；种仁黄白色，油质。气微，味辛辣。

【化学成分】 主含油酸、亚油酸、巴豆苷等脂肪油、生物碱类及蛋白质、二萜及其酯类等化合物。

【性味与归经】 辛，热；有大毒。归胃、大肠经。

【功能与主治】 外用蚀疮。用于恶疮疥癣、疣痣。

【现代研究】 本品治疗胆囊炎、结石症，还有抗癌作用。巴豆生物碱具有明显的抗癌活性，能抑制多种肿瘤细胞增殖、诱导细胞分化和促使细胞凋亡，从而发挥抗癌作用。

【用法用量】 外用适量，研末涂患处，或捣烂以纱布包擦患处。

酸枣仁　Ziziphi Spinosae Semen

【来源】 本品为鼠李科植物酸枣 *Ziziphus jujuba* Mill. var. *spinosa* （Bunge） Hu ex H. F. Chou 的干燥成熟种子。

【产地】 主产于河北、陕西、辽宁、河南等省。

【采收加工】 秋末冬初采收成熟果实，除去果肉和核壳，收集种子，晒干。

【性状】 呈扁圆形或扁椭圆形，长 5～9mm，宽 5～7mm，厚约 3mm。表面紫红色或紫褐色，平滑有光泽，有的有裂纹。有的两面均呈圆隆状突起；有的一面较平坦，中间有 1 条隆起的纵线纹；另一面稍突起。一端凹陷，可见线形种脐；另端有细小突起的合点。种皮较脆，胚乳白色，子叶 2，浅黄色，富油性。气微，味淡。

【化学成分】 主含酸枣仁皂苷 A、酸枣仁皂苷 B、斯皮诺素等皂苷类、黄酮类及生物碱类、脂肪酸类化合物，还含氨基酸类、多糖类等化合物。

【性味与归经】 甘、酸，平。归肝、胆、心经。

【功能与主治】 养心补肝，宁心安神，敛汗，生津。用于虚烦不眠、惊悸多梦、体虚多汗，津伤口渴。

【现代研究】 本品有镇静、镇痛、催眠、抗惊厥、抗心律失常、抗焦虑、抗抑郁等作用。

【用法用量】 10～15g。

胖大海　Sterculiae Lychnophorae Semen

【来源】 本品为梧桐科植物胖大海 *Sterculia lychnophora* Hance 的干燥成熟种子。

【产地】 主产于越南、泰国、印度尼西亚和马来西亚等国，越南产品质最佳。我国广东、海南、广西、云南等地也有栽培。

【采收加工】 4～6月果实成熟开裂时，采收种子。

【性状】 呈纺锤形或椭圆形，长2～3cm，直径1～1.5cm。先端钝圆，基部略尖而歪，具浅色的圆形种脐。表面棕色或暗棕色，微有光泽，具不规则的干缩皱纹。外层种皮极薄，质脆，易脱落。中层种皮较厚，黑褐色，质松易碎，遇水膨胀成海绵状。断面可见散在的树脂状小点。内层种皮可与中层种皮剥离，稍革质，内有2片肥厚胚乳，广卵形；子叶2枚，菲薄，紧贴于胚乳内侧，与胚乳等大。气微，味淡，嚼之有黏性。

【化学成分】 主含胖大海素及多糖类、挥发油类、脂肪油类等化合物。

【性味与归经】 甘，寒。归肺、大肠经。

【功能与主治】 清热润肺，利咽开音，润肠通便。用于肺热声哑、干咳无痰、咽喉干痛、热结便闭、头痛目赤。

【现代研究】 本品有改善黏膜炎症、促进肠蠕动、缓泻、降压、抗病毒、抗菌、抗炎、利尿和镇痛作用。

【用法用量】 2～3枚，沸水泡服或煎服。

使君子　Quisqualis Fructus

【来源】 本品为使君子科植物使君子 *Quisqualis indica* L. 的干燥成熟果实。

【产地】 主产于四川。

【采收加工】 秋季果皮变紫黑色时采收，除去杂质，干燥。

【性状】 呈椭圆形或卵圆形，具5条纵棱，偶有4～9棱，长2.5～4cm，直径约2cm。表面黑褐色至紫黑色，平滑，微具光泽。顶端狭尖，基部钝圆，有明显圆形的果梗痕。质坚硬，横切面多呈五角星形，棱角处壳较厚，中间呈类圆形空腔。种子长椭圆形或纺锤形，长约2cm，直径约1cm；表面棕褐色或黑褐色，有多数纵皱纹；种皮薄，易剥离；子叶2，黄白色，有油性，断面有裂隙。气微香，味微甜。

【化学成分】 主含胡芦巴碱、使君子酸、苹果酸、柠檬酸、油酸、亚油酸等生物碱类、有机酸类、脂肪酸类化合物，还含糖类、氨基酸类等化合物。

【性味与归经】 甘，温。归脾、胃经。

【功能与主治】 杀虫消积。用于蛔虫病、蛲虫病、虫积腹痛、小儿疳积。

【现代研究】 本品有麻痹或杀灭蛔虫、蛲虫，改善学习记忆力等多种药理作用。

【用法用量】 使君子9～12g，捣碎入煎剂；使君子仁6～9g，多入丸散或单用，作1～2次分服。小儿每岁1～1.5粒，炒香嚼服，1日总量不超过20粒。

诃子　Chebulae Fructus

【来源】 本品为使君子科植物诃子 *Terminalia chebula* Retz. 或绒毛诃子 *Terminalia chebula* Retz. var. *tomentella* Kurt. 的干燥成熟果实。

【产地】 主产于云南。

【采收加工】 秋、冬二季果实成熟时采收，除去杂质，晒干。

【性状】 为长圆形或卵圆形，长2～4cm，直径2～2.5cm，表面黄棕色或暗棕色，略具光泽，有5～6条纵棱线和不规则的皱纹，基部有圆形果梗痕。质坚实。果肉厚0.2～0.4cm，黄棕色或黄褐色。果核长1.5～2.5cm，直径1～1.5cm，浅黄色，粗糙，坚硬。种子狭长纺锤形，长约1cm，直径0.2～0.4cm，种皮黄棕色，子叶2，白色，相互重叠卷旋。气微，味酸涩后甜。

【化学成分】 主含诃子酸等鞣质类及多酚类、多糖类、挥发油类等化合物。

【性味与归经】 苦、酸、涩，平。归肺、大肠经。

【功能与主治】 涩肠止泻，敛肺止咳，降火利咽。用于久泻久痢、便血脱肛、肺虚喘咳、久嗽不止、咽痛音哑。

【现代研究】 本品有抗病原微生物、抑制气管平滑肌收缩、收敛、止泻、解痉、抗动脉粥样硬化、抗肿瘤、强心等作用。

【用法用量】 3～10g。

小茴香　Foeniculi Fructus

【来源】 本品为伞形科植物茴香 *Foeniculum vulgare* Mill. 的干燥成熟果实。

【产地】 我国各地均有栽培。原产于欧洲。

【采收加工】 秋季果实初熟时采割植株，晒干，打下果实，除去杂质。

【性状】 双悬果，呈圆柱形，有的稍弯曲，长 4～8mm，直径 1.5～2.5mm。表面黄绿色或淡黄色，两端略尖，顶端残留有黄棕色突起的柱基，基部有时有细小的果梗。分果呈长椭圆形，背面有纵棱 5 条，接合面平坦而较宽。横切面略呈五边形，背面的四边约等长。有特异香气，味微甜、辛。

【化学成分】 主含反式茴香脑、茴香醚、小茴香酮、油酸、亚油酸等挥发油类、脂肪酸类及生物碱类化合物，还含氨基酸类、甾醇类等化合物。

【性味与归经】 辛，温。归肝、肾经。

【功能与主治】 散寒止痛，理气和胃。用于寒疝腹痛，睾丸偏坠，痛经，少腹冷痛，脘腹胀痛，食少吐泻。

【现代研究】 本品有镇痛、抗菌、保肝、调节胃肠运动等作用。

【用法用量】 9～15g。外用适量。

蛇床子　Cnidii Fructus

【来源】 本品为伞形科植物蛇床 *Cnidium monnieri*（L.）Cuss. 的干燥成熟果实。

【产地】 主产于河北、山东、广西、浙江等省区。

【采收加工】 夏、秋二季果实成熟时采收，除去杂质，晒干。

【性状】 为双悬果，呈椭圆形，长 2～4mm，直径约 2mm。表面灰黄色或灰褐色，顶端有 2 枚向外弯曲的柱基，基部偶有细梗。分果的背面有薄而突起的纵棱 5 条，接合面平坦，有 2 条棕色略突起的纵棱线。果皮松脆，揉搓易脱落。种子细小，灰棕色，显油性。气香，味辛凉，有麻舌感。

【化学成分】 主含蛇床子素、佛手柑内酯、欧前胡素等香豆素类及挥发油类化合物。

【性味与归经】 辛、苦，温；有小毒。归肾经。

【功能与主治】 燥湿祛风，杀虫止痒，温肾壮阳。用于阴痒带下、湿疹瘙痒、湿痹腰痛、肾虚阳痿、宫冷不孕。

【现代研究】 本品有杀灭阴道滴虫、抗炎抑菌、抗病毒、抗心律失常、降血压、祛痰平喘、延缓衰老、促进记忆、局部麻醉、抗诱变、抗骨质疏松、杀精子等作用。

【用法用量】 3～10g。外用适量，多煎汤熏洗，或研末调敷。

山茱萸　Corni Fructus

【来源】 本品为山茱萸科植物山茱萸 *Cornus officinalis* Sieb. et Zucc. 的干燥成熟果肉。

【产地】 主产于浙江临安、淳安及河南、陕西、安徽等省。

【采收加工】 秋末冬初果皮变红时采收果实，用文火烘或置沸水中略烫后，及时除去果核，干燥。

【性状】 呈不规则的片状或囊状，长 1～1.5cm，宽 0.5～1cm。表面紫红色至紫黑色，皱缩，有光泽。顶端有的有圆形宿萼痕，基部有果梗痕。质柔软。气微，味酸、涩、微苦。

【化学成分】 主含莫诺苷、马钱苷、山茱萸新苷、熊果酸、齐墩果酸等环烯醚萜类、有机酸类化合物，还含黄酮类、鞣质类、挥发油类等化合物。

【性味与归经】 酸、涩，微温。归肝、肾经。

【功能与主治】 补益肝肾，收涩固脱。用于眩晕耳鸣、腰膝酸痛、阳痿遗精、遗尿尿频、崩漏带下、大汗虚脱、内热消渴。

【现代研究】 本品有免疫调节、降血糖、抗心律失常、抗氧化、抗肿瘤、改善认知能力、防治骨质疏松等作用。

【用法用量】 6～12g。

连翘 Forsythiae Fructus

【来源】 本品为木樨科植物连翘 *Forsythia suspensa*（Thunb.）Vahl 的干燥果实。

【产地】 主产于山西、陕西、河南等省。多为野生。

【采收加工】 秋季果实初熟尚带绿色时采收，除去杂质，蒸熟，晒干，习称“青翘”；果实熟透时采收，晒干，除去杂质，习称“老翘”。

【植物形态】 落叶灌木。枝开展或下垂，棕色、棕褐色或淡黄褐色，小枝土黄色或灰褐色，略呈四棱形，疏生皮孔，节间中空，节部具实心髓。叶通常为单叶，或 3 裂至 3 出复叶，叶片卵形、宽卵形或椭圆状卵形至椭圆形，花通常单生或 2 至数朵着生于叶腋，先于叶开放；花梗长 5～6mm；花冠黄色，裂片倒卵状长圆形或长圆形。果卵球形、卵状椭圆形或长椭圆形，先端喙状渐尖，表面疏生皮孔。

【性状】 呈长卵形至卵形，稍扁，长 1.5～2.5cm，直径 0.5～1.3cm。表面有不规则的纵皱纹和多数突起的小斑点，两面各有 1 条明显的纵沟。顶端锐尖，基部有小果梗或已脱落。青翘多不开裂，表面绿褐色，突起的灰白色小斑点较少；质硬；种子多数，黄绿色，细长，一侧有翅。老翘自顶端开裂或裂成两瓣，表面黄棕色或红棕色，内表面多为浅黄棕色，平滑，具一纵隔；质脆；种子棕色，多已脱落。气微香，味苦。

【化学成分】 主含连翘酯苷 A～J、连翘苷、连翘酯素等苯乙醇苷类、木质素类及挥发油类化合物，还含黄酮类、酚酸类、生物碱类等化合物。

【性味与归经】 苦，微寒。归肺、心、小肠经。

【功能与主治】 清热解毒，消肿散结，疏散风热。用于痈疽、瘰疬、乳痈、丹毒、风热感冒、温病初起、温热入营、高热烦渴、神昏发斑、热淋涩痛。

【现代研究】 本品有广谱抗菌、抗病毒、抗辐射损伤、强心、升压、保肝、抗炎、解热、镇吐、抗肿瘤等作用。连翘酯苷能够抑制金黄色葡萄球菌，连翘酚对金黄色葡萄球菌、志贺氏痢疾杆菌，具有广谱抗菌作用；连翘能够直接破坏内毒素结构，减轻或消除细菌毒素引起的休克，具有抗病毒作用；连翘苷能够清除羟基自由基、超氧自由基，降低体内过氧化产物丙二醛的积累，抑制线粒体的氧化损伤，抗肝损伤，具有保肝作用；牛蒡苷元能够抑制毛细管通透性的增加、补充发炎组织中的白血球，具有抗炎作用；异连翘酯苷、连翘酯苷 A 和连翘苷能够清除 DPPH 自由基，具有抗氧化作用。

【用法用量】 6～15g。

女贞子 Ligustri Lucidi Fructus

【来源】 本品为木樨科植物女贞 *Ligustrum lucidum* Ait. 的干燥成熟果实。

【产地】 主产于浙江、江苏、福建、湖南等省。

【采收加工】 冬季果实成熟时采收，除去枝叶，稍蒸或置沸水中略烫后，干燥；或直接干燥。

【性状】 呈卵形、椭圆形或肾形，长6～8.5mm，直径3.5～5.5mm。表面黑紫色或灰黑色，皱缩不平，基部有果梗痕或具宿萼及短梗。体轻。外果皮薄，中果皮较松软，易剥离，内果皮木质，黄棕色，具纵棱，破开后种子通常为1粒，肾形，紫黑色，油性。气微，味甘、微苦涩。

【化学成分】 主含特女贞苷、齐墩果酸、熊果酸、女贞苷等萜类及挥发油类、脂肪酸类、多糖类化合物，还含黄酮类、苯乙醇苷类等化合物。

【性味与归经】 甘、苦，凉。归肝、肾经。

【功能与主治】 滋补肝肾，明目乌发。用于肝肾阴虚、眩晕耳鸣、腰膝酸软、须发早白、目暗不明、内热消渴、骨蒸潮热。

【现代研究】 本品有增强非特异性免疫功能、升高白细胞、降低胆固醇、防治动脉粥样硬化、保肝、抗衰老、强心、利尿、降血糖、缓泻、抗菌、抗肿瘤等作用。

【用法用量】 6～12g。

马钱子　Strychni Semen

【来源】 本品为马钱科植物马钱 *Strychnos nux-vomica* L.的干燥成熟种子。

【产地】 主产于印度、越南、泰国等国。我国福建、台湾、广东、海南、广西、云南等地也有栽培。

【采收加工】 冬季采收成熟果实，取出种子，晒干。

【植物形态】 乔木，高5～25m。枝条幼时被微毛，老枝被毛脱落。叶片纸质，近圆形、宽椭圆形至卵形。圆锥状聚伞花序腋生；花序梗和花梗被微毛；花冠裂片卵状披针形；子房卵形，无毛，花柱圆柱形，长达11mm，无毛，柱头头状。浆果圆球状，成熟时橘黄色，内有种子1～4颗；种子扁圆盘状，表面灰黄色，密被银色绒毛。

【性状】 呈纽扣状圆板形，常一面隆起，一面稍凹下，直径1.5～3cm，厚0.3～0.6cm。表面密被灰棕或灰绿色绢状茸毛，自中间向四周呈辐射状排列，有丝样光泽。边缘稍隆起，较厚，有突起的珠孔，底面中心有突起的圆点状种脐。质坚硬，平行剖面可见淡黄白色胚乳，角质状，子叶心形，叶脉5～7条。气微，味极苦。

【化学成分】 主含士的宁、马钱子碱、番木鳖苷A、番木鳖苷B、胡萝卜苷等生物碱类、萜类化合物，还含有机酸类、脂肪油类、蛋白质类等化合物。

【性味与归经】 苦，温；有大毒。归肝、脾经。

【功能与主治】 通络止痛，散结消肿。用于跌仆损伤、骨折肿痛、风湿顽痹、麻木瘫痪、痈疽疮毒、咽喉肿痛。

【现代研究】 本品有抗炎、镇痛、抗血栓形成、抗心律失常、抗肿瘤、调节免疫、中枢兴奋及镇咳、祛痰等作用。马钱子碱能够抑制血清中TNF-α、IL-6含量，提高大鼠的痛阈，具有抗炎、镇痛作用；能缩短乌头碱诱发心律失常的持续时间，延长肾上腺素诱发心律失常的潜伏期和心律失常维持时间，具有抗心律失常作用；士的宁能增强脊髓内神经的传导，提高脊髓的反射兴奋性，增强反射强度，具有中枢兴奋作用；能促进成骨细胞的增殖分化，有效诱导骨形态发生蛋白（BMP）的合成，具有促进骨折愈合的作用；还对细菌或一些皮肤真菌有抑制作用。

【用法用量】 0.3～0.6g。

菟丝子　Cuscutae Semen

【来源】 本品为旋花科植物南方菟丝子 *Cuscuta australis* R. Br. 或菟丝子 *Cuscuta chinensis* Lam. 的干燥成熟种子。

【产地】 主产于江苏、辽宁、吉林、河北等省。

【采收加工】 秋季果实成熟时采收植株，晒干，打下种子，除去杂质。

【植物形态】 **南方菟丝子**　一年生寄生草本。茎缠绕，金黄色，纤细，直径 1mm 左右，无叶。花序侧生，少花或多花簇生成小伞形或小团伞花序，总花序梗近无；花冠乳白色或淡黄色，杯状，蒴果扁球形，下半部为宿存花冠所包，成熟时不规则开裂，不为周裂。通常有 4 种子，淡褐色，卵形，表面粗糙。

菟丝子　一年生寄生草本。茎缠绕，黄色，纤细，无叶。花序侧生，少花或多花簇生成小伞形或小团伞花序，近于无总花序梗；子房近球形，花柱 2，柱头球形。蒴果球形，直径约 3mm，几乎全为宿存的花冠所包围，成熟时整齐地周裂。种子 2～49，淡褐色，卵形，表面粗糙。

【性状】 本品呈类球形，直径 1～2mm。表面灰棕色至棕褐色，粗糙，种脐线形或扁圆形。质坚实，不易以指甲压碎。气微，味淡。

【化学成分】 主含金丝桃苷、槲皮素、紫云英苷等黄酮类及多糖类化合物，还含甾醇类、三萜酸类、生物碱类、香豆素类、鞣酸类等化合物。

【性味与归经】 辛、甘，平。归肝、肾、脾经。

【功能与主治】 补益肝肾，固精缩尿，安胎，明目，止泻；外用消风祛斑。用于肝肾不足、腰膝酸软、阳痿遗精、遗尿尿频、肾虚胎漏、胎动不安、目昏耳鸣、脾肾虚泻；外治白癜风。

【现代研究】 本品有性激素样作用，及促进造血功能、增强免疫、抗氧化、延缓衰老、抗骨质疏松、保肝、抗动脉硬化等作用。菟丝子黄酮提取物能够增强卵巢 HCG/LH 受体功能，具有性激素样作用；能促进造血功能，促进脾脏 T、B 淋巴细胞增殖，具有增强免疫作用；能够降低小鼠 MAO-B 活性及血清 LPO 水平，增强红细胞膜 SOD 活性，具有抗氧化，延缓衰老作用；水煎剂能够保护四氯化碳对小鼠的肝损伤，具有保肝作用；还能够增加冠脉血流量，降血脂，软化血管，具有抗动脉粥样硬化作用。

【用法用量】 6～12g。外用适量。

牵牛子　Pharbitidis Semen

【来源】 本品为旋花科植物裂叶牵牛 *Pharbitis nil*（L.）Choisy 或圆叶牵牛 *Pharbitis purpurea*（L.）Voigt 的干燥成熟种子。

【产地】 主产于辽宁省。此外全国各省均有野生或栽培。

【采收加工】 秋末果实成熟、果壳未开裂时采割植株，晒干，打下种子，除去杂质。

【性状】 似橘瓣状，长 4～8mm，宽 3～5mm。表面灰黑色或淡黄白色，背面有一条浅纵沟，腹面棱线的下端有一点状种脐，微凹。质硬，横切面可见淡黄色或黄绿色皱缩折叠的子叶，微显油性。气微，味辛、苦，有麻感。

【化学成分】 主含脂肪油类化合物，还含酚酸类、蛋白质类、糖类等化合物。

【性味与归经】 苦、寒；有毒。归肺、肾、大肠经。

【功能与主治】 泻水通便，消痰涤饮，杀虫攻积。用于水肿胀满、二便不通、痰饮积聚、气逆喘咳、虫积腹痛。

【现代研究】 本品所含牵牛子苷在肠内分解出牵牛子素，能够刺激肠道，增进肠蠕动，具有利尿、泻下作用。此外，还具有抑菌、兴奋子宫、驱蛔等作用。

【用法用量】 3～6g。入丸散服，每次1.5～3g。

蔓荆子　Viticis Fructus

【来源】 本品为马鞭草科植物单叶蔓荆 *Vitex trifolia* L. var. *simplicifolia* Cham. 或蔓荆 *Vitex trifolia* L. 的干燥成熟果实。

【产地】 前者产于山东、江西、浙江等地，后者产于广东、广西等地。

【采收加工】 秋季果实成熟时采收，除去杂质，晒干。

【性状】 呈球形，直径4～6mm。表面灰黑色或黑褐色，被灰白色粉霜状茸毛，有纵向浅沟4条，顶端微凹，基部有灰白色宿萼及短果梗。萼长为果实的1/3～2/3，5齿裂，其中2裂较深，密被茸毛。体轻，质坚韧，不易破碎，横切面可见4室，每室有种子1枚。气特异而芳香，味淡、微辛。

【化学成分】 主含蔓荆子黄素、木樨草素、芹菜素等黄酮类及萜类化合物，还含苯丙素类、脂肪酸类、挥发油类、生物碱类等化合物。

【性味与归经】 辛、苦，微寒。归膀胱、肝、胃经。

【功能与主治】 疏散风热，清利头目。

【现代研究】 本品有解热、镇静、镇痛、抗菌、降压、平喘祛痰等多种药理作用。

【用法用量】 煎服，5～10g。

夏枯草　Prunellae Spica

【来源】 本品为唇形科植物夏枯草 *Prunella vulgaris* L. 的干燥果穗。

【产地】 主产于江苏、安徽、河南等省。全国各地均产。

【采收加工】 夏季果穗呈棕红色时采收，除去杂质，晒干。

【性状】 呈圆柱形，略扁，长1.5～8cm，直径0.8～1.5cm；淡棕色至棕红色。全穗由数轮至10数轮宿萼与苞片组成，每轮有对生苞片2片，呈扇形，先端尖尾状，脉纹明显，外表面有白毛。每一苞片内有花3朵，花冠多已脱落，宿萼2唇形，内有小坚果4枚，卵圆形，棕色，尖端有白色突起。体轻。气微，味淡。

【化学成分】 主含迷迭香酸、熊果酸、齐墩果酸、夏枯草皂苷A、夏枯草皂苷B、木樨草素等苯丙素类、三萜类、黄酮类化合物，还含甾体类、香豆素类、挥发油类、糖类等化合物。

【性味与归经】 辛、苦，寒。归肝、胆经。

【功能与主治】 清肝泻火，明目，散结消肿。用于目赤肿痛、目珠夜痛、头痛眩晕、瘰疬、瘿瘤、乳痈、乳癖、乳房胀痛。

【现代研究】 本品有降血压、抗炎、抑制病原菌、抗肿瘤、降血糖等作用。

【用法用量】 9～15g。

枸杞子　Lycii Fructus

【来源】 本品为茄科植物宁夏枸杞 *Lycium barbarum* L. 的干燥成熟果实。

【产地】 主产于宁夏、新疆、内蒙古、青海等省区，以宁夏的中宁和中卫县枸杞子量大质优。

【采收加工】 夏、秋二季果实呈红色时采收，热风烘干，除去果梗，或晾至皮皱后，晒干，除去果梗。

【植物形态】 灌木或小乔木状。主枝数条，粗壮，果枝细长，先端通常弯曲下垂，外皮淡灰黄色，刺状枝短而细，生于叶腋。叶互生或丛生与短枝上；叶片披针形或卵状长圆形。花腋生，花冠漏斗状，5裂；花冠管部较裂片稍长，粉红色或深紫红色，具暗紫色脉纹；浆果倒卵形，熟时鲜红色，种子多数。

【性状】 呈类纺锤形或椭圆形，长6～20mm，直径3～10mm。表面红色或暗红色，顶端有小突起状的花柱痕，基部有白色的果梗痕。果皮柔韧，皱缩；果肉肉质，柔润。种子20～50粒，类肾形，扁而翘，长1.5～1.9mm，宽1～1.7mm，表面浅黄色或棕黄色。气微，味甜。

【化学成分】 主含甜菜碱、颠茄碱、天仙子胺、胡萝卜素、维生素 B_1、维生素 B_2、维生素C、玉蜀黍黄素、酸浆红素等生物碱类、维生素类、色素类及多糖类化合物。

【性味与归经】 甘，平。归肝、肾经。

【功能与主治】 滋补肝肾，益精明目。用于虚劳精亏、腰膝酸痛、眩晕耳鸣、阳痿遗精、内热消渴、血虚萎黄、目昏不明。

【现代研究】 本品有免疫调节、延缓衰老、抗肿瘤、降血脂、保肝、抗脂肪肝、降血糖、降压、抑菌、促进造血功能等作用。枸杞子能够促进正常小鼠胸腺和脾脏的重量，降低 CCl_4 中毒小鼠肝组织丙二醛含量，具有免疫调节作用；枸杞黄酮能够阻断脂质过氧化，保护线粒体膜流动性，提高衰老小鼠体内谷胱甘肽过氧化物酶和超氧化物歧化酶活性，清除过量的自由基，具有延缓衰老作用；能够恢复荷瘤小鼠肿瘤浸润淋巴细胞中CD4＋、CD8＋细胞的数量，增强机体抗肿瘤免疫功能，具有抗肿瘤作用；能够降低血清TC和TG含量，提高血清HDL-C含量，减小脂肪细胞大小，具有降血脂作用；能够修复肝损伤，恢复肝细胞的功能并促进肝细胞再生，具有保肝作用；还能够提高胰岛素敏感度，具有降血糖作用。

【用法用量】 6～12g。

栀子 Gardeniae Fructus

【来源】 本品为茜草科植物栀子 *Gardenia jasminoides* Ellis 的干燥成熟果实。

【产地】 主产于湖南、江西、湖北、浙江等省。

【采收加工】 9～11月果实成熟呈红黄色时采收，除去果梗和杂质，蒸至上气或置沸水中略烫，取出，干燥。

【植物形态】 灌木或很少为乔木，无刺或很少具刺。叶对生，少有3片轮生或与总花梗对生的1片不发育；托叶生于叶柄内，三角形，基部常合生。花大，腋生或顶生，单生、簇生或很少组成伞房状的聚伞花序；雄蕊与花冠裂片同数，着生于花冠喉部，花丝极短或缺，花药背着，内藏或伸出；花盘通常环状或圆锥形；子房下位，1室，或因胎座沿轴粘连而为假2室，浆果常大，平滑或具纵棱，革质或肉质；种子多数，常与肉质的胎座胶结而成一球状体，扁平或肿胀，种皮革质或膜质，胚乳常角质；胚小或中等大，子叶阔，叶状。

【性状】 呈长卵圆形或椭圆形，长1.5～3.5cm，直径1～1.5cm。表面红黄色或棕红色，具6条翅状纵棱，棱间常有1条明显的纵脉纹，并有分枝。顶端残存萼片，基部稍尖，有残留果梗。果皮薄而脆，略有光泽；内表面色较浅，有光泽，具2～3条隆起的假隔膜。种子多数，扁卵圆形，集结成团，深红色或红黄色，表面密具细小疣状突起。气微，味微酸而苦。

【化学成分】 主含栀子苷、栀子新苷、栀子酸、西红花苷Ⅰ～Ⅲ、京尼平苷、京尼平苷酸、绿原酸、藏红花素、藏红花酸等环烯醚萜类、单萜类、二萜类、有机酸类、色素类等化合物。

【性味与归经】 苦，寒。归心、肺、三焦经。

【功能与主治】 泻火除烦，清热利湿，凉血解毒；外用消肿止痛。用于热病心烦、湿热黄疸、淋证涩痛、血热吐衄、目赤肿痛、火毒疮疡；外治扭挫伤痛。

【现代研究】 本品有保肝、利胆、解热、抗炎、调节血糖、镇静、镇痛、抗癌、抗病毒、抗内毒素、抗心肌缺血等作用。栀子能够减轻肝组织病理变化，增加胆汁分泌量，具有保肝、利胆作用；能够抑制诱导型NO合酶表达和NO合成，具有镇痛、抗炎作用；栀子苷能显著促进前脂肪细胞对葡萄糖的吸收，具有调节血糖作用；藏红花酸能够破坏肿瘤细胞中DNA、RNA的合成，具有抑癌、抗癌作用；能够降低心肌细胞培养液中乳酸脱氢酶（LDH）的活性，增加细胞内SOD活性，具有抗心肌缺血作用。

【用法用量】 6～10g。外用生品适量，研末调敷。

瓜蒌　Trichosanthis Fructus

【来源】 本品为葫芦科植物栝楼 *Trichosanthes kirilowii* Maxim. 或双边栝楼 *Trichosanthes rosthornii* Harms 的干燥成熟果实。

【产地】 栝楼主产于山东长清、肥城等地，河北、山西、陕西等省亦产；双边栝楼主产于江西、湖北、湖南等省。

【采收加工】 秋季果实成熟时，连果梗剪下，置通风处阴干。

【性状】 呈类球形或宽椭圆形，长7～15cm，直径6～10cm。表面橙红色或橙黄色，皱缩或较光滑，顶端有圆形的花柱残基，基部略尖，具残存的果梗。轻重不一。质脆，易破开，内表面黄白色，有红黄色丝络，果瓤橙黄色，黏稠，与多数种子黏结成团。具焦糖气，味微酸、甜。

【化学成分】 主含10α-葫芦二烯醇、栝楼仁二醇、异栝楼仁二醇、瓜蒌酸等三萜皂苷类、有机酸类及多糖类、甾醇类、氨基酸类等化合物。

【性味与归经】 甘、微苦，寒。归肺、胃、大肠经。

【功能与主治】 清热涤痰，宽胸散结，润燥滑肠。用于肺热咳嗽、痰浊黄稠、胸痹心痛、结胸痞满、乳痈、肺痈、肠痈、大便秘结。

【现代研究】 本品有改善心血管系统、祛痰止咳、抗菌、抗溃疡、抗肿瘤、增强免疫等药理作用。

【用法用量】 9～15g。

车前子　Plantaginis Semen

【来源】 本品为车前科植物车前 *Plantago asiatica* L. 或平车前 *Plantago depressa* Willd. 的干燥成熟种子。

【产地】 车前产于全国各地。平车前产于东北、华北及西北等地。

【采收加工】 夏、秋二季种子成熟时采收果穗，晒干，搓出种子，除去杂质。

【性状】 呈椭圆形、不规则长圆形或三角状长圆形，略扁，长约2mm，宽约1mm。表面黄棕色至黑褐色，有细皱纹，一面有灰白色凹点状种脐。质硬。气微，味淡。

【化学成分】 主含京尼平苷酸、毛蕊花糖苷、京尼平苷、车前苷等环烯醚萜类、黄酮类及多糖类化合物，还含挥发油类、苯乙醇苷类、脂肪酸类等化合物。

【性味与归经】 甘，寒。归肝、肾、肺、小肠经。

【功能与主治】 清热利尿通淋，渗湿止泻，明目，祛痰。用于热淋涩痛、水肿胀满、暑湿泄泻、目赤肿痛、痰热咳嗽。

【现代研究】 本品有利尿排石、保肝、降胆固醇、降血压、祛痰、镇咳、缓泻及抗炎等多种药理作用。

【用法用量】 9～15g，包煎。

牛蒡子 Arctii Fructus

【来源】 本品为菊科植物牛蒡 *Arctium lappa* L.的干燥成熟果实。

【产地】 主产于东北及浙江等地。四川、湖北、河北、河南等省亦产。

【采收加工】 秋季果实成熟时采收果序，晒干，打下果实，除去杂质，再晒干。

【性状】 呈长倒卵形，略扁，微弯曲，长5～7mm，宽2～3mm。表面灰褐色，带紫黑色斑点，有数条纵棱，通常中间1～2条较明显。顶端钝圆，稍宽，顶面有圆环，中间具点状花柱残迹；基部略窄，着生面色较淡。果皮较硬，子叶2，淡黄白色，富油性。气微，味苦后微辛而稍麻舌。

【化学成分】 主含牛蒡苷、牛蒡酚A～F、牛蒡素A～F等木脂素类及挥发油类、脂肪酸类、萜类等化合物。

【性味与归经】 辛、苦，寒。归肺、胃经。

【功能与主治】 疏散风热，宣肺透疹，解毒利咽。用于风热感冒、咳嗽痰多、麻疹、风疹、咽喉肿痛、痄腮、丹毒、痈肿疮毒。

【现代研究】 本品有解热、镇静、镇痛、抗炎、抗病原微生物、调节免疫、降血糖、抗肿瘤等多种药理作用。

【用法用量】 6～12g。

苍耳子 Xanthii Fructus

【来源】 本品为菊科植物苍耳 *Xanthium sibiricum* Patr.的干燥成熟带总苞的果实。

【产地】 主产于山东、湖北、江苏等地。

【采收加工】 秋季果实成熟时采收，干燥，除去梗、叶等杂质。

【性状】 呈纺锤形或卵圆形，长1～1.5cm，直径0.4～0.7cm。表面黄棕色或黄绿色，全体有钩刺，顶端有2枚较粗的刺，分离或相连，基部有果梗痕。质硬而韧，横切面中央有纵隔膜，2室，各有1枚瘦果，瘦果略呈纺锤形，一面较平坦，顶端具1突起的花柱基，果皮薄，灰黑色，具纵纹。种皮膜质，浅灰色，子叶2，有油性。气微，味微苦。

【化学成分】 主含棕榈酸、硬脂酸、油酸、亚油酸、苍术苷、羟基苍术苷等脂肪油类、水溶性苷类及挥发油类、酚酸类、倍半萜内酯类等化合物。

【性味与归经】 辛、苦，温；有毒。归肺经。

【功能与主治】 散风寒，通鼻窍，祛风湿。用于风寒头痛、鼻塞流涕、鼻鼽、鼻渊、风疹瘙痒、湿痹拘挛。

【现代研究】 本品有抗菌、抗过敏、抗炎镇痛、抗肿瘤、降压、降血糖等作用。

【用法用量】 3～10g。

薏苡仁 Coicis Semen

【来源】 本品为禾本科植物薏苡 *Coix lacryma-jobi* L. var. *ma-yuen*（Roman.）Stapf的干燥成熟种仁。

【产地】 主产于河北、福建、辽宁等省。其他各省亦产。均系栽培。

【采收加工】 秋季果实成熟时采割植株，晒干，打下果实，再晒干，除去外壳、黄褐色种皮和杂质，收集种仁。

【性状】 呈宽卵形或长椭圆形，长4～8mm，宽3～6mm。表面乳白色，光滑，偶有残存的黄褐色种皮；一端钝圆，另端较宽而微凹，有1淡棕色点状种脐；背面圆凸，腹面有1条较宽而深的纵沟。质坚实，断面白色，粉性。气微，味微甜。

【化学成分】 主含甘油三油酸酯、甘油三亚油酸酯、油酸、亚油酸等脂肪酸及其酯类，还含多糖类、甾醇类、三萜类等化合物。

【性味与归经】 甘、淡，凉。归脾、胃、肺经。

【功能与主治】 利水渗湿，健脾止泻，除痹，排脓，解毒散结。用于水肿、脚气、小便不利、脾虚泄泻、湿痹拘挛、肺痈、肠痈、赘疣、癌肿。

【现代研究】 本品有调节胃肠道、抗肿瘤、降血糖、抗衰老、镇痛、抑制溃疡、免疫调节等作用。

【用法用量】 9～30g。

槟榔　Arecae Semen

【来源】 本品为棕榈科植物槟榔 *Areca catechu* L. 的干燥成熟种子。

【产地】 主产于海南、云南、广东等省。福建、广西、台湾南部亦有栽培。

【采收加工】 春末至秋初采收成熟果实，用水煮后，干燥，除去果皮，取出种子，干燥。

【植物形态】 茎直立，乔木状，高 10 多米，最高可达 30m，有明显的环状叶痕。叶簇生于茎顶，长 1.3～2m，羽片多数，两面无毛，狭长披针形，上部的羽片合生，顶端有不规则齿裂。雌雄同株，花序多分枝，花序轴粗壮压扁，分枝曲折，上部纤细，着生 1 列或 2 列的雄花，而雌花单生于分枝的基部；子房长圆形。果实长圆形或卵球形，橙黄色，中果皮厚，纤维质。种子卵形，基部截平，胚乳嚼烂状，胚基生。

【性状】 呈扁球形或圆锥形，高 1.5～3.5cm，底部直径 1.5～3cm。表面淡黄棕色或淡红棕色，具稍凹下的网状沟纹，底部中心有圆形凹陷的珠孔，其旁有 1 明显瘢痕状种脐。质坚硬，不易破碎，断面可见棕色种皮与白色胚乳相间的大理石样花纹。气微，味涩、微苦。

【化学成分】 主含槟榔碱、槟榔次碱、去甲基槟榔碱、月桂酸、肉豆蔻酸、棕榈酸、硬脂酸、油酸、亚油酸等生物碱类、脂肪酸类化合物，还含缩合鞣质、氨基酸类等化合物。

【性味与归经】 苦、辛，温。归胃、大肠经。

【功能与主治】 杀虫，消积，行气，利水，截疟。用于绦虫病、蛔虫病、姜片虫病、虫积腹痛、积滞泻痢、里急后重、水肿脚气、疟疾。

【现代研究】 本品有驱虫、调节胃肠运动、抑菌、抗病原微生物、抗动脉粥样硬化、抗血栓、调节神经系统等多种药理作用。槟榔能够麻痹或驱杀绦虫、蛲虫、蛔虫、钩虫、肝吸虫、血吸虫等，具有驱虫作用；能够促进胃肠平滑肌张力升高，增加肠蠕动，具有调节胃肠运动作用；能够抑制血液及血管组织中动脉粥样硬化相关因子的表达，增加 NO 的释放，具有抗动脉粥样硬化作用；能够间接激活纤溶系统，具有抗血栓作用；能够刺激 M 受体，减慢心率，降低血压，促进唾液及汗腺分泌，促进机体兴奋，提高学习和记忆，具有调节神经系统作用。

【用法用量】 3～10g；驱绦虫、姜片虫 30～60g。

砂仁　Amomi Fructus

【来源】 本品为姜科植物阳春砂 *Amomum villosum* Lour.、绿壳砂 *Amomum villosum* Lour. var. x*anthioides* T. L. Wu et Senjen 或海南砂 *Amomum longiligulare* T. L. Wu 的干燥成熟果实。

【产地】 阳春砂主产于广东省，以阳春、阳江产者最著名。绿壳砂主产于云南南部临沧、文山、景洪等地。海南砂主产于海南等省。

【采收加工】 夏、秋二季果实成熟时采收，晒干或低温干燥。

【植物形态】 株高1.5～3m，茎散生；根茎匍匐地面，节上被褐色膜质鳞片。中部叶片长披针形，上部叶片线形，顶端尾尖，基部近圆形，两面光滑无毛，无柄或近无柄；叶舌半圆形；叶鞘上有略凹陷的方格状网纹。穗状花序椭圆形，鳞片膜质，椭圆形，褐色或绿色；子房被白色柔毛。蒴果椭圆形，成熟时紫红色，干后褐色，表面被不分裂或分裂的柔刺；种子多角形，有浓郁的香气，味苦凉。

【性状】 **阳春砂、绿壳砂** 呈椭圆形或卵圆形，有不明显的3棱，长1.5～2cm，直径1～1.5cm。表面棕褐色，密生刺状突起，顶端有花被残基，基部常有果梗。果皮薄而软。种子集结成团，具3钝棱，中有白色隔膜，将种子团分成3瓣，每瓣有种子5～26粒。种子为不规则多面体，直径2～3mm；表面棕红色或暗褐色，有细皱纹，外被淡棕色膜质假种皮；质硬，胚乳灰白色。气芳香而浓烈，味辛凉、微苦。

海南砂 呈长椭圆形或卵圆形，有明显的3棱，长1.5～2cm，直径0.8～1.2cm。表面被片状、分枝的软刺，基部具果梗痕。果皮厚而硬。种子团较小，每瓣有种子3～24粒；种子直径1.5～2mm。气味稍淡。

【化学成分】 主含乙酸龙脑酯、樟脑、龙脑、柠檬烯、樟烯、月桂烯等挥发油类化合物，还含皂苷类、黄酮类、有机酸类化合物。

【性味与归经】 辛，温。归脾、胃、肾经。

【功能与主治】 化湿开胃，温脾止泻，理气安胎。用于湿浊中阻、脘痞不饥、脾胃虚寒、呕吐泄泻、妊娠恶阻、胎动不安。

【现代研究】 本品有调节胃肠功能、抗炎、镇痛、降糖等多种药理作用。砂仁能够下调胃液、胃酸、胃泌素分泌及胃蛋白酶活性，增加前列腺素E2分泌和血管活性肠肽（VIP）表达，延长胃排空和排稀便的时间，具有胃肠保护作用；能够降低糖尿病大鼠的血糖，保护实验性糖尿病大鼠胰岛β-细胞，具有降糖作用；砂仁多糖能够清除自由基，抑制体外丙二醛的形成和增强抗氧化酶活性，具有抗氧化作用。

【用法用量】 3～6g，后下。

草果 Tsaoko Fructus

【来源】 本品为姜科植物草果 *Amomum tsao-ko* Crevost et Lemaire 的干燥成熟果实。

【产地】 主产于云南、广西、贵州等省区。多系栽培。

【采收加工】 秋季果实成熟时采收，除去杂质，晒干或低温干燥。

【性状】 呈长椭圆形，具3钝棱，长2～4cm，直径1～2.5cm。表面灰棕色至红棕色，具纵沟及棱线，顶端有圆形突起的柱基，基部有果梗或果梗痕。果皮质坚韧，易纵向撕裂。剥去外皮，中间有黄棕色隔膜，将种子团分成3瓣，每瓣有种子，多为8～11粒。种子呈圆锥状多面体，直径约5mm；表面红棕色，外被灰白色膜质的假种皮，种脊为一条纵沟，尖端有凹状的种脐；质硬，胚乳灰白色。有特异香气，味辛、微苦。

【化学成分】 主含桉油精、2-癸烯醛、香叶醇、2-异丙基苯甲醛、柠檬醛等挥发油类化合物。

【性味与归经】 辛，温。归脾、胃经。

【功能与主治】 燥湿温中，截疟除痰。用于寒湿内阻、脘腹胀痛、痞满呕吐、疟疾寒热、瘟疫发热。

【现代研究】 本品有抗溃疡、调节肠道运动、降脂、镇痛、抗病原微生物等多种药理作用。

【用法用量】 3～6g。

豆蔻　Amomi Fructus Rotundus

【来源】 本品为姜科植物白豆蔻 *Amomum kravanh* Pierre ex Gagnep. 或爪哇白豆蔻 *Amomum compactum* Soland ex Maton 的干燥成熟果实。按产地不同分为“原豆蔻”和“印尼白蔻”。

【产地】 白豆蔻由柬埔寨、泰国、越南、缅甸等国进口。我国海南省和云南南部有少量栽培。爪哇白豆蔻多由印度尼西亚进口，我国海南省和云南南部有栽培。

【采收加工】 夏、秋间果实成熟时采收，晒干或低温干燥。

【植物形态】 茎丛生，株高 3m，茎基叶鞘绿色。叶片卵状披针形，顶端尾尖，两面光滑无毛，近无柄；叶舌圆形，叶鞘口及叶舌密被长粗毛。穗状花序自近茎基处的根茎上发出，圆柱形，稀为圆锥形，密被覆瓦状排列的苞片；唇瓣椭圆形，中央黄色，内凹，边黄褐色，基部具瓣柄；子房被长柔毛。蒴果近球形，白色或淡黄色，略具钝 3 棱，有 7～9 条浅槽及若干略隆起的纵线条，顶端及基部有黄色粗毛，果皮木质，易开裂为 3 瓣；种子为不规则的多面体，暗棕色，种沟浅，有芳香味。

【性状】 **原豆蔻**　呈类球形，直径 1.2～1.8cm。表面黄白色至淡黄棕色，有 3 条较深的纵向槽纹，顶端有突起的柱基，基部有凹下的果柄痕，两端均具浅棕色绒毛。果皮体轻，质脆，易纵向裂开，内分 3 室，每室含种子约 10 粒；种子呈不规则多面体，背面略隆起，直径 3～4mm，表面暗棕色，有皱纹，并被有残留的假种皮。气芳香，味辛凉略似樟脑。

印尼白蔻　个略小。表面黄白色，有的微显紫棕色。果皮较薄，种子瘦瘪。气味较弱。

【化学成分】 主含桉油精、α-蒎烯、β-蒎烯、丁香烯、α-松油醇等挥发油类化合物。

【性味与归经】 辛，温。归肺、脾、胃经。

【功能与主治】 化湿行气，温中止呕，开胃消食。用于湿浊中阻、不思饮食、湿温初起、胸闷不饥、寒湿呕逆、胸腹胀痛、食积不消。

【现代研究】 本品有促进胃液分泌、增进胃肠蠕动、止呕、解酒等多种药理作用。

【用法用量】 3～6g，后下。

红豆蔻　Galangae Fructus

【来源】 本品为姜科植物大高良姜 *Alpinia galanga* Willd. 的干燥成熟果实。

【产地】 主产于广东、广西、海南、云南等省区。马来西亚、印度等国也有分布。

【采收加工】 秋季果实变红时采收，除去杂质，阴干。

【性状】 呈长球形，中部略细，长 0.7～1.2cm，直径 0.5～0.7cm。表面红棕色或暗红色，略皱缩，顶端有黄白色管状宿萼，基部有果梗痕。果皮薄，易破碎。种子 6，扁圆形或三角状多面形，黑棕色或红棕色，外被黄白色膜质假种皮，胚乳灰白色。气香，味辛辣。

【化学成分】 主含桉油精、β-石竹烯等挥发油类化合物，还含二萜、二苯庚烷、苯丙素类等化合物。

【性味与归经】 辛，温。归脾、肺经。

【功能与主治】 散寒燥湿，醒脾消食。用于脘腹冷痛、食积胀满、呕吐泄泻、饮酒过多。

【现代研究】 本品有降血糖、抗溃疡、抗肿瘤、抗病毒等药理作用。

【用法用量】 3～6g。

草豆蔻　Alpiniae Katsumadai Semen

【来源】 本品为姜科植物草豆蔻 *Alpinia katsumadai* Hayata 的干燥近成熟种子。

【产地】 主产于广东、广西等省区。

【采收加工】 夏、秋二季采收，晒至九成干，或用水略烫，晒至半干，除去果皮，取出种子团，晒干。

【性状】 为类球形的种子团，直径1.5～2.7cm。表面灰褐色，中间有黄白色的隔膜，将种子团分成3瓣，每瓣有种子多数，粘连紧密，种子团略光滑。种子为卵圆状多面体，长3～5mm，直径约3mm，外被淡棕色膜质假种皮，种脊为一条纵沟，一端有种脐；质硬，将种子沿种脊纵剖两瓣，纵断面观呈斜心形，种皮沿种脊向内伸入部分约占整个表面积的1/2；胚乳灰白色。气香，味辛、微苦。

【化学成分】 主含桉油精、α-蛇麻烯、金合欢醇、（E）-β-金合欢烯、顺式-石竹烯、山姜素、乔松素、小豆蔻明、桤木酮等挥发油类、黄酮类及二苯庚烷类等化合物。

【性味与归经】 辛，温。归脾、胃经。

【功能与主治】 燥湿行气，温中止呕。用于寒湿内阻、脘腹胀满冷痛、嗳气呕逆、不思饮食。

【现代研究】 本品有调节胃肠功能、抗病原微生物、抗氧化、抗肿瘤、镇吐等多种药理作用。

【用法用量】 3～6g。

益智 Alpiniae Oxyphyllae Fructus

【来源】 本品为姜科植物益智 *Alpinia oxyphylla* Miq. 的干燥成熟果实。

【产地】 主产于海南省山区，广东雷州半岛、广西等地亦产。

【采收加工】 夏、秋间果实由绿变红时采收，晒干或低温干燥。

【性状】 呈椭圆形，两端略尖，长1.2～2cm，直径1～1.3cm。表面棕色或灰棕色，有纵向凹凸不平的突起棱线13～20条，顶端有花被残基，基部常残存果梗。果皮薄而稍韧，与种子紧贴，种子集结成团，中有隔膜将种子团分为3瓣，每瓣有种子6～11粒。种子呈不规则的扁圆形，略有钝棱，直径约3mm，表面灰褐色或灰黄色，外被淡棕色膜质的假种皮；质硬，胚乳白色。有特异香气，味辛、微苦。

【化学成分】 主含桉油精、圆柚酮、姜烯、姜醇等挥发油类及萜类、黄酮类、二苯庚烷类、酚类、甾醇类化合物。

【性味与归经】 辛，温。归脾、肾经。

【功能与主治】 暖肾固精缩尿，温脾止泻摄唾。用于肾虚遗尿、小便频数、遗精白浊、脾寒泄泻、腹中冷痛、口多唾涎。

【现代研究】 本品有保护神经系统、延缓衰老、抗胃溃疡、保肝、保护心脑血管等多种药理作用。

【用法用量】 3～10g。

果实及种子类中药材图片信息请扫描下方二维码：

果实及种子类彩图1

果实及种子类彩图2

第十四章　全草类中药材

全草类中药材又称草类中药材，其药用部位大多为干燥草本植物的地上部分，如淫羊藿、广藿香、益母草等；亦有少数带有根及根茎，如蒲公英等；或是草质茎，如石斛等；或小灌木的草质茎枝，如麻黄等。

全草类药材的药用部位可能包括植物的各种器官，其鉴别应注意根、茎、叶、花、果实、种子等感官特征。如蒲公英，根呈圆锥状，多弯曲，表面棕褐色，皱缩，根头部有棕褐色或黄白色的茸毛，有的已脱落；如金钗石斛，茎呈扁圆柱形，表面黄绿色或黄中带绿色，有深纵沟，质硬而脆，断面较平坦而疏松；如淡竹叶，茎呈圆柱形，有节，表面淡黄绿色，断面中空，叶鞘开裂，叶片披针形，有的皱缩卷曲，表面浅绿色或黄绿色，叶脉平行，具横行小脉，形成长方形的网格状，下表面尤为明显，体轻，质柔韧；如益母草，轮伞花序腋生，小花淡紫色，花萼筒状，花冠2唇形；如紫花地丁，蒴果椭圆形通常三角状裂开，内有种子多数，淡黄色。全草类药材大多含挥发油，有特殊气味，如薄荷、鱼腥草等。

伸筋草　Lycopodii Herba

【来源】 本品为石松科植物石松 *Lycopodium japonicum* Thunb. 的干燥全草。

【产地】 主产于湖北、浙江、贵州、四川、福建、江苏、山东。

【采收加工】 夏、秋二季茎叶茂盛时采收，除去杂质，晒干。

【性状】 本品匍匐茎呈细圆柱形，略弯曲，长可达2m，直径1～3mm，其下有黄白色细根；直立茎作二叉状分枝。叶密生茎上，螺旋状排列，皱缩弯曲，线形或针形，长3～5mm，黄绿色至淡黄棕色，无毛，先端芒状，全缘，易碎断。质柔软，断面皮部浅黄色，木部类白色。气微，味淡。

【化学成分】 主含石松碱、石松定碱、α-芒柄花素、β-谷甾醇等生物碱类、三萜类化合物。

【性味与归经】 微苦、辛，温。归肝、脾、肾经。

【功能与主治】 祛风除湿，舒筋活络。用于关节酸痛、屈伸不利。

【现代研究】 本品能抗炎、镇痛、调节免疫、治疗类风湿性关节炎、预防性治疗实验性硅沉着病、影响中枢神经系统药物作用及抑制乙酰胆碱酯酶活性等。研究治疗实验性硅沉着病注射剂和超临界 CO_2 提取有效部位。临床上主要应用在颈椎病和急慢性软组织损伤等。

【用法用量】 3～12g。

麻黄　Ephedrae Herba

【来源】 本品为麻黄科植物草麻黄 *Ephedra sinica* Stapf、中麻黄 *Ephedra intermedia* Schrenk et C. A. Mey. 或木贼麻黄 *Ephedra equisetina* Bge. 的干燥草质茎。

【产地】 **草麻黄**　主产于河北、山西、新疆、内蒙古。

中麻黄　主产于甘肃、青海、内蒙古及新疆。

木贼麻黄 主产于河北、山西、甘肃、陕西、内蒙古、宁夏、新疆等地。

【采收加工】 秋季采割绿色的草质茎，晒干。

【植物形态】 **草麻黄** 草本状灌木，高20～40cm；木质茎短或成匍匐状，小枝直伸或微曲，表面细纵槽纹常不明显，节间长2.5～5.5cm，多为3～4cm，直径约2mm。叶2裂，鞘占全长1/3～2/3，裂片锐三角形，先端急尖。雄球花多成复穗状，常具总梗，苞片通常4对，雄蕊7～8，花丝合生，稀先端稍分离；雌球花单生，在幼枝上顶生，在老枝上腋生，常在成熟过程中基部有梗抽出，使雌球花呈侧枝顶生状，卵圆形或矩圆状卵圆形，苞片4对，下部3对合生部分占1/4～1/3，最上一对合生部分达1/2以上；雌花2，胚珠的珠被管长1mm或稍长，直立或先端微弯，管口隙裂窄长，约占全长的1/4～1/2，裂口边缘不整齐，常被少数毛茸。雌球花成熟时肉质红色，矩圆状卵圆形或近于圆球形，长约8mm，直径6～7mm；种子通常2粒，包于苞片内，不露出或与苞片等长，黑红色或灰褐色，三角状卵圆形或宽卵圆形，长5～6mm，直径2.5～3.5mm，表面具细皱纹，种脐明显，半圆形。花期5～6月，种子8～9月成熟。

中麻黄 灌木，高20～100cm；茎直立或匍匐斜上，粗壮，基部分枝多；绿色小枝常被白粉呈灰绿色，直径1～2mm，节间通常长3～6cm，纵槽纹较细浅。叶3裂及2裂混见，下部约2/3合生成鞘状，上部裂片钝三角形或窄三角披针形。雄球花通常无梗，数个密集于节上成团状，稀2～3个对生或轮生于节上，具5～7对交叉对生或5～7轮（每轮3片）苞片，雄花有5～8枚雄蕊，花丝全部合生，花药无梗；雌球花2～3成簇，对生或轮生于节上，无梗或有短梗，苞片3～5轮（每轮3片）或3～5对交叉对生，通常仅基部合生，边缘常有明显膜质窄边，最上一轮苞片有2～3雌花；雌花的珠被管长达3mm，常成螺旋状弯曲。雌球花成熟时肉质红色，椭圆形、卵圆形或矩圆状卵圆形，长6～10mm，直径5～8mm；种子包于肉质红色的苞片内，不外露，3粒或2粒，形状变异颇大，常呈卵圆形或长卵圆形，长5～6mm，直径约3mm。花期5～6月，种子7～8月成熟。

木贼麻黄 直立小灌木，高达1m，木质茎粗长，直立，稀部分匍匐状，基部径达1～1.5cm，中部茎枝直径一般3～4mm；小枝细，直径约1mm，节间短，长1～3.5cm，多为1.5～2.5cm，纵槽纹细浅不明显，常被白粉呈蓝绿色或灰绿色。叶2裂，长1.5～2mm，褐色，大部合生，上部约1/4分离，裂片短三角形，先端钝。雄球花单生或3～4个集生于节上，无梗或开花时有短梗，卵圆形或窄卵圆形，长3～4mm，宽2～3mm，苞片3～4对，基部约1/3合生，假花被近圆形，雄蕊6～8，花丝全部合生，微外露，花药2室，稀3室；雌球花常2个对生于节上，窄卵圆形或窄菱形，苞片3对，菱形或卵状菱形，最上一对苞片约2/3合生，雌花1～2，珠被管长达2mm，稍弯曲。雌球花成熟时肉质红色，长卵圆形或卵圆形，长8～10mm，直径4～5mm，具短梗；种子通常1粒，窄长卵圆形，长约7mm，直径2.5～3mm，顶端窄缩成颈柱状，基部渐窄圆，具明显的点状种脐与种阜。花期6～7月，种子8～9月成熟。

【性状】 **草麻黄** 呈细长圆柱形，少分枝，直径1～2mm。有的带少量棕色木质茎。表面淡绿色至黄绿色，有细纵脊线，触之微有粗糙感。节明显，节间长2～6cm。节上有膜质鳞叶，长3～4mm；裂片2（稀3），锐三角形，先端灰白色，反曲，基部联合成筒状，红棕色。体轻，质脆，易折断，断面略呈纤维性，周边绿黄色，髓部红棕色，近圆形。气微香，味涩、微苦。

中麻黄 多分枝，直径1.5～3mm，有粗糙感。节上膜质鳞叶长2～3mm，裂片3（稀2），先端锐尖。断面髓部呈三角状圆形。

木贼麻黄 较多分枝，直径1～1.5mm，无粗糙感。节间长1.5～3cm。膜质鳞叶长1～2mm；裂片2（稀3），上部为短三角形，灰白色，先端多不反曲，基部棕红色至棕黑色。

【化学成分】 三种麻黄均含生物碱，多为麻黄碱、伪麻黄碱，主要存在于麻黄草质茎的髓部，含量：木贼麻黄＞草麻黄＞中麻黄。另含鞣质及少量挥发油。

【性味与归经】 辛、微苦，温。归肺、膀胱经。

【功能与主治】 发汗散寒，宣肺平喘，利水消肿。用于风寒感冒、胸闷喘咳、风水浮肿。蜜麻黄润肺止咳，多用于表证已解、气喘咳嗽。

【现代研究】 本品挥发油在体外对流感病毒具有强大的抑制作用，用于治疗流感发热。麻黄碱具有中枢性镇咳作用，强度约为可待因的20%（狗、猫的机械刺激法），并能兴奋腺苷酸环化酶，使细胞内ATP转化为c-AMP，因而使c-MP增加，结果使平滑肌松弛，还能抑制肥大细胞释放过敏物质，导致支气管平滑肌呈现明显的松弛作用，特别是支气管发生痉挛时作用更为显著。麻黄碱能提高中枢性痛觉阈值，产生镇痛作用。麻黄中所含白飞燕草苷元组分具有抑制兔福尔马林实验性关节炎的效果。由木贼麻黄所制备的含有白飞燕草苷元的组分对小鼠呈强烈的抗肿瘤作用。

【用法用量】 2～10g。

槲寄生　Visci Herba

【来源】 本品为桑寄生科植物槲寄生 *Viscum coloratum*（Komar.）Nakai 的干燥带叶茎枝。

【产地】 主产于河北、辽宁、吉林、内蒙古、安徽、湖南、浙江、河南等地。

【采收加工】 冬季至次春采割，除去粗茎，切段，干燥，或蒸后干燥。

【植物形态】 灌木，高0.3～0.8m；茎、枝均圆柱状，2歧或3歧、稀多歧地分枝，节稍膨大，小枝的节间长5～10cm，粗3～5mm，干后具不规则皱纹。叶对生，稀3枚轮生，厚革质或革质，长椭圆形至椭圆状披针形，长3～7cm，宽0.7～1.5(2)cm，顶端圆形或圆钝，基部渐狭；基出脉3～5条；叶柄短。雌雄异株；花序顶生或腋生于茎叉状分枝处；雄花序聚伞状，总花梗几无或长达5mm，总苞舟形，长5～7mm，通常具花3朵，中央的花具2枚苞片或无；雄花：花蕾时卵球形，长3～4mm，萼片4枚，卵形；花药椭圆形，长2.5～3mm。雌花序聚伞式穗状，总花梗长2～3mm或几无，具花3～5朵，顶生的花具2枚苞片或无，交叉对生的花各具1枚苞片；苞片阔三角形，长约1.5mm，初具细缘毛，稍后变全缘；雌花：花蕾时长卵球形，长约2mm；花托卵球形，萼片4枚，三角形，长约1mm；柱头乳头状。果球形，直径6～8mm，具宿存花柱，成熟时淡黄色或橙红色，果皮平滑。花期4～5月，果期9～11月。

【性状】 本品茎枝呈圆柱形，2～5叉状分枝，长约30cm，直径0.3～1cm；表面黄绿色、金黄色或黄棕色，有纵皱纹；节膨大，节上有分枝或枝痕；体轻，质脆，易折断，断面不平坦，皮部黄色，木部色较浅，射线放射状，髓部常偏向一边。叶对生于枝梢，易脱落，无柄；叶片呈长椭圆状披针形，长2～7cm，宽0.5～1.5cm；先端钝圆，基部楔形，全缘；表面黄绿色，有细皱纹，主脉5出，中间3条明显；革质。气微，味微苦，嚼之有黏性。

【化学成分】 主含齐墩果酸、羽扇豆醇、紫丁香苷、内消旋肌醇、肉豆蔻酸等黄酮类、三萜类及苷类。

【性味与归经】 苦，平。归肝、肾经。

【功能与主治】 祛风湿，补肝肾，强筋骨，安胎元。用于风湿痹痛、腰膝酸软、筋骨无力、崩漏经多、妊娠漏血、胎动不安、头晕目眩。

【现代研究】 本品具有抗肿瘤作用，槲寄生中提取的总生物碱，对Lewis肺癌、艾氏腹水癌（EAC）、肉瘤S37、肉瘤S180、腹水性网织细胞肉瘤（ARS）及白血病L1210均具有显著的抑制作用。槲寄生碱还对食管癌、胃癌、乳腺癌细胞生长有显著的抑制作用。

【用法用量】 9～15g。

附药：桑寄生　Taxilli Herba

本品为桑寄生科植物桑寄生 *Taxillus chinensis*（DC.）Danser 的干燥带叶茎枝。茎枝呈圆柱形，长 3～4cm，直径 0.2～1cm；表面红褐色或灰褐色，具细纵纹，并有多数细小突起的棕色皮孔，嫩枝有的可见棕褐色茸毛；质坚硬，断面不整齐，皮部红棕色，木部色较浅。叶多卷曲，具短柄；叶片展平后呈卵形或椭圆形，长 3～8cm，宽 2～5cm；表面黄褐色，幼叶被细茸毛，先端钝圆，基部圆形或宽楔形，全缘；革质。气微，味涩。含桑寄生凝集素等成分。

鱼腥草　Houttuyniae Herba

【来源】 本品为三白草科植物蕺菜 *Houttuynia cordata* Thunb. 的新鲜全草或干燥地上部分。

【产地】 主产于浙江、江苏、安徽、福建、河南、广东、广西、湖南、湖北、四川、贵州、云南、陕西、甘肃等地。

【采收加工】 鲜品全年均可采割；干品夏季茎叶茂盛花穗多时采割，除去杂质，晒干。

【性状】 **鲜鱼腥草**　茎呈圆柱形，长 20～45cm，直径 0.25～0.45cm；上部绿色或紫红色，下部白色，节明显，下部节上生有须根，无毛或被疏毛。叶互生，叶片心形，长 3～10cm，宽 3～11cm；先端渐尖，全缘；上表面绿色，密生腺点，下表面常紫红色；叶柄细长，基部与托叶合生成鞘状。穗状花序顶生。具鱼腥气，味涩。

干鱼腥草　茎呈扁圆柱形，扭曲，表面黄棕色，具纵棱数条；质脆，易折断。叶片卷折皱缩，展平后呈心形，上表面暗黄绿色至暗棕色，下表面灰绿色或灰棕色。穗状花序黄棕色。

【化学成分】 主含癸酰乙醛、月桂醛、槲皮苷、金丝桃苷、绿原酸、豆甾醇、蕺菜碱等挥发油类、黄酮类、有机酸类、甾醇类、生物碱类及维生素。

【性味与归经】 辛，微寒。归肺经。

【功能与主治】 清热解毒，消痈排脓，利尿通淋。用于肺痈吐脓、痰热喘咳、热痢、热淋、痈肿疮毒。

【现代研究】 本品注射液可通过抑制下丘脑中 cAMP 含量的升高及促进腹中隔区 AVP 的释放而发挥解热作用，并存在量效关系；鱼腥草对多种致炎剂引起的炎症渗出和组织水肿均有明显的抑制作用；鱼腥草对炎症性疼痛反应也有较强的抑制作用；鱼腥草煎剂与癸酰乙醛（鱼腥草素）均能增强白细胞的吞噬功能；合成鱼腥草素用于慢性支气管炎患者，观察到它能提高患者白细胞的吞噬功能，给药 4 日后与给药前比较，患者血清备解素量成倍增长。

【用法用量】 15～25g，不宜久煎；鲜品用量加倍，水煎或捣汁服。外用适量，捣敷或煎汤熏洗患处。

淫羊藿　Epimedii Folium

【来源】 本品为小檗科植物淫羊藿 *Epimedium brevicornu* Maxim.、箭叶淫羊藿 *Epimedium sagittatum*（Sieb. et Zucc.）Maxim.、柔毛淫羊藿 *Epimedium pubescens* Maxim. 或朝鲜淫羊藿 *Epimedium koreanum* Nakai 的干燥叶。

【产地】 **淫羊藿**　主产于陕西、山西、安徽、河南、广西、宁夏、甘肃、湖南。

箭叶淫羊藿　主产于湖北、四川、浙江、湖南、陕西、江西、安徽、福建、宁夏、青海、贵州、山东、江苏、陕西。

柔毛淫羊藿　主产于四川、陕西、湖北。

朝鲜淫羊藿　主产于辽宁、吉林、黑龙江、山东、陕西、河南。

【采收加工】 夏、秋季莲叶茂盛时采收，晒干或阴干。

【性状】 **淫羊藿**　3出复叶；小叶片卵圆形，长3～8cm，宽2～6cm；先端微尖，顶生小叶基部心形，两侧小叶较小，偏心形，外侧较大，呈耳状，边缘具黄色刺毛状细锯齿；上表面黄绿色，下表面灰绿色，主脉7～9条，基部有稀疏细长毛，细脉两面突起，网脉明显；小叶柄长1～5cm。叶片近革质。气微，味微苦。

箭叶淫羊藿　3出复叶，小叶片长卵形至卵状披针形，长4～12cm，宽2.5～5cm；先端渐尖，两侧小叶基部明显偏斜，外侧呈箭形。下表面疏被粗短伏毛或近无毛。叶片革质。

柔毛淫羊藿　叶下表面及叶柄密被绒毛状柔毛。

朝鲜淫羊藿　小叶较大，长4～10cm，宽3.5～7cm，先端长尖。叶片较薄。

【化学成分】 主含淫羊藿苷、淫羊藿次苷等黄酮类和木脂素类。

【性味与归经】 辛、甘，温。归肝、肾经。

【功能与主治】 补肾阳，强筋骨，祛风湿。用于肾阳虚衰、阳痿遗精、筋骨痿软、风湿痹痛、麻木拘挛。

【现代研究】 本品有效组分在延缓衰老的同时对神经内分泌免疫网络的老年性改变也具有多环节、多途径的调节作用。淫羊藿苷能显著提高实验小鼠的脾、胸腺的质量，且腹腔巨噬细胞数量及吞噬活性明显提高。随着剂量的增加，吞噬百分率、吞噬指数与对照组比较明显增加，并可明显提高小鼠血清溶血素的产生水平。淫羊藿苷促进成骨细胞增殖，促进骨折伤口的愈合，且对血液流变学有一定作用，其作用机制可能是通过上调Cbfal、BMP2和BMP4 mRNA的表达而促进成骨细胞的分化；诱导大鼠骨髓间充质干细胞向成骨细胞分化。

【用法用量】 6～10g。

垂盆草　Sedi Herba

【来源】 本品为景天科植物垂盆草 *Sedum sarmentosum* Bunge 的干燥全草。

【产地】 主产于江苏、浙江、安徽。

【采收加工】 夏、秋二季采收，除去杂质，干燥。

【性状】 本品茎纤细，长可达20cm以上，部分节上可见纤细的不定根。3叶轮生，叶片倒披针形至矩圆形，绿色，肉质，长1.5～2.8cm，宽0.3～0.7cm，先端近急尖，基部急狭，有距。气微，味微苦。

【化学成分】 含有消旋甲基异石榴皮碱、二氧异石榴皮碱、3-甲酸-1,4-二羟基二氢吡喃、*N*-甲基-2β-羟丙基哌啶、垂盆草苷、β-谷甾醇、甘露醇和氨基酸及葡萄糖、果糖和景天庚糖。

【性味与归经】 甘、淡，凉。归肝、胆、小肠经。

【功能与主治】 利湿退黄，清热解毒。用于湿热黄疸，小便不利，痈肿疮疡。

【现代研究】 本品对损伤的肝细胞有修复保护作用，能促进肝细胞再生、逐步恢复肝功能。垂盆草在免疫抑制方面也发挥重要的作用。在民间垂盆草被广泛用于治疗咽喉肿痛、水火烫伤、蛇虫咬伤、疖痈等。临床上还有用垂盆草注射液治疗角膜溃疡。

【用法用量】 15～30g。

仙鹤草　Agrimoniae Herba

【来源】 本品为蔷薇科植物龙芽草 *Agrimonia Pilosa* Ledeb. 的干燥地上部分。

【产地】 主产于湖北、浙江、江苏。此外，安徽、辽宁、福建、广东、河北、山东、湖南等地也产。

【采收加工】 夏、秋二季茎叶茂盛时采割，除去杂质，干燥。

【性状】 本品长50～100cm，全体被白色柔毛。茎下部圆柱形，直径4～6mm，红棕色，上部方柱形，四面略凹陷，绿褐色，有纵沟和棱线，有节；体轻，质硬，易折断，断面中空。单数羽状复叶互生，暗绿色，皱缩卷曲；质脆，易碎；叶片有大小2种，相间生于叶轴上，顶端小叶较大，完整小叶片展平后呈卵形或长椭圆形，先端尖，基部楔形，边缘有锯齿；托叶2，抱茎，斜卵形。总状花序细长，花萼下部呈筒状，萼筒上部有钩刺，先端5裂，花瓣黄色。气微，味微苦。

【化学成分】 主含槲皮素、山柰酚、木樨草素、乌苏酸、科罗索酸、仙鹤草酚等黄酮类、三萜类和间苯三酚衍生物类。

【性味与归经】 苦、涩，平。归心、肝经。

【功能与主治】 收敛止血，截疟，止痢，解毒，补虚。用于咯血、吐血、崩漏下血、疟疾、血痢、痈肿疮毒、阴痒带下、脱力劳伤。

【现代研究】 本品所含鞣酸、仙鹤草素和鹤草酚等已经被证明是抗肿瘤的活性成分。从仙鹤草的根、茎以及叶中分离共出47株内生真菌，其中20株内生真菌对一种或多种肿瘤细胞有抑制作用，根、茎、叶抗肿瘤活性菌株比例分别为40.0%、44.7%及42.1%，抗肿瘤活性菌株主要分布于青霉属、曲霉属等10个属中，为新型药物的开发提供了新的途径。

【用法用量】 6～12g，外用适量。

紫花地丁 Violae Herba

【来源】 本品为堇菜科植物紫花地丁 *Viola yedoensis* Makino 的干燥全草。

【产地】 主产于江苏、浙江、安徽等地。

【采收加工】 春、秋二季采收，除去杂质，晒干。

【性状】 本品多皱缩成团。主根长圆锥形，直径1～3mm；淡黄棕色，有细纵皱纹。叶基生，灰绿色，展平后叶片呈披针形或卵状披针形，长1.5～6cm，宽1～2cm；先端钝，基部截形或稍心形，边缘具钝锯齿，两面有毛；叶柄细，长2～6cm，上部具明显狭翅。花茎纤细；花瓣5，紫堇色或淡棕色；花距细管状。蒴果椭圆形或3裂，种子多数，淡棕色。气微，味微苦而稍黏。

【化学成分】 主含木樨草素、槲皮素、芦丁、秦皮乙素、咖啡酸等黄酮类、香豆素类和有机酸。

【性味与归经】 苦、辛，寒。归心、肝经。

【功能与主治】 清热解毒，凉血消肿。用于疔疮肿毒、痈疽发背、丹毒、毒蛇咬伤。

【现代研究】 本品具有较好的抗病毒、抗炎、抑菌及抗肿瘤活性。临床上多用于治疗疔疮肿毒、尿路感染、蜂窝组织炎、乳房炎、咽炎、痢疾、黄疸、目赤肿痛等；外敷用于治疗痈肿、跌仆损伤和毒蛇咬伤等；民间广泛用于治疗湿疹、瘙痒和粉刺等皮肤病。

【用法用量】 15～30g。

金钱草 Lysimachiae Herba

【来源】 本品为报春花科植物过路黄 *Lysimachia christinae* Hance 的干燥全草。

【产地】 主产于四川及长江流域各省区。

【采收加工】 夏、秋二季采收，除去杂质，晒干。

【植物形态】 茎柔弱，平卧延伸，长20～60cm，无毛或被疏毛，幼嫩部分密被褐色无柄腺体，下部节间较短，常发出不定根，中部节间长1.5～5(10)cm。叶对生，卵圆形、近圆形以至肾圆形，长(1.5)2～6(8)cm，宽1～4(6)cm，先端锐尖或圆钝以至圆形，基部截形至浅心形，鲜时稍厚，透光可见密布的透明腺条，干时腺条变黑色，两面无毛或密被糙伏毛；叶柄比叶片短或与之近等长，无毛以至密被毛。花单生叶腋；花梗长 1～5cm，通常不超过叶长，毛被如茎，多少具褐色无柄腺体；花萼长（4)5～7(10)mm，分裂近达基部，裂片披针形、椭圆状披针形以至线形或上部稍扩大而近匙形，先端锐尖或稍钝，无毛、被柔毛或仅边缘具缘毛；花冠黄色，长 7～15mm，基部合生部分长 2～4mm，裂片狭卵形以至近披针形，先端锐尖或钝，质地稍厚，具黑色长腺条；花丝长 6～8mm，下半部合生成筒；花药卵圆形，长 1～1.5mm；花粉粒具 3 孔沟，近球形［(29.5～32)μm×(27～31)μm］，表面具网状纹饰；子房卵珠形，花柱长 6～8mm。蒴果球形，直径 4～5mm，无毛，有稀疏黑色腺条。花期 5～7 月，果期 7～10 月。

【性状】 本品常缠结成团，无毛或被疏柔毛。茎扭曲，表面棕色或暗棕红色，有纵纹，下部茎节上有时具须根，断面实心。叶对生，多皱缩，展平后呈宽卵形或心形，长 1～4cm，宽 1～5cm，基部微凹，全缘；上表面灰绿色或棕褐色，下表面色较浅，主脉明显突起，用水浸后，对光透视可见黑色或褐色条纹；叶柄长 1～4cm。有的带花，花黄色，单生叶腋，具长梗。蒴果球形。气微，味淡。

【化学成分】 主含槲皮素、山柰酚、柠檬烯、薄荷醇等黄酮类和挥发油类成分。

【性味与归经】 甘、咸，微寒。归肝、胆、肾、膀胱经。

【功能与主治】 利湿退黄，利尿通淋，解毒消肿。用于湿热黄疸、胆胀胁痛、石淋、热淋、小便涩痛、痈肿疔疮、蛇虫咬伤。

【现代研究】 本品复方制剂利胆排石颗粒具有舒肝理气、利胆排石的功效，用于胆囊炎、胆石症。以金钱草为主要原料的乙肝宁颗粒具有调气健脾、清热利胆、活血化瘀的功效，用于慢性迁延性肝炎、慢性活动性肝炎属湿热内蕴、肝郁脾虚、气虚血瘀证者，对急性肝炎属此证者亦有一定疗效。在临床上金钱草经常被用于治疗肝胆结石及尿路结石、热淋、黄疸等。

【用法用量】 15～60g。

广藿香　Pogostemonis Herba

【来源】 本品为唇形科植物广藿香 *Pogostemon cablin*（Blanco）Benth. 的干燥地上部分。

【产地】 主产于海南、广东等地。

【采收加工】 枝叶茂盛时采割，日晒夜闷，反复至干。

【性状】 本品茎略呈方柱形，多分枝，枝条稍曲折，长 30～60cm，直径 0.2～0.7cm；表面被柔毛；质脆，易折断，断面中部有髓；老茎类圆柱形，直径 1～1.2cm，被灰褐色栓皮。叶对生，皱缩成团，展平后叶片呈卵形或椭圆形，长 4～9cm，宽 3～7cm；两面均被灰白色绒毛；先端短尖或钝圆，基部楔形或钝圆，边缘具大小不规则的钝齿；叶柄细，长 2～5cm，被柔毛。气香特异，味微苦。

【化学成分】 主含百秋李醇、广藿香酮、α-愈创烯、槲皮素、芹菜素等挥发油类和黄酮类。

【性味与归经】 辛，微温。归脾、胃、肺经。

【功能与主治】 芳香化浊，和中止呕，发表解暑。用于湿浊中阻、脘痞呕吐、暑湿表证、湿温初起、发热倦怠、胸闷不舒、寒湿闭暑、腹痛吐泻、鼻渊头痛。

【现代研究】 本品对胃肠道平滑肌呈双向调节作用。广藿香水提物、挥发油以及去油其他部分均能不同程度地增加胃酸分泌，提高胃蛋白酶活性，增强胰腺分泌淀粉酶的功能，提高血清淀粉酶活力；以水提物作用较强。广藿香具有抗细菌、病毒、真菌等作用。藿香挥发油对角叉菜胶、蛋清致大鼠足肿胀，二甲苯致小鼠耳郭肿胀等急性炎症都有明显的抑制作用，对由物理、化学刺激引起的疼痛有较强的镇痛作用，对由2,4-二硝基苯酚引起的大鼠发热有一定的解热作用。

【用法用量】 3～10g。

半枝莲 Scutellariae Barbatae Herba

【来源】 本品为唇形科植物半枝莲 *Scutellaria barbata* D. Don 的干燥全草。

【产地】 产于华北、中南、华东、华南、西南地区。

【采收加工】 夏、秋二季茎叶茂盛时采挖，洗净，晒干。

【性状】 本品长15～35cm，无毛或花轴上疏被毛。根纤细。茎丛生，较细，方柱形；表面暗紫色或棕绿色。叶对生，有短柄；叶片多皱缩，展平后呈三角状卵形或披针形，长1.5～3cm，宽0.5～1cm；先端钝，基部宽楔形，全缘或有少数不明显的钝齿；上表面暗绿色，下表面灰绿色。花单生于茎枝上部叶腋，花萼裂片钝或较圆；花冠2唇形，棕黄色或浅蓝紫色，长约1.2cm，被毛。果实扁球形，浅棕色。气微，味微苦。

【化学成分】 主含野黄芩苷、木樨草素、芹菜素、半枝莲二萜、六氢法尼基丙酮、薄荷醇等黄酮类、萜类、挥发油类及多糖。

【性味与归经】 辛、苦，寒。归肺、肝、肾经。

【功能与主治】 清热解毒，化瘀利尿。用于疔疮肿毒、咽喉肿痛、跌仆伤痛、水肿、黄疸、蛇虫咬伤。

【现代研究】 本品具有明显的解热、抗氧化、抑菌、增强免疫、抗肿瘤等多种药理活性。

【用法用量】 15～30g。

荆芥 Schizonepetae Herba

【来源】 本品为唇形科植物荆芥 *Schizonepeta tenuifolia* Briq. 的干燥地上部分。

【产地】 自然分布较广，栽培药材主产于河北安国及周边地区。

【采收加工】 夏、秋二季花开到顶、穗绿时采割，除去杂质，晒干。

【性状】 本品茎呈方柱形，上部有分枝，长50～80cm，直径0.2～0.4cm；表面淡黄绿色或淡紫红色，被短柔毛；体轻，质脆，断面类白色。叶对生，多已脱落，叶片3～5羽状分裂，裂片细长。穗状轮伞花序顶生，长2～9cm，直径约0.7cm。花冠多脱落，宿萼钟状，先端5齿裂，淡棕色或黄绿色，被短柔毛；小坚果棕黑色。气芳香，味微涩而辛凉。

【化学成分】 主含胡薄荷酮、柠檬烯、月桂烯、齐墩果酸、β-谷甾醇等挥发油类和黄酮类。

【性味与归经】 辛，微温。归肺、肝经。

【功能与主治】 解表散风，透疹，消疮。用于感冒、头痛、麻疹、风疹、疮疡初起。

【现代研究】 本品对多种细菌及病毒均有一定的抑制作用，所以被广泛用于治疗各种炎症，如神经性皮炎、鼻炎、面部糖皮质激素依赖性皮炎等。荆芥穗炭及其鞣质部位可以通过提高凝血过程中的纤维蛋白原的利用度来影响动物内、外源性凝血途径，起到止血、凝血的作用。

【用法用量】 5～10g。

益母草 Leonuri Herba

【来源】 本品为唇形科植物益母草 *Leonurus japonicus* Houtt. 的新鲜或干燥地上部分。

【产地】 全国各地均产，主产于安徽、河南、江苏、广西、江西、四川、河北、浙江、陕西等地。

【采收加工】 鲜品春季幼苗期至初夏花前期采割；干品夏季茎叶茂盛、花未开或初开时采割，晒干，或切段晒干。

【植物形态】 一年生或二年生草本，有于其上密生须根的主根。茎直立，通常高30～120cm，钝四棱形，微具槽，有倒向糙伏毛，在节及棱上尤为密集，在基部有时近于无毛，多分枝，或仅于茎中部以上有能育的小枝条。叶轮廓变化很大，茎下部叶轮廓为卵形，基部宽楔形，掌状3裂，裂片呈长圆状菱形至卵圆形，通常长2.5～6cm，宽1.5～4cm，裂片上再分裂，上面绿色，有糙伏毛，叶脉稍下陷，下面淡绿色，被疏柔毛及腺点，叶脉突出，叶柄纤细，长2～3cm，由于叶基下延而在上部略具翅，腹面具槽，背面圆形，被糙伏毛；茎中部叶轮廓为菱形，较小，通常分裂成3个或偶有多个长圆状线形的裂片，基部狭楔形，叶柄长0.5～2cm；花序最上部的苞叶近于无柄，线形或线状披针形，长3～12cm，宽2～8mm，全缘或具稀少牙齿。轮伞花序腋生，具8～15花，轮廓为圆球形，直径2～2.5cm，多数远离而组成长穗状花序；小苞片刺状，向上伸出，基部略弯曲，比萼筒短，长约5mm，有贴生的微柔毛；花梗无。花萼管状钟形，长6～8mm，外面有贴生微柔毛，内面于离基部1/3以上被微柔毛，5脉，显著，齿5，前2齿靠合，长约3mm，后3齿较短，等长，长约2mm，齿均宽三角形，先端刺尖。花冠粉红至淡紫红色，长1～1.2cm，外面于伸出萼筒部分被柔毛，冠筒长约6mm，等大，内面在离基部1/3处有近水平向的不明显鳞毛毛环，毛环在背面间断，其上部多少有鳞状毛，冠檐二唇形，上唇直伸，内凹，长圆形，长约7mm，宽4mm，全缘，内面无毛，边缘具纤毛，下唇略短于上唇，内面在基部疏被鳞状毛，3裂，中裂片倒心形，先端微缺，边缘薄膜质，基部收缩，侧裂片卵圆形，细小。雄蕊4，均延伸至上唇片之下，平行，前对较长，花丝丝状，扁平，疏被鳞状毛，花药卵圆形，2室。花柱丝状，略超出于雄蕊而与上唇片等长，无毛，先端相等2浅裂，裂片钻形。花盘平顶。子房褐色，无毛。小坚果长圆状三棱形，长2.5mm，顶端截平而略宽大，基部楔形，淡褐色，光滑。花期通常在6～9月，果期9～10月。

【性状】 **鲜益母草**　幼苗期无茎，基生叶圆心形，5～9浅裂，每裂片有2～3钝齿。花前期茎呈方柱形，上部多分枝，四面凹下成纵沟，长30～60cm，直径0.2～0.5cm；表面青绿色；质鲜嫩，断面中部有髓。叶交互对生，有柄；叶片青绿色，质鲜嫩，揉之有汁；下部茎生叶掌状3裂，上部叶羽状深裂或浅裂成3片，裂片全缘或具少数锯齿。气微，味微苦。

干益母草　茎表面灰绿色或黄绿色；体轻，质韧，断面中部有髓。叶片灰绿色，多皱缩、破碎，易脱落。轮伞花序腋生，小花淡紫色，花萼筒状，花冠2唇形。切段者长约2cm。

【化学成分】 主含益母草碱、水苏碱、前西班牙夏罗草酮、西班牙夏罗草酮、鼬瓣花二萜、前益母草二萜及益母草二萜。

【性味与归经】 苦、辛，微寒。归肝、心包、膀胱经。

【功能与主治】 活血调经，利尿消肿，清热解毒。用于月经不调、痛经经闭、恶露不尽、水肿尿少、疮疡肿毒。

【现代研究】 本品具有抗着床和抗早孕作用；具有抗血小板聚集、凝集作用；具有改善冠脉循环和保护心脏的作用；小剂量益母草碱对体外蛙心，有增强收缩作用，使用大剂量时，反呈抑制现象；对呼吸中枢有直接兴奋作用；小量益母草碱能使体外兔肠管紧张性弛缓，振幅扩大，多量则振幅变小，而频率增加；益母草具有治疗犬肾衰竭的作用；益母草碱性皮下注射有中枢抑制作用；益母草煎剂对大肠杆菌、志贺氏痢疾杆菌有抑制作用。

【用法用量】 9～30g；鲜品12～40g。

薄荷　Menthae Haplocalycis Herba

【来源】 本品为唇形科植物薄荷 *Mentha haplocalyx* Briq. 的干燥地上部分。

【产地】 主产于安徽、江西、河南、江苏等地。

【采收加工】 夏、秋二季茎叶茂盛或花开至三轮时，选晴天，分次采割，晒干或阴干。

【植物形态】 多年生草本。茎直立，高 30～60cm，下部数节具纤细的须根及水平匍匐根状茎，锐四棱形，具 4 槽，上部被倒向微柔毛，下部仅沿棱上被微柔毛，多分枝。叶片长圆状披针形，披针形，椭圆形或卵状披针形，稀长圆形，长 3～5(7)cm，宽 0.8～3cm，先端锐尖，基部楔形至近圆形，边缘在基部以上疏生粗大的牙齿状锯齿，侧脉约 5～6 对，与中肋在上面微凹陷下面显著，上面绿色；沿脉上密生余部疏生微柔毛，或除脉外余部近于无毛，上面淡绿色，通常沿脉上密生微柔毛；叶柄长 2～10mm，腹凹背凸，被微柔毛。轮伞花序腋生，轮廓球形，花时径约 18mm，具梗或无梗，具梗时梗可长达 3mm，被微柔毛；花梗纤细，长 2.5mm，被微柔毛或近于无毛。花萼管状钟形，长约 2.5mm，外被微柔毛及腺点，内面无毛，10 脉，不明显，萼齿 5，狭三角状钻形，先端长锐尖，长 1mm。花冠淡紫，长 4mm，外面略被微柔毛，内面在喉部以下被微柔毛，冠檐 4 裂，上裂片先端 2 裂，较大，其余 3 裂片近等大，长圆形，先端钝。雄蕊 4，前对较长，长约 5mm，均伸出于花冠之外，花丝丝状，无毛，花药卵圆形，2 室，室平行。花柱略超出雄蕊，先端近相等 2 浅裂，裂片钻形。花盘平顶。小坚果卵珠形，黄褐色，具小腺窝。花期 7～9 月，果期 10 月。

【性状】 本品茎呈方柱形，有对生分枝，长 15～40cm，直径 0.2～0.4cm；表面紫棕色或淡绿色，棱角处具茸毛，节间长 2～5cm；质脆，断面白色，髓部中空。叶对生，有短柄；叶片皱缩卷曲，完整者展平后呈宽披针形、长椭圆形或卵形，长 2～7cm，宽 1～3cm；上表面深绿色，下表面灰绿色，稀被茸毛，有凹点状腺鳞。轮伞花序腋生，花萼钟状，先端 5 齿裂，花冠淡紫色。揉搓后有特殊清凉香气，味辛凉。

【化学成分】 主含薄荷脑、薄荷酮、柠檬烯、月桂烯、异端叶灵、薄荷糖苷等挥发油和黄酮类。

【性味与归经】 辛，凉。归肺、肝经。

【功能与主治】 疏散风热，清利头目，利咽，透疹，疏肝行气。用于风热感冒、风温初起、头痛、目赤、喉痹、口疮、风疹、麻疹、胸胁胀闷。

【现代研究】 本品具有：抗病毒作用；镇痛、止痒作用；杀菌作用；抗着床、抗早孕作用；保肝利胆作用；解痉作用。少量内服有兴奋中枢神经作用。

【用法用量】 3～6g，后下。

香薷　Moslae Herba

【来源】 本品为唇形科植物石香薷 *Mosla chinensis* Maxim. 或江香薷 *Mosla chinensis* ‘Jiangxiangru’ 的干燥地上部分。前者习称“青香薷”，后者习称“江香薷”。

【产地】 江香薷主产于江西分宜、新余等地，石香薷主产于华东、中南等地。

【采收加工】 夏季茎叶茂盛、花盛时择晴天采割，除去杂质，阴干。

【性状】 **石香薷**　长 30～50cm，基部紫红色，上部黄绿色或淡黄色，全体密被白色茸毛。茎方柱形，基部类圆形，直径 1～2mm，节明显，节间长 4～7cm；质脆，易折断。叶对生，多皱缩或脱落，叶片展平后呈长卵形或披针形，暗绿色或黄绿色，边缘有 3～5 疏浅锯齿。穗状花序顶生及腋生，苞片圆卵形或圆倒卵形，脱落或残存；花萼宿存，钟状，淡紫红色或灰绿色，先端 5 裂，密被茸毛。小坚果 4，直径 0.7～1.1mm，近圆球形，具网纹。气清香而浓，味微辛而凉。

江香薷　长55～66cm。表面黄绿色，质较柔软。边缘有5～9疏浅锯齿。果实直径0.9～1.4mm，表面具疏网纹。

【化学成分】　主含挥发油，油中主要有香荆芥酚、麝香草酚等。

【性味与归经】　辛，微温。归肺、胃经。

【功能与主治】　发汗解表，化湿和中。用于暑湿感冒、恶寒发热、头痛无汗、腹痛吐泻、水肿、小便不利。

【现代研究】　本品具有解热、镇痛、镇静、免疫增强、抗菌、抗病毒、利尿、祛痰、镇咳作用。

【用法用量】　3～10g。

肉苁蓉　Cistanches Herba

【来源】　本品为列当科植物肉苁蓉 *Cistanche deserticola* Y. C. Ma 或管花肉苁蓉 *Cistanche tubulosa*（SchenkWight）的干燥带鳞叶的肉质茎。

【产地】　主产于内蒙古、宁夏、甘肃及新疆。以内蒙古、甘肃的质量佳，新疆的产量大。

【采收加工】　春季苗刚出土时或秋季冻土之前采挖，除去茎尖。切段，晒干。

【性状】　**肉苁蓉**　呈扁圆柱形，稍弯曲，长3～15cm，直径2～8cm 表面棕褐色或灰棕色，密被覆瓦状排列的肉质鳞叶，通常鳞叶先端已断。体重，质硬，微有柔性，不易折断，断面棕褐色，有淡棕色点状维管束，排列成波状环纹。气微，味甜、微苦。

管花肉苁蓉　呈类纺锤形、扁纺锤形或扁柱形，稍弯曲，长5～25cm，直径2.5～9cm。表面棕褐色至黑褐色。断面颗粒状，灰棕色至灰褐色，散生点状维管束。

【化学成分】　主含环烯醚萜类成分，主要有松果菊苷、毛蕊花糖苷和肉苁蓉苷等，此外还含有甜菜碱、胡萝卜苷等。

【性味与归经】　甘、咸，温。归肾、大肠经。

【功能与主治】　补肾阳，益精血，润肠通便。用于肾阳不足、精血亏虚、阳痿不孕、腰膝酸软、筋骨无力、肠燥便秘。

【现代研究】　本品具有增强体液和细胞免疫，调整内分泌、促进代谢及强壮，延缓衰老，通便，降压、抗突变作用。

【用法用量】　6～10g。

锁阳　Cynomorii Herba

【来源】　本品为锁阳科植物锁阳 *Cynomorium songaricum* Rupr. 的干燥肉质茎。

【产地】　主产于内蒙古、宁夏、新疆、甘肃、青海。

【采收加工】　春季采挖，除去花序，切段，晒干。

【性状】　本品呈扁圆柱形，微弯曲，长5～15cm，直径1.5～5cm。表面棕色或棕褐色，粗糙，具明显纵沟和不规则凹陷，有的残存三角形的黑棕色鳞片。体重，质硬，难折断，断面浅棕色或棕褐色，有黄色三角状维管束。气微，味甘而涩。

【化学成分】　主含木樨草素-7-*O*-葡萄糖苷、熊果酸、乙酰熊果酸、脯氨酸、香草酸、没食子酸、松柏糖苷等黄酮类、三萜类、甾体类、有机酸类和糖类。

【性味与归经】　甘，温。归肝、肾、大肠经。

【功能与主治】　补肾阳，益精血，润肠通便。用于肾阳不足、精血亏虚、腰膝痿软、阳痿滑精、肠燥便秘。

【现代研究】　本品对机体非特异性免疫功能及细胞免疫功能均有调节作用，其作用在免疫受抑制状态下尤为明显，对体液免疫功能也有增强作用，并有促进动物性成熟作用；还具有清除自由基作用；耐缺氧作用；抗血小板聚集作用。

【用法用量】 5～10g。

穿心莲 Andrographis Herba

【来源】 本品为爵床科植物穿心莲 *Andrographis paniculata* （Burm. f.）Nees 的干燥地上部分。

【产地】 主产于广东、福建等地。此外，江西、湖南、广西等地亦产。

【采收加工】 秋初茎叶茂盛时采割，晒干。

【植物形态】 一年生草本。茎高 50～80cm，4 棱，下部多分枝，节膨大。叶卵状矩圆形至矩圆状披针形，长 4～8cm，宽 1～2.5cm，顶端略钝。花序轴上叶较小，总状花序顶生和腋生，集成大型圆锥花序；苞片和小苞片微小，长约 1mm；花萼裂片三角状披针形，长约 3mm，有腺毛和微毛；花冠白色而小，下唇带紫色班纹，长约 12mm，外有腺毛和短柔毛，2 唇形，上唇微 2 裂，下唇 3 深裂，花冠筒与唇瓣等长；雄蕊 2，花药 2 室，一室基部和花丝一侧有柔毛。蒴果扁，中有 1 沟，长约 10mm，疏生腺毛；种子 12 粒，四方形，有皱纹。

【性状】 本品茎呈方柱形，多分枝，长 50～70cm，节稍膨大；质脆，易折断。单叶对生，叶柄短或近无柄；叶片皱缩、易碎，完整者展平后呈披针形或卵状披针形，长 3～12cm，宽 2～5cm，先端渐尖，基部楔形下延，全缘或波状；上表面绿色，下表面灰绿色，两面光滑。气微，味极苦。

【化学成分】 主含穿心莲内脂、脱水穿心莲内脂、去氧穿心莲内脂、新穿心莲内脂等二萜类。

【性味与归经】 苦，寒。归心、肺、大肠、膀胱经。

【功能与主治】 清热解毒，凉血，消肿。用于感冒发热、咽喉肿痛、口舌生疮、顿咳劳嗽、泄泻痢疾、热淋涩痛、痈肿疮疡、蛇虫咬伤。

【现代研究】 本品具有解热作用；抗炎作用；兴奋神经-垂体-肾上腺皮质系统作用；抑制血小板聚集及抗血栓作用；抗蛇毒及毒蕈碱样作用；中止妊娠作用；保肝利胆作用；抗肿瘤作用。体外还能提高外周血白细胞吞噬金黄色葡萄球菌的能力。

【用法用量】 6～9g。外用适量。

白花蛇舌草 Spreading Hedyotis Herb

【来源】 本品为茜草科植物白花蛇舌草 *Hedyotis diffusa* Willd. 的带根全草。

【产地】 主产于福建、广东、广西等地。

【采收加工】 夏、秋采收，晒干或鲜用。

【性状】 全体扭缠成团状，灰绿色至灰棕色。主根细长，粗约 2mm，须根纤细，淡灰棕色。茎细，卷曲，质脆，易折断，中心髓部白色。叶多皱缩，破碎，易脱落；托叶长 1～2mm。花、果单生或成对生于叶腋，花常具短而略粗的花梗。蒴果扁球形，直径 2～2.5mm，室背开裂，宿萼顶端 4 裂，边缘具短刺毛。气微，味淡。

【化学成分】 主含 2-羟基-3-甲基蒽醌、2-羟基-1-甲氧基-3-甲基蒽醌、鸡屎藤次苷衍生物、京尼平苷衍生物、槲皮素、山柰酚、熊果酸、齐墩果酸等蒽醌类、环烯醚萜类、黄酮类和三萜类。

【性味与归经】 苦甘，寒，无毒。归心，肝，脾，大肠经。

【功能与主治】 清热解毒，利湿。主肺热喘咳、咽喉肿痛、肠痈、疖肿疮疡、毒蛇咬伤、热淋涩痛、水肿、痢疾、肠炎、湿热黄疸、癌肿。

【现代研究】 本品具有抗肿瘤、抗菌消炎作用，体外抗菌作用并不显著，只对金黄色葡萄球菌和痢疾杆菌有微弱作用。

【用法用量】 内服：煎汤，15～30g，大剂量可用至60g；或捣汁。外用：捣敷。

佩兰　Eupatorii Herba

【来源】 本品为菊科植物佩兰 *Eupatorium fortunei* Turcz. 的干燥地上部分。

【产地】 主产于江苏、河北、安徽、山东及上海，以江苏产量较大。

【采收加工】 夏、秋二季分两次采割，除去杂质，晒干。

【性状】 本品茎呈圆柱形，长30～100cm，直径0.2～0.5cm；表面黄棕色或黄绿色，有的带紫色，有明显的节和纵棱线；质脆，断面髓部白色或中空。叶对生，有柄，叶片多皱缩、破碎，绿褐色；完整叶片3裂或不分裂，分裂者中间裂片较大，展平后呈披针形或长圆状披针形，基部狭窄，边缘有锯齿；不分裂者展平后呈卵圆形、卵状披针形或椭圆形。气芳香，味微苦。

【化学成分】 主含冰片烯、对-聚伞花烃、橙花醇乙酯、5-甲基麝香草醚、延胡索酸、琥珀酸、仰卧天芥菜碱等挥发油类和生物碱类。

【性味与归经】 辛，平。归脾、胃、肺经。

【功能与主治】 芳香化湿，醒脾开胃，发表解暑。用于湿浊中阻、脘痞呕恶、口中甜腻、口臭、多涎、暑湿表证、湿温初起、发热倦怠、胸闷不舒。

【现代研究】 本品具有祛痰作用；佩兰挥发油对流行性感冒病毒有抑制作用；佩兰生物总碱在体外实验中表现出一定的抗肿瘤活性。

【用法用量】 3～10g。

豨莶草　Siegesbeckiae Herba

【来源】 本品为菊科植物豨莶 *Siegesbeckia orientalis* L.、腺梗豨莶 *Siegesbeckia pubescens* Makino 或毛梗豨莶 *Siegesbeckia glabrescens* Makino 的干燥地上部分。

【产地】 **豨莶**　主产于陕西、甘肃、江苏、安徽、浙江、江西、福建、台湾、湖南、广东、海南、广西、四川、贵州、云南等地。

腺梗豨莶　主产于吉林、辽宁、河北、山西、陕西、甘肃、江苏、浙江、安徽、江西、河南、湖北。

毛梗豨莶　主产于江苏、安徽、浙江、江西、福建、湖北、湖南、广东、四川、贵州及云南等省。

【采收加工】 夏、秋二季花开前和花期均可采割，除去杂质，晒干。

【性状】 本品茎略呈方柱形，多分枝，长30～110cm，直径0.3～1cm；表面灰绿色、黄棕色或紫棕色，有纵沟和细纵纹，被灰色柔毛；节明显，略膨大；质脆，易折断，断面黄白色或带绿色，髓部宽广，类白色，中空。叶对生，叶片多皱缩、卷曲，展平后呈卵圆形，灰绿色，边缘有钝锯齿，两面皆有白色柔毛，主脉3出。有的可见黄色头状花序，总苞片匙形。气微，味微苦。

【化学成分】 主含3′,4′-去二磺酸基苍术苷、果糖、金丝桃苷、槲皮素、木樨草素、矢车菊黄素、紫花牡荆素等。

【性味与归经】 辛、苦，寒。归肝、肾经。

【功能与主治】 祛风湿，利关节，解毒。用于风湿痹痛、筋骨无力、腰膝酸软、四肢麻痹、半身不遂、风疹湿疮。

【现代研究】 本品具有抗炎、降压、血管舒张、免疫抑制、抗血栓形成、抗早孕、抗菌、抗疟、抗单纯疱疹病毒作用。

【用法用量】 9～12g。

茵陈 Artemisiae Scopariae Herba

【来源】 本品为菊科植物滨蒿 *Artemisia scoparia* Waldst. et Kit. 或茵陈蒿 *Artemisia capillaris* Thunb. 的干燥地上部分。

【产地】 滨蒿遍及全国，茵陈蒿主产于华东、中南及辽宁、河北、陕西、台湾、四川等地。

【采收加工】 春季幼苗高 6～10cm 时采收或秋季花蕾长成至花初开时采割，除去杂质和老茎，晒干。春季采收的习称“绵茵陈”，秋季采割的称“花茵陈”。

【植物形态】 **滨蒿** 多年生草本或近一、二年生草本；植株有浓烈的香气。主根单一，狭纺锤形、垂直，半木质或木质化；根状茎粗短，直立，半木质或木质，常有细的营养枝，枝上密生叶。茎通常单生，稀 2～3 枚，高 40～90(130)cm，红褐色或褐色，有纵纹；常自下部开始分枝，枝长 10～20cm 或更长，下部分枝开展，上部枝多斜上展；茎、枝幼时被灰白色或灰黄色绢质柔毛，以后脱落。基生叶与营养枝叶两面被灰白色绢质柔毛。叶近圆形、长卵形，2～3 回羽状全裂，具长柄，花期叶凋谢；茎下部叶初时两面密被灰白色或灰黄色略带绢质的短柔毛，后毛脱落，叶长卵形或椭圆形，长 1.5～3.5cm，宽 1～3cm，2～3 回羽状全裂，每侧有裂片 3～4 枚，再次羽状全裂，每侧具小裂片 1～2 枚，小裂片狭线形，长 3～5mm，宽 0.2～1mm，不再分裂或具 1～2 枚小裂齿，叶柄长 2～4cm；中部叶初时两面被短柔毛，后脱落，叶长圆形或长卵形，长 1～2cm，宽 0.5～1.5cm，1～2 回羽状全裂，每侧具裂片 2～3 枚，不分裂或再 3 全裂，小裂片丝线形或为毛发状，长 4～8mm，宽 0.2～0.3(0.5)mm，多少弯曲；茎上部叶与分枝上叶及苞片叶 3～5 全裂或不分裂。头状花序近球形，稀近卵球形，极多数，直径 1～1.5(2)mm，具极短梗或无梗，基部有线形的小苞叶，在分枝上偏向外侧生长，并排成复总状或复穗状花序，而在茎上再组成大型、开展的圆锥花序；总苞片 3～4 层，外层总苞片草质、卵形，背面绿色、无毛，边缘膜质，中、内层总苞片长卵形或椭圆形，半膜质；花序托小，凸起；雌花 5～7 朵，花冠狭圆锥状或狭管状，冠檐具 2 裂齿，花柱线形，伸出花冠外，先端 2 杈，杈端尖；两性花 4～10 朵，不孕育，花冠管状，花药线形，先端附属物尖，长三角形，花柱短，先端膨大，2 裂，不叉开，退化子房不明显。瘦果倒卵形或长圆形，褐色。花果期 7～10 月。

茵陈蒿 半灌木状草本，植株有浓烈的香气。主根明显木质，垂直或斜向下伸长；根茎直径 5～8mm，直立，稀少斜上展或横卧，常有细的营养枝。茎单生或少数，高 40～120cm 或更长，红褐色或褐色，有不明显的纵棱，基部木质，上部分枝多，向上斜伸展；茎、枝初时密生灰白色或灰黄色绢质柔毛，后渐稀疏或脱落无毛。营养枝端有密集叶丛，基生叶密集着生，常成莲座状；基生叶、茎下部叶与营养枝叶两面均被棕黄色或灰黄色绢质柔毛，后期茎下部叶被毛脱落，叶卵圆形或卵状椭圆形，长 2～4(5)cm，宽 1.5～3.5cm，2(～3) 回羽状全裂，每侧有裂片 2～3(4) 枚，每裂片再 3～5 全裂，小裂片狭线形或狭线状披针形，通常细直，不弧曲，长 5～10mm，宽 0.5～1.5(2)mm，叶柄长 3～7mm，花期上述叶均萎谢；中部叶宽卵形、近圆形或卵圆形，长 2～3cm，宽 1.5～2.5cm，(1～)2 回羽状全裂，小裂片狭线形或丝线形，通常细直、不弧曲，长 8～12mm，宽 0.3～1mm，近无毛，顶端微尖，基部裂片常半抱茎，近无叶柄；上部叶与苞片叶羽状 5 全裂或 3 全裂，基部裂片半抱茎。头状花序卵球形，稀近球形，多数，直径 1.5～2mm，有短梗及线形的小苞叶，在分枝的上端或小枝端偏向外侧生长，常排成复总状花序，并在茎上端组成大型、开展的圆锥花序；总苞片 3～4 层，外层总苞片草质，卵形或椭圆形，背面淡黄色，有绿色中肋，无毛，边膜质，中、内层总苞片椭圆形，近膜质或膜质；花序托小，凸起；雌花 6～10 朵，花冠狭管状或狭圆锥状，檐部具 2(3) 裂齿，花柱细长，伸出花冠外，先端 2 杈，杈端尖锐；两性花3～7朵，不孕育，花冠管状，花药线形，先端附属物尖，长三角形，基部圆钝，花柱短，上端棒状，2裂，不叉开，退化子房极小。瘦果长圆形或长卵形。花果期7～10月。

【性状】 **绵茵陈**　多卷曲成团状，灰白色或灰绿色，全体密被白色茸毛，绵软如绒。茎细小，长，1.5～2.5cm，直径0.1～0.2cm，除去表面白色茸毛后可见明显纵纹；质脆，易折断。叶具柄；展平后叶片呈1～3回羽状分裂，叶片长1～3cm，宽约1cm；小裂片卵形或稍呈倒披针形、条形，先端锐尖。气清香，味微苦。

花茵陈　茎呈圆柱形，多分枝，长30～100cm，直径2～8mm；表面淡紫色或紫色，有纵条纹，被短柔毛；体轻，质脆，断面类白色。叶密集，或多脱落；下部叶2～3回羽状深裂，裂片条形或细条形，两面密被白色柔毛；茎生叶1～2回羽状全裂，基部抱茎，裂片细丝状。头状花序卵形，多数集成圆锥状，长1.2～1.5mm，直径1～1.2mm，有短梗；总苞片3～4层，卵形，苞片3裂；外层雌花6～10个，可多达15个，内层两性花2～10个。瘦果长圆形，黄棕色。气芳香，味微苦。

【化学成分】 主含茵陈二炔、茵陈二炔酮、滨蒿内酯、东莨菪内酯、茵陈黄酮、蓟黄素、绿原酸、茵陈色黄酮等挥发油类、香豆素类和黄酮类。

【性味与归经】 苦、辛，微寒。归脾、胃、肝、胆经。

【功能与主治】 清利湿热，利胆退黄。用于黄疸尿少、湿温暑湿、湿疮瘙痒。

【现代研究】 本品具有利胆、保肝、解热、降血脂、扩张冠脉及促纤溶、降血压、抗菌、消炎作用。茵陈蒿水煎剂对AFB1的致突变作用有显著抑制效果，并呈剂量效应关系，提示可能对预防肝癌有意义。茵陈具有促进白细胞分裂，增加白细胞数目，提高T细胞的免疫活性，参与机体的免疫调节和诱生干扰素等作用，因而从多方面提高机体的免疫功能。茵陈中的咖啡酸具有升高白细胞数目、利胆止血、抗生育等作用。本品及其成分还有抗钩端螺旋体、杀蛔虫、平喘、抑杀小鼠艾氏腹水癌细胞、Meth-A细胞作用。

【用法用量】 6～15g。外用适量，煎汤熏洗。

青蒿　Artemisiae Annuae Herba

【来源】 本品为菊科植物黄花蒿 *Artemisia annua* L. 的干燥地上部分。

【产地】 我国南北各地均有分布。以重庆、广西、湖南等地为多。

【采收加工】 秋季花盛开时采割，除去老茎，阴干。

【植物形态】 一年生草本；植株有浓烈的挥发性香气。根单生，垂直，狭纺锤形；茎单生，高100～200cm，基部直径可达1cm，有纵棱，幼时绿色，后变褐色或红褐色，多分枝；茎、枝、叶两面及总苞片背面无毛或初时背面微有极稀疏短柔毛，后脱落无毛。叶纸质，绿色；茎下部叶宽卵形或三角状卵形，长3～7cm，宽2～6cm，绿色，两面具细小脱落性的白色腺点及细小凹点，3(～4)回栉齿状羽状深裂，每侧有裂片5～8(10)枚，裂片长椭圆状卵形，再次分裂，小裂片边缘具多枚栉齿状三角形或长三角形的深裂齿，裂齿长1～2mm，宽0.5～1mm，中肋明显，在叶面上稍隆起，中轴两侧有狭翅而无小栉齿，稀上部有数枚小栉齿，叶柄长1～2cm，基部有半抱茎的假托叶；中部叶2(～3)回栉齿状的羽状深裂，小裂片栉齿状三角形。稀少为细短狭线形，具短柄；上部叶与苞片叶1(～2)回栉齿状羽状深裂，近无柄。头状花序球形，多数，直径1.5～2.5mm，有短梗，下垂或倾斜，基部有线形的小苞叶，在分枝上排成总状或复总状花序，并在茎上组成开展、尖塔形的圆锥花序；总苞片3～4层，内、外层近等长，外层总苞片长卵形或狭长椭圆形，中肋绿色，边膜质，中层、内层总苞片宽卵形或卵形，花序托凸起，半球形；花深黄色，雌花10～18朵，花冠狭管状，檐部具2(3)裂齿，外面有腺点，花柱线形，伸出花冠外，先端2叉，叉端钝尖；两性花10～30朵，结实或中央少数花不结实，花冠管状，花药线形，上端附属物尖，长三角形，基部具短尖头，花柱近与花冠等长，先端2叉，叉端截形，有短睫毛。瘦果小，椭圆状卵形，略扁。花果期8～11月。

【性状】 本品茎呈圆柱形，上部多分枝，长30～80cm，直径0.2～0.6cm表面黄绿色或棕黄色，具纵棱线；质略硬，易折断，断面中部有髓。叶互生，暗绿色或棕绿色，卷缩易碎，完整者展平后为3回羽状深裂，裂片和小裂片矩圆形或长椭圆形，两面被短毛。气香特异，味微苦。

【化学成分】 主含青蒿素、青蒿酸、槲皮素、木樨草素、蒿黄素、异青蒿酮、左旋樟脑、β-丁香烯、β-蒎烯、香豆素、东莨菪内酯、七叶内酯等倍半萜类、黄酮类、挥发油类和香豆素类。

【性味与归经】 苦、辛，寒。归肝、胆经。

【功能与主治】 清虚热，除骨蒸，解暑热，截疟，退黄。用于温邪伤阴、夜热早凉、阴虚发热、骨蒸劳热、暑邪发热、疟疾寒热、湿热黄疸。

【现代研究】 本品乙醚提取中性部分和其稀醇浸膏对鼠疟、猴疟和人疟均呈显着抗疟作用。青蒿水煎液对表皮葡萄球菌、卡他球菌、炭疽杆菌、白喉杆菌有较强的抑菌作用，对金黄色葡萄球菌、铜绿假单胞菌、痢疾杆菌、结核杆菌等也有一定的抑制作用。青蒿挥发油在0.25%浓度时，对所有皮肤癣菌有抑菌作用，在1%浓度时，对所有皮肤癣菌有杀菌作用。青蒿素有抗流感病毒的作用。青蒿中的谷甾醇和豆甾醇亦有抗病毒作用。体外培养提示，青蒿素对疟原虫有直接杀灭作用。青蒿具有解热作用。青蒿素对体液免疫有明显的抑制作用，对细胞免疫有促进作用，可能具有免疫调节作用。青蒿素还可提高淋巴细胞转化率，促进细胞免疫，促进红细胞、白细胞、血红蛋白增高的作用。青蒿素可减慢心率，抑制心肌收缩力，降低冠脉流量，降低血压且有一定抗心率失常作用。

【用法用量】 6～12g，后下。

大蓟 Cirsii Japonici Herba

【来源】 本品为菊科植物蓟 *Cirsium japonicum* Fisch. ex DC. 的干燥地上部分。

【产地】 主产于河北、陕西、山东、江苏、浙江、江西、福建、台湾、湖北、湖南、广东、广西、四川、贵州、云南等地。

【采收加工】 夏、秋二季花开时采割地上部分，除去杂质，晒干。

【性状】 本品茎呈圆柱形，基部直径可达1.2cm，表面绿褐色或棕褐色，有数条纵棱，被丝状毛；断面灰白色，髓部疏松或中空。叶皱缩，多破碎，完整叶片展平后呈倒披针形或倒卵状椭圆形，羽状深裂，边缘具不等长的针刺；上表面灰绿色或黄棕色，下表面色较浅，两面均具灰白色丝状毛。头状花序顶生，球形或椭圆形，总苞黄褐色，羽状冠毛灰白色。气微，味淡。

【化学成分】 主含柳穿鱼叶苷、蒙花苷、金合欢素、槲皮素、络石苷、爵床脂素B、胡萝卜苷、β-谷甾醇等黄酮类、木脂素类、三萜和甾醇类。

【性味与归经】 甘、苦，凉。归心、肝经。

【功能与主治】 凉血止血，散瘀解毒消痈。用于衄血、吐血、尿血、便血、崩漏、外伤出血、痈肿疮毒。

【现代研究】 本品具有止血、降压、抗菌等作用。

【用法用量】 9～15g。

附药：小蓟 Cirsii Herba

本品为菊科植物刺儿菜 *Cirsium setosum*（Willd.）MB. 的干燥地上部分。本品茎呈圆柱形，有的上部分枝，长5～30cm，直径0.2～0.5cm；表面灰绿色或带紫色，具纵棱及白色柔毛；质脆，易折断，断面中空。叶互生，无柄或有短柄；叶片皱缩或破碎，完整者展平后呈长椭圆形或长圆状披针形，长3～12cm，宽0.5～3cm；全缘或微齿裂至羽状深裂，齿尖具针刺；上表面绿褐色，下表面灰绿色，两面均具白色柔毛。头状花序单个或数个顶生；总苞钟状，苞片5～8层，黄绿色；花紫红色。气微，味微苦。带花全草含蒙花苷、芸香苷，原儿茶酸，绿原酸，咖啡酸等。

蒲公英　Taraxaci Herba

【来源】 菊科植物蒲公英 *Taraxacum mongolicum* Hand.-Mazz.、碱地蒲公英 *Taraxacum borealisinense* Kitam.或同属数种植物的干燥全草。

【产地】 全国大部分地区均产。

【采收加工】 春至秋季花初开时采挖，除去杂质，洗净，晒干。

【性状】 本品呈皱缩卷曲的团块。根呈圆锥状，多弯曲，长3～7cm；表面棕褐色，抽皱；根头部有棕褐色或黄白色的茸毛，有的已脱落。叶基生，多皱缩破碎，完整叶片呈倒披针形，绿褐色或暗灰绿色，先端尖或钝，边缘浅裂或羽状分裂，基部渐狭，下延呈柄状，下表面主脉明显。花茎1至数条，每条顶生头状花序，总苞片多层，内面一层较长，花冠黄褐色或淡黄白色。有的可见多数具白色冠毛的长椭圆形瘦果。气微，味微苦。

【化学成分】 主含木樨草素、槲皮素、橙皮苷、对羟基苯甲酸、对羟基苯乙酸、原儿茶酸、咖啡酸、蒲公英甾醇、蒲公英赛醇、菊黄素、叶黄素等黄酮类、酚酸类、萜类和色素类。

【性味与归经】 苦、甘，寒。归肝、胃经。

【功能与主治】 清热解毒，消肿散结，利尿通淋。用于疔疮肿毒、乳痈、瘰疬、目赤、咽痛、肺痈、肠痈、湿热黄疸、热淋涩痛。

【现代研究】 本品煎剂或浸剂对金黄色葡萄球菌、溶血性链球菌及卡他球菌有较强的抑制作用，对肺炎双球菌、脑膜炎双球菌、白喉杆菌、福氏痢疾杆菌、铜绿假单胞菌及钩端螺旋体等也有一定的抑制作用，和TMP（磺胺增效剂）之间有增效作用。蒲公英地上部分水提取物能活化巨噬细胞，有抗肿瘤作用。体外实验提示本品能激发机体的免疫功能。尚有利胆、保肝、抗内毒素及利尿作用。

【用法用量】 10～15g。

淡竹叶　Lophatheri Herba

【来源】 本品为禾本科植物淡竹叶 *Lophatherum gracile* Brongn.的干燥茎叶。

【产地】 主产于长江流域以南和西南等地。

【采收加工】 夏季未抽花穗前采割，晒干。

【性状】 本品长25～75cm。茎呈圆柱形，有节，表面淡黄绿色，断面中空。叶鞘开裂。叶片披针形，有的皱缩卷曲，长5～20cm，宽1～3.5cm；表面浅绿色或黄绿色。叶脉平行，具横行小脉，形成长方形的网格状，下表面尤为明显。体轻，质柔韧。气微，味淡。

【化学成分】 主含三萜化合物，主要是芦竹素、白茅素、蒲公英萜醇等。

【性味与归经】 苦、辛，凉。归肺、胃经。

【功能与主治】 解表，除烦，宣发郁热。用于感冒、寒热头痛、烦躁胸闷、虚烦不眠。

【现代研究】 本品煎剂有利尿作用，能增加尿中氯化物的排泄。水浸膏有解热作用。淡竹叶乙醇提取物，体外实验对金黄色葡萄球菌、溶血性链球困、铜绿假单胞菌、大肠杆菌等有抑制作用。此外，还有解热、升高血糖、抗肿瘤等作用。

【用法用量】 6～12g。

石斛　Dendrobii Caulis

【来源】 本品为兰科植物金钗石斛 *Dendrobium nobile* Lindl.、鼓槌石斛 *Dctidrobium* *chrysotoxum* Lindl 或流苏石斛 *Dendrobium fimbriatum* Hook. 的栽培品及其同属植物近似种的新鲜或干燥茎。

【产地】 主产于广西、云南、贵州。

【采收加工】 全年均可采收，鲜用者除去根和泥沙；干用者采收后，除去杂质，用开水略烫或烘软，再边搓边烘晒，至叶鞘搓净，干燥。

【植物形态】 **金钗石斛** 茎直立，肉质状肥厚，稍扁的圆柱形，长 10～60cm，粗达 1.3cm，上部多少回折状弯曲，基部明显收狭，不分枝，具多节，节有时稍肿大；节间多少呈倒圆锥形，长 2～4cm，干后金黄色。叶革质，长圆形，长 6～11cm，宽 1～3cm，先端钝并且不等侧 2 裂，基部具抱茎的鞘。总状花序从具叶或落了叶的老茎中部以上部分发出，长 2～4cm，具 1～4 朵花；花序柄长 5～15mm，基部被数枚筒状鞘；花苞片膜质，卵状披针形，长 6～13mm，先端渐尖；花梗和子房淡紫色，长 3～6mm；花大，白色带淡紫色先端，有时全体淡紫红色或除唇盘上具 1 个紫红色斑块外，其余均为白色；中萼片长圆形，长 2.5～3.5cm，宽 1～1.4cm，先端钝，具 5 条脉；侧萼片相似于中萼片，先端锐尖，基部歪斜，具 5 条脉；萼囊圆锥形，长 6mm；花瓣多少斜宽卵形，长 2.5～3.5cm，宽 1.8～2.5cm，先端钝，基部具短爪，全缘，具 3 条主脉和许多支脉；唇瓣宽卵形，长 2.5～3.5cm，宽 2.2～3.2cm，先端钝，基部两侧具紫红色条纹并且收狭为短爪，中部以下两侧围抱蕊柱，边缘具短的睫毛，两面密布短绒毛，唇盘中央具 1 个紫红色大斑块；蕊柱绿色，长 5mm，基部稍扩大，具绿色的蕊柱足；药帽紫红色，圆锥形，密布细乳突，前端边缘具不整齐的尖齿。花期 4～5 月。

鼓槌石斛 茎直立，肉质，纺锤形，长 6～30cm，中部粗 1.5～5cm，具 2～5 节间，具多数圆钝的条棱，干后金黄色，近顶端具 2～5 枚叶。叶革质，长圆形，长达 19cm，宽 2～3.5cm 或更宽，先端急尖而钩转，基部收狭，但不下延为抱茎的鞘。总状花序近茎顶端发出，斜出或稍下垂，长达 20cm；花序轴粗壮，疏生多数花；花序柄基部具 4～5 枚鞘；花苞片小，膜质，卵状披针形，长 2～3mm，先端急尖；花梗和子房黄色，长达 5cm；花质地厚，金黄色，稍带香气；中萼片长圆形，长 1.2～2cm，中部宽 5～9mm，先端稍钝，具 7 条脉；侧萼片与中萼片近等大；萼囊近球形，宽约 4mm；花瓣倒卵形，等长于中萼片，宽约为萼片的 2 倍，先端近圆形，具约 10 条脉；唇瓣的颜色比萼片和花瓣深，近肾状圆形，长约 2cm，宽 2.3cm，先端浅 2 裂，基部两侧多少具红色条纹，边缘波状，上面密被短绒毛；唇盘通常呈“∧”隆起，有时具“U”形的栗色斑块；蕊柱长约 5mm；药帽淡黄色，尖塔状。花期 3～5 月。

流苏石斛 茎粗壮，斜立或下垂，质地硬，圆柱形或有时基部上方稍呈纺锤形，长 50～100cm，粗 8～12(20)mm，不分枝，具多数节，干后淡黄色或淡黄褐色，节间长 3.5～4.8cm，具多数纵槽。叶 2 列，革质，长圆形或长圆状披针形，长 8～15.5cm，宽 2～3.6cm，先端急尖，有时稍 2 裂，基部具紧抱于茎的革质鞘。总状花序长 5～15cm，疏生 6～12 朵花；花序轴较细，多少弯曲；花序柄长 2～4cm，基部被数枚套叠的鞘；鞘膜质，筒状，位于基部的最短，长约 3mm，顶端的最长，达 1cm；花苞片膜质，卵状三角形，长 3～5mm，先端锐尖；花梗和子房浅绿色，长 2.5～3cm；花金黄色，质地薄，开展，稍具香气；中萼片长圆形，长 1.3～1.8cm，宽 6～8mm，先端钝，边缘全缘，具 5 条脉；侧萼片卵状披针形，与中萼片等长而稍较狭，先端钝，基部歪斜，全缘，具 5 条脉；萼囊近圆形，长约 3mm；花瓣长圆状椭圆形，长 1.2～1.9cm，宽 7～10mm，先端钝，边缘微啮蚀状，具 5 条脉；唇瓣比萼片和花瓣的颜色深，近圆形，长 15～20mm，基部两侧具紫红色条纹并且收狭为长约 3mm 的爪，边缘具复流苏，唇盘具 1 个新月形横生的深紫色斑块，上面密布短绒毛；蕊柱黄色，长约 2mm，具长约 4mm 的蕊柱足；药帽黄色，圆锥形，光滑，前端边缘具细齿。花期4～6月。

【性状】 **鲜石斛**　呈圆柱形或扁圆柱形，长约30cm，直径0.4～1.2cm。表面黄绿色，光滑或有纵纹，节明显，色较深，节上有膜质叶鞘。肉质多汁，易折断。气微，味微苦而回甜，嚼之有黏性。

金钗石斛　呈扁圆柱形，长20～40cm，直径0.4～0.6cm，节间长2.5～3cm。表面金黄色或黄中带绿色，有深纵沟。质硬而脆，断面较平坦而疏松。气微，味苦。

鼓槌石斛　呈粗纺锤形，中部直径1～3cm，具3～7节。表面光滑，金黄色，有明显凸起的棱。质轻而松脆，断面海绵状。气微，味淡，嚼之有黏性。

流苏石斛　呈长圆柱形，长20～150cm，直径0.4～1.2cm，节明显，节间长2～6cm。表面黄色至暗黄色，有深纵槽。质疏松，断面平坦或呈纤维性。味淡或微苦，嚼之有黏性。

【化学成分】　主含石斛碱、石斛次碱、毛兰素、石斛酚以及多糖类。

【性味与归经】　甘，微寒。归胃、肾经。

【功能主治】　益胃生津，滋阴清热。用于热病津伤、口干烦渴、胃阴不足、食少干呕、病后虚热不退、阴虚火旺、骨蒸劳热、目暗不明、筋骨痿软。

【现代研究】　本品水煎液能促进胃酸的分泌和胃蛋白酶排出量，石斛可兴奋肠管，调节胃肠功能；石斛水煎液能降低白内障晶状体的浑浊度，金钗石斛总生物碱能逆转白内障晶状体浑浊度，通过下调iNOS基因的表达，抑制NOS的活性，减少NO的产生，从而减轻氧化损伤作用。金钗石斛多糖具有直接促进淋巴细胞有丝分裂的作用；鼓槌石斛和金钗石斛中的多种成分对肿瘤有抑制作用；金钗石斛的醇提物有降低全血黏度、抑制血栓形成的作用。本品还有降血糖、抗氧化作用。

【用法用量】　6～12g；鲜品15～30g。

附药：铁皮石斛　Dendrobii Officinalis Caulis

本品为兰科植物铁皮石斛*Dendrobium officinale* Kimura et Migo的干燥茎。11月至翌年3月采收，除去杂质，剪去部分须根，边加热边扭成螺旋形或弹簧状，烘干；或切成段，干燥或低温烘干，前者习称“铁皮枫斗”（耳环石斛）；后者习称“铁皮石斛”。铁皮枫斗药材呈螺旋形或弹簧状，通常为2～6个旋纹，茎拉直后长3.5～8cm，直径0.2～0.4cm。表面黄绿色或略带金黄色，有细纵皱纹，节明显，节上有时可见残留的灰白色叶鞘；一端可见茎基部留下的短须根。质坚实，易折断，断面平坦，灰白色至灰绿色，略角质状。气微，味淡，嚼之有黏性。铁皮石斛药材呈圆柱形的段，长短不等。主要含有铁皮石斛多糖、芪类及其衍生物，如铁皮石斛素A、B、C、D、E，4,4′-二羟基-3,5-二甲氧基联苄，3,4-二羟基-5,4′-二甲氧基联苄，3′-羟基-3,4,5′-三甲氧基联苄等；酚类化合物，如*N*-*p*-香豆酰酪胺、反-*N*-(4-羟基苯乙基）阿魏酸酰胺、二氢松柏醇二氢对羟基桂皮酸酯、丁香酸、丁香醛等；木脂素类化合物，如（+）-丁香脂素-*O*-*β*-D-吡喃葡萄糖苷等、腺苷、尿苷、蔗糖、5-羟甲基糠醛、反式阿魏酸二十八烷基酯、对羟基反式肉桂酸三十烷基酯、对羟基顺式肉桂酸三十烷基酯、胡萝卜苷、*β*-谷甾醇等。

全草类中药材图片信息请扫描下方二维码：

全草类彩图

第十五章　藻、菌、地衣类中药材

藻、菌及地衣类药材是指来源于藻类、菌类和地衣类植物的药材，均称为低等植物或无胚植物。其共同特征是，根、茎、叶在形态上没有分化，为单细胞或多细胞的菌丝体或叶状体；多数在构造上无组织分化，无中柱与胚胎。

药用藻类达50余种，多数来源于红藻门与褐藻门。其中红藻门植物，如海人草、鹧鸪菜等，多生活在海水中，呈红色至紫色，贮存的养分是一种肝糖类多糖，为红藻淀粉；褐藻门植物，如海藻、昆布等，多生活于海水中，常呈褐色，贮存的养分主要是褐藻淀粉和甘露醇，细胞中常含有碘。少数来源于绿藻类植物，如石莼；原核藻类蓝藻门植物，如葛仙米。

菌类药材主要来源于真菌门与细菌门，其中真菌类主要分布在子囊菌纲和担子菌纲。药用的部分主要有菌核、子实体和子座与寄主幼虫尸体复合体等。菌核，是菌丝密结而成的核状体，其颜色深、质地坚硬，是菌丝抵抗外界不良环境的休眠体，当条件良好时能萌发产生子实体，如茯苓、猪苓、雷丸等；子实体，多由高等真菌在生殖时期形成的，具有一定形状和结构，能产生孢子的菌丝体结构，如灵芝、马勃等。子座为容纳子实体的褥座，是从营养阶段到繁殖阶段的一种过渡型菌丝组织体。冬虫夏草是以子座与寄主幼虫尸体复合体入药的一味药材。

地衣是藻类和真菌共生的复合体，地衣类中药材是指以地衣体入药的一类中药材。地衣中共生的真菌多是子囊菌，少数为担子菌；藻类主要是蓝藻和绿藻。地衣按形态分为壳状、叶状和枝状地衣，常用的地衣类中药有松萝、石耳等。

藻、菌及地衣类药材的特征主要依据其形状、大小、颜色、表面特征、质地、折断面、气、味等进行鉴别，但重点应观察形状、颜色、表面特征、质地和气味。如冬虫夏草，虫体形如蚕，外表深黄至黄棕色，虫体粗糙，环纹明显，足8对，质脆；子座深棕色至棕褐色，细长圆柱形，一般比虫体长，上部稍膨大，尖端有一段光滑的不孕端，质柔韧；气微腥，味微苦。

海藻　Sargassum

【来源】 本品为马尾藻科植物海蒿子 *Sargassum pallidum*（Turn.）C. Ag. 或羊栖菜 *Sargassum fusiforme*（Harv.）Setch. 的干燥藻体。前者习称“大叶海藻”，后者习称“小叶海藻”。

【产地】 大叶海藻主产于山东、辽宁等地；小叶海藻主产于福建、浙江、广东等地，以福建产量大。

【采收加工】 夏、秋二季采捞，除去杂质，洗净，晒干。

【性状】 **大叶海藻**　皱缩卷曲，黑褐色，有的被白霜，长30～60cm。主干呈圆柱状，具圆锥形突起，主枝自主干两侧生出，侧枝自主枝叶腋生出，具短小的刺状突起。初生叶披针形或倒卵形，长5～7cm，宽约1cm，全缘或具粗锯齿；次生叶条形或披针形，叶腋间有着生条状叶的小枝。气囊黑褐色，球形或卵圆形，有的有柄，顶端钝圆，有的具细短尖。质脆，潮润时柔软；水浸后膨胀，肉质，黏滑。气腥，味微咸。

小叶海藻　较小，长 15～40cm。分枝互生，无刺状突起。叶条形或细匙形，先端稍膨大，中空。气囊腋生，纺锤形或球形，囊柄较长。质较硬。

【化学成分】　主含藻胶酸、甘露醇、粗蛋白、钾、碘、马尾藻多糖等。

【性味与归经】　苦、咸，寒。归肝、胃、肾经。

【功能与主治】　消痰软坚散结，利水消肿。用于瘿瘤、瘰疬、睾丸肿痛、痰饮水肿。

【现代研究】　本品所含碘化物可预防和纠正缺碘引起的地方性甲状腺功能不足，并能抑制甲状腺功能亢进和基础代谢率增高，从而减轻症状；有抗凝血作用，提取物藻酸双酯钠具有抗凝血、降低血黏度及改善微循环的作用；羊栖菜多糖表现出显著的抗高血压和降低血胆固醇的效果；褐藻糖胶对脊髓灰质炎病毒、柯萨奇病毒等病毒有明显的抑制作用；水浸剂及醇提取物对流感病毒有抑制作用；海藻多糖具有抗幽门螺旋杆菌作用；海藻水浸剂及醇提取物在体外，对人型结核杆菌及某些真菌有抗菌作用；多种提取物表现抗肿瘤活性。

【用法用量】　6～12g。

冬虫夏草　Cordyceps

【来源】　本品为麦角菌科真菌冬虫夏草菌 *Cordyceps sinensis*（BerK.）Sacc. 寄生在蝙蝠蛾科昆虫幼虫上的子座和幼虫尸体的干燥复合体。

【产地】　主产于青海、西藏、四川、云南。

【采收加工】　夏初子座出土、孢子未发散时挖取，晒至六七成干，除去似纤维状的附着物及杂质，晒干或低温干燥。

【性状】　本品由虫体及从头部长出的真菌子座组成。虫体似蚕，长 3～5cm，直径 3～8mm，表面深棕黄色至黄棕色，有环纹 20～30 个，近头部的环纹较细；头部红棕色，足 8 对，中部 4 对较明显；质脆，易折断，断面略平坦，淡黄白色。子座单生，细长圆柱形，长 4～7cm，直径约 3mm；表面深棕色至棕褐色，有细纵皱纹，上部稍膨大，头部与柄无明显区别；质柔韧，断面类白色。气微腥，味淡。以虫体色泽黄亮，丰满肥大，断面黄白色，子座短小者为佳。

【化学成分】　主含粗蛋白、虫草多糖、脂肪及脂肪酸、虫草酸、虫草素、腺苷、麦角甾醇、谷甾醇等。

【性味与归经】　甘，平。归肺、肾经。

【功能与主治】　补肾益肺，止血化痰。用于肾虚精亏、阳痿遗精、腰膝酸痛、久咳虚喘、劳嗽咯血。

【现代研究】　本品具有以下作用：对单核-巨噬细胞系统功能的增强作用；对体液免疫功能的增强作用；对细胞免疫功能的调节作用；对自然杀伤细胞（NK）活性的增强作用；抗惊厥作用；提高耐缺氧能力；抗心律失常作用；降低血清胆固醇的作用；促进造血功能作用；能显著增强肾上腺素的作用；抗炎作用；抗菌作用；抗肿瘤作用；虫草和虫草菌水提液有明显扩张支气管作用，但对组织胺引起的气管收缩无对抗作用；虫草具有一定的雄激素样作用和抗雌激素样作用，对性功能紊乱有调节恢复作用；延缓衰老作用。

【用法用量】　3～9g。

灵芝　Ganoderma

【来源】　本品为多孔菌科真菌赤芝 *Ganoderma lucidum*（Leyss. Ex Fr.）Karst. 或紫芝 *Ganoderma sinense* Zhao，Xu et Zhang 的干燥子实体。

【产地】　赤芝主产于华东、西南及吉林、河北、山西、江西、广东、广西等地。紫芝主产于浙江、江西、湖南、四川、福建、广西、广东等地。

【采收加工】 全年采收，除去杂质，剪除附有朽木、泥沙或培养基质的下端菌柄，阴干或在 40～50℃烘干。

【植物形态】 **灵芝** 担子果一年生，有柄，栓质。菌盖半圆形或肾形，直径 10～20cm，盖肉厚 1.5～2cm，盖表褐黄色或红褐色，盖边渐趋淡黄，有同心环纹，微皱或平滑，有亮漆状光泽，边缘微钝。菌肉乳白色，近管处淡褐色。菌管长达 1cm，每 1mm 间 4～5 个。管口近圆形，初白色，后呈淡黄色或黄褐色。菌柄圆柱形，侧生或偏生，偶中生。长 10～19cm，粗 1.5～4cm，与菌盖色泽相似。皮壳部菌丝呈棒状，顶端膨大。菌丝系统三体型，生殖菌丝透明，薄壁；骨架菌丝黄褐色，厚壁，近实心；缠绕菌丝无色，厚壁弯曲，均分枝。孢子卵形，双层壁，顶端平截，外壁透明，内壁淡褐色，有小刺，大小（9～11）μm×（6～7）μm，担子果多在秋季成熟，华南及西南可延至冬季成熟。

紫芝 与前种的不同点是：紫芝的菌盖多呈紫黑色至近褐黑色；菌肉呈均匀的褐色、深褐色至栗褐色；孢子顶端脐突形，内壁突出的小刺明显，孢子较大，大小（9.5～13.8）μm×（6.9～8.5）μm。

【性状】 **赤芝** 外形呈伞状，菌盖肾形、半圆形或近圆形，直径 10～18cm，厚 1～2cm。皮壳坚硬，黄褐色至红褐色，有光泽，具环状棱纹和辐射状皱纹，边缘薄而平截，常稍内卷。菌肉白色至淡棕色。菌柄圆柱形，侧生，少偏生，长 7～15cm，直径 1～3.5cm，红褐色至紫褐色，光亮。孢子细小，黄褐色。气微香，味苦涩。

紫芝 皮壳紫黑色，有漆样光泽。菌肉锈褐色。菌柄长 17～23cm。

栽培品 子实体较粗壮、肥厚，直径 12～22cm，厚 5～4cm。皮壳外常被有大量粉尘样的黄褐色孢子。

【化学成分】 赤芝主含灵芝多糖、灵芝酸、赤芝酸、齐墩果酸、灵芝多肽、尿嘧啶、麦角甾醇等多糖类、三萜类、蛋白质及其衍生物、核苷类和甾醇类。

紫芝主含海藻糖、氨基葡萄糖、麦角甾醇、顺蓖麻酸、延胡索酸等多糖类、甾醇类和有机酸类。

【性味与归经】 甘，平。归心、肺、肝、肾经。

【功能与主治】 补气安神，止咳平喘。用于心神不宁、失眠心悸、肺虚咳喘、虚劳短气、不思饮食。

【现代研究】 本品多糖具有广泛的免疫调节活性，能提高机体免疫活性；灵芝子实体、灵芝多糖、灵芝孢子中分离出来的三萜类化合物均有抗肿瘤作用；灵芝中的蛋白多糖有抗病毒活性，与酸结合的灵芝多糖（APBP）有抗疱疹病毒 HSV-1 和 HSV-2 的活性，灵芝三萜类化合物还能抗 HIV；甲醇萃取灵芝得到的酚类化合物及灵芝氨基多糖 GO09 具有抗氧化、抗衰老作用；灵芝多糖有保肝、提高耐缺氧能力作用。另外，灵芝能降低血液黏度，增加心肌收缩力，增加冠状动脉血流量和心输出量，改善心率；还可以抗放射线和有毒化学物质对机体的损害，具有镇静、镇痛作用，延长睡眠时间改善睡眠质量，能平喘、止咳、祛痰及治疗慢性气管炎等。

【用法用量】 6～12g。

茯苓 Poria

【来源】 本品为多孔菌科真菌茯苓 *Poria cocos*（Schw.）Wolf 的干燥菌核。

【产地】 主产于云南、安徽、湖北等省，其他地区大多有栽培。

【采收加工】 多于 7～9 月采挖，挖出后除去泥沙，堆置“发汗”后，摊开晾至表面干燥，再“发汗”，反复数次至现皱纹、内部水分大部散失后，阴干，称为“茯苓个”；或将鲜茯苓按不同部位切制，阴干，分别称为“茯苓块”和“茯苓片”。

【植物形态】 菌核球形、卵形、椭圆形至不规则形，长 10～30cm 或者更长，重量也不等，一般重 500～5000g。外面有厚而多皱褶的皮壳，深褐色，新鲜时软干后变硬；内部白色或淡粉红色，粉粒状。子实体生于菌核表面，全平伏，厚 3～8cm，白色，肉质，老后或干后变为浅褐色。菌管密，长 2～3mm，管壁薄，管口圆形、多角形或不规则形，直径 0.5～1.5cm，口缘裂为齿状。孢子长方形至近圆柱形，平滑，有一歪尖，大小 (7.5～9)μm×(3～3.5)μm。

【性状】 **茯苓个** 呈类球形、椭圆形、扁圆形或不规则团块，大小不一。外皮薄而粗糙，棕褐色至黑褐色，有明显的皱缩纹理。体重，质坚实，断面颗粒性，有的具裂隙，外层淡棕色，内部白色，少数淡红色，有的中间抱有松根。气微，味淡，嚼之粘牙。

茯苓块 为去皮后切制的茯苓，呈立方块状或方块状厚片，大小不一。白色、淡红色或淡棕色。

茯苓片 为去皮后切制的茯苓，呈不规则厚片，厚薄不一。白色、淡红色或淡棕色。

【化学成分】 主含 β-茯苓聚糖、茯苓酸、齿孔酸、胆碱等多糖类、三萜酸类和甾醇类。

【性味与归经】 甘、淡，平。归心、肺、脾、肾经。

【功能与主治】 利水渗湿，健脾，宁心。用于水肿尿少、痰饮眩悸、脾虚食少、便溏泄泻、心神不安、惊悸失眠。

【现代研究】 本品煎剂、糖浆剂、醇提取物、乙醚提取物，分别具有利尿、镇静、抗肿瘤、增加心肌收缩力的作用。茯苓多糖有增强免疫功能的作用。本品还有护肝、降血糖、延缓衰老、对胃溃疡有抑制作用。

【用法用量】 10～15g。

猪苓 Polyporus

【来源】 本品为多孔菌科真菌猪苓 *Polyporus umbellatus*（Pers.）Fries 的干燥菌核。

【产地】 主产于陕西、云南，河南、甘肃、山西、吉林、四川等地亦产。

【采收加工】 春、秋二季采挖，除去泥沙，干燥。

【性状】 本品呈条形、类圆形或扁块状，有的有分枝，长 5～25cm，直径 2～6cm。表面黑色、灰黑色或棕黑色，皱缩或有瘤状突起。体轻，质硬，断面类白色或黄白色，略呈颗粒状。气微，味淡。

【化学成分】 主含猪苓聚糖Ⅰ、麦角甾醇、多孔菌甾酮 A、α-羟基二十四碳酸等多糖类、甾醇类、脂肪酸类和维生素类。

【性味与归经】 甘、淡，平。归肾、膀胱经。

【功能与主治】 利水渗湿。用于小便不利、水肿、泄泻、淋浊、带下。

【现代研究】 本品有利尿作用，机制是抑制肾小管对水及电解质的重吸收。猪苓多糖有抗肿瘤、防治肝炎的作用。猪苓水及醇提取物有抗肾结石形成、提高免疫及抗菌作用。

【用法用量】 6～12g。

雷丸 Omphalia

【来源】 本品为白蘑科真菌雷丸 *Omphalia lapidescens* Schroet. 的干燥菌核。

【产地】 分布于长江流域以南各省及甘肃、陕西、湖北、河南等地。主产于四川、贵州、云南、湖北、广西、陕西。

【采收加工】 秋季采挖，洗净，晒干。

【性状】 本品为类球形或不规则团块，直径 1～3cm。表面黑褐色或棕褐色，有略隆起的不规则网状细纹。质坚实，不易破裂，断面不平坦，白色或浅灰黄色，常有黄白色大理石样纹理。气微，味微苦，嚼之有颗粒感，微带黏性，久嚼无渣。断面色褐呈角质样者，不可供药用。

【化学成分】 主含猪苓葡聚糖Ⅰ、甾类化合物、游离及结合型生物素、粗蛋白等。

【性味与归经】 苦，平。归肝、肾经。

【功能与主治】 祛风活络，利水，通经。用于关节痹痛、麻木拘挛、水肿胀满、乳少、经闭。

【现代研究】 本品具有驱虫作用，治疗绦虫病、钩虫病、蛲虫病、丝虫病、囊虫病、阴道滴虫病、肠道滴虫病、蛔虫病等；还具有凝血和降糖、抗炎和增强免疫、抗肿瘤等作用。

【用法用量】 15～21g，不宜入煎剂，一般研粉服，一次 5～7g，饭后用温开水调服，一日 3 次，连服 3 天。

马勃 Lasiosphaera Calvatia

【来源】 本品为灰包科真菌脱皮马勃 *Lasiosphaera fenzlii* Reich.、大马勃 *Calvatia gigantea*（Batsch. ex Pers.）Lloyd 或紫色马勃 *Calvatia lilacina*（Mont. et Berk.）Lloyd 的干燥子实体。

【产地】 **大马勃** 主产于内蒙古、山西、宁夏、甘肃、青海、新疆、西藏等地。

紫色马勃 主产于河北、江苏、安徽、福建、湖北、广东、广西、新疆、四川等地。

脱皮马勃 主产于江苏、安徽、湖北、河北、内蒙古、新疆等地。

【采收加工】 夏、秋二季子实体成熟时及时采收，除去泥沙，干燥。

【性状】 **大马勃** 不孕基部小或无。残留的包被由黄棕色的膜状外包被和较厚的灰黄色的内包被所组成，光滑，质硬而脆，成块脱落。孢体浅青褐色，手捻有润滑感。

脱皮马勃 呈扁球形或类球形，无不孕基部，直径 15～20cm。包被灰棕色至黄褐色，纸质，常破碎呈块片状，或已全部脱落，孢体灰褐色或浅褐色，紧密，有弹性，用手撕之，内有灰褐色棉絮状的丝状物。触之则孢子呈尘土样飞扬，手捻有细腻感。臭似尘土，无味。

紫色马勃 呈陀螺形，或已压扁呈扁圆形，直径 5～12cm，不孕基部发达。包被薄，两层，紫褐色，粗皱，有圆形凹陷，外翻，上部常裂成小块或已部分脱落。孢体紫色。

【化学成分】 主含紫颓马勃酸、马勃素、马勃素葡萄糖苷、尿素、麦角甾醇、亮氨酸、酪氨酸、磷酸钠等。

【性味与归经】 辛，平。归肺经。

【功能与主治】 清肺利咽，止血。用于风热郁肺咽痛、音哑、咳嗽；外治鼻衄、创伤出血。

【现代研究】 脱皮马勃有止血作用，对口腔及鼻出血有明显的止血效果。其煎剂对金黄色葡萄球菌、铜绿假单胞菌、变形杆菌及肺炎双球菌均有抑制作用，对少数致病真菌也有抑制作用。

【用法用量】 2～6g。外用适量，敷患处。

松萝 Usnea

【来源】 松萝为松萝科植物长松萝 *Usea longissima* Ach. 环裂松萝 *Usnea diffracta* Vain 的地衣体。

【产地】 **长松萝** 主产于黑龙江、吉林、内蒙古、陕西、甘肃、浙江、福建、台湾、四川、云南、西藏等地。

环裂松萝　主产于东北及山西、内蒙古、陕西、甘肃、安徽、浙江、江西、福建、台湾等地。

【采收加工】　春、秋采收，洗净，切段，晒干。

【性状】　长松萝　地衣体丝状，柔软，浅黄绿色。主枝短，具皮层，有环裂；次生分枝极长，无皮层，有稠密的小纤毛，表面常有颗粒状小疣。

环裂松萝　地衣体丝状，较粗壮，淡灰绿色或淡黄棕色。枝体表面有多数环状裂沟。横断面可见中央有线状强韧性的中轴，具弹性，由菌丝组成；其外为藻环，常由环状沟纹分离成短筒状。

【化学成分】　主含酚酸类、多糖类及脂肪酸等，如松萝酸、破茎松萝酸、地衣聚糖等。

【性味与归经】　甘，苦，性平。归心、肾、肺经。

【功能与主治】　祛痰止咳，清热解毒，除湿通络，止血调经，驱虫。用于肺结核、慢性支气管炎；外用治创伤感染、化脓性中耳炎、疮疖、淋巴结结核、乳腺炎、烧伤、阴道滴虫。

【现代研究】　本品具有抗菌、解毒、抑制平滑肌作用。松萝酸对原虫、阴道滴虫也有抑制作用。

【用法用量】　内服：煎汤，6～9g。外用：适量，煎汤洗；或研末调敷。

藻、菌、地衣类中药材图片信息请扫描下方二维码：

藻、菌、地衣类彩图

第十六章 树脂类中药材

树脂类中药材，多指以树脂为主要成分的植物体内的正常代谢产物或割伤后的分泌产物入药的一类中药。

药用树脂多采自种子植物，如乳香、没药。根据树脂产生方式不同，分为正常代谢物和非正常代谢物。正常代谢物是指植物体在生长发育过程中，其组织和细胞产生的代谢产物或分泌物，如血竭等；非正常代谢产物是植物体某些部位受到损伤后产生的分泌物，如安息香、苏合香等。

树脂是多由二萜烯和三萜烯的衍生物组成的混合物。其化学成分主要为以下四类：①树脂酸类。树脂酸是常具有一个或几个羟基及羧基、分子量大、构造复杂的不挥发性成分。大多游离存在，能溶于碱性水溶液形成肥皂样的乳液。如松香中含有90%以上的树脂酸（松香酸），是二萜烯的酸类，乳香中含有大量乳香酸，是三萜烯酸类。②树脂醇类。树脂醇分为树脂醇和树脂鞣醇两类。树脂醇是含有醇性羟基的无色物质，遇三氯化铁试液不显颜色反应；树脂鞣醇含酚性羟基，分子量较大，遇三氯化铁试液则显鞣质样蓝色反应。它们在树脂中呈游离状态或与芳香酸结合成酯存在。③树脂酯类。树脂酯是树脂醇或鞣醇与树脂酸或芳香酸化合而成的酯。芳香酸在树脂中亦有游离存在的，有的能与氢氧化钾的醇溶液共煮而皂化。④树脂烃类。树脂烃多为倍半萜烯及多萜烯的衍生物或其氧化产物。树脂具有化学性质相对稳定、不溶于碱、不被水解和氧化、不导电等特性，是一类与光线、空气、水分或一般化学试剂长久接触均不起变化的高分子环状化合物。

树脂是由树脂酸、树脂烃、高级醇及酯等多种成分组成的混合物。多为无定形的固体或半固体，极少数为液体。表面微光泽，质坚脆。不溶于水，不吸水膨胀，易溶于醇、乙醚、三氯甲烷等多数有机溶剂，在碱性溶液中能部分溶解或完全溶解，在酸性溶液中不溶。加热至一定温度软化，至熔融。燃烧有浓烟，具特殊气味，可用于区分树胶。蒸干树脂的乙醇溶液，则形成薄膜状物质。

树脂根据其化学成分不同，主要分为以下5类：①单树脂类，少含或不含挥发油及树胶。通常又分为：酸树脂，主成分为树脂酸，如松香；酯树脂，主成分为树脂酯，如血竭；混合树脂，无明显主成分，如洋乳香。②胶树脂类，主要组成为树脂和树胶，如藤黄。③油胶树脂类，为胶树脂中含有较多挥发油者，如乳香、没药。④油树脂类，主要组成为树脂及挥发油，如松油脂。⑤香树脂类，为油树脂中含有多量游离芳香酸者，如安息香、苏合香。

性状鉴别应注意观察药材的形状、大小、颜色、表面特征、质地、破碎面、气味等感官特征。树脂类药材呈不规则的块状和脂膏状，如血竭，表面暗红，有光泽，常附有因摩擦而产生的红粉；乳香，质脆，遇热软化，破碎面有玻璃样或蜡样光泽，具特异香气。

苏合香 Styrax

【来源】 本品为金缕梅科植物苏合香树 *Liquidimibar orientalis* Mill. 的树干渗出的香树脂经加工精制而成。

【产地】 原产于土耳其、叙利亚、埃及等国。现我国广西、云南等地有引种生产。

【采收加工】 初夏将树皮割裂，深达木部，使其分泌香脂，浸润皮部。至秋季剥下树皮，榨取香脂；残渣加水煮后再榨，除去杂质和水分，即为苏合香的初制品。如再将此种初制品溶解于乙醇中，过滤，蒸去乙醇，则成精制苏合香。宜置阴凉处，以防止走失香气。

【性状】 本品为半流动性的浓稠液体。棕黄色或暗棕色，半透明。质黏稠。气芳香。本品在90%乙醇、二硫化碳、三氯甲烷或冰醋酸中溶解，在乙醚中微溶。

【化学成分】 本品主要含肉桂酸、α-蒎烯、β-蒎烯、桂皮醛、乙基苯酚等萜类和挥发油成分。

【性味与归经】 辛，温。归心、脾经。

【功能与主治】 开窍，辟秽，止痛。用于中风痰厥、猝然昏倒、胸痹心痛、胸腹冷痛、惊痫。

【现代研究】 本品具有穿透血脑屏障、兴奋中枢、抗缺氧等作用，并能对抗心肌梗死，增强耐缺氧能力，能减慢心率、改善冠脉流量和降低心肌耗氧；苏合香脂有明显抗血小板聚集作用，苏合香还能明显延长血浆复钙时间和凝血酶原时间，苏合香有祛痰作用，并有较弱的抗菌作用，可用于各种呼吸道感染；可缓解局部炎症，促进溃疡与创伤的愈合，所含桂皮酸具有抗菌、防腐、利胆、止泻等作用。

【用法用量】 0.3～1g，宜入丸散服。

乳香　Olibanum

【来源】 本品为橄榄科植物乳香树 *Boswellia carterii* Birdw. 及同属植物 *Boswellia bhaurdajiana* Birdw. 树皮渗出的树脂。分为索马里乳香和埃塞俄比亚乳香，每种乳香又分为乳香珠和原乳香。

【产地】 主产于索马里、埃塞俄比亚及阿拉伯半岛南部。我国广西也有少量引种。

【采收加工】 春、夏季均可采收，以春季为盛产期。采收时，于树干的皮部由下向上顺序切伤，并开一狭沟，使树脂从伤口渗出，流入沟中，数日后汇成干硬的固体，即可采取。落于地面者常黏附沙土杂质，品质较次。

【植物形态】 矮小灌木，高4～5m，稀达6m。树干粗壮，树皮光滑，淡棕黄色，纸状，粗枝的树皮鳞片状，逐渐剥落。奇数羽状复叶互生，长15～25cm；小叶15～21，基部者最小，向上渐大，长卵形，长达3.5cm，顶端者长达7.5cm，宽1.5cm，先端钝，基部圆形、近心形或截形，边缘有不规则的圆锯齿或近全缘，两面均被白毛，或上面无毛。花小，排列成稀疏的总状花序；花萼杯状，5裂，裂片三角状卵形；花瓣5，淡黄色，卵形，长约为萼片的2倍，先端急尖；雄蕊10，着生于花盘外侧，花丝短；子房上位，3～4室，柱头头状，略3裂。核果倒卵形，长约1cm，具3棱，钝头，果皮肉质，肥厚，每室具种子1颗。花期4月。

【性状】 本品呈长卵形滴乳状、类圆形颗粒或黏合成大小不等的不规则块状物。大者长达2cm（乳香珠）或5cm（原乳香）。表面黄白色，半透明，被有黄白色粉末，久存则颜色加深。质脆，遇热软化。破碎面有玻璃样或蜡样光泽。具特异香气，味微苦。

【化学成分】 含树脂60%～70%、树胶27%～35%、挥发油3%～8%。树脂的主要成分为游离α-乳香脂酸、β-乳香脂酸，结合乳香脂酸；树胶为阿拉伯杂多糖酸的钙盐和镁盐20%，西黄芪胶黏素6%；挥发油含蒎烯、消旋-柠檬烯及α-水芹烯、β-水芹烯等萜类化合物。

【性味与归经】 辛、苦，温。归心、肝、脾经。

【功能与主治】 活血定痛，消肿生肌。用于胸痹心痛、胃脘疼痛、痛经经闭、产后瘀阻、癥瘕腹痛、风湿痹痛、筋脉拘挛、跌仆损伤、痈肿疮疡。

【现代研究】 本品挥发油及醇提物有显著的镇痛作用；乳香提取物有较强的抗炎消肿作用；乳香具有广谱抗菌作用；乳香树脂有一定的抗氧化活性；乳香提取物能抗胃溃疡；醋制乳香能降低血小板黏附性；乳香可抑制肿瘤细胞的扩散和恶化而具抗肿瘤作用。

【用法用量】 煎汤或入丸、散，3～5g；外用适量，研末调敷。

没药 Myrrha

【来源】 本品为橄榄科植物地丁树 *Commiphora myrrha* Engl. 或哈地丁树 *Commiphora molmol* Engl. 的干燥树脂。分为天然没药和胶质没药。

【产地】 主产于索马里、埃塞俄比亚及阿拉伯半岛南部。以索马里所产质量最佳，行销世界各地。我国以进口为主。

【采收加工】 11 月至翌年 2 月采收。树脂可由树皮裂缝自然渗出；或将树皮割破，使油胶树脂从伤口渗出。初呈淡黄白色黏稠液，遇空气逐渐凝固成红色硬块。采得后去净杂质，置干燥通风处保存。

【植物形态】 低矮灌木或乔木，高约 3m。树干粗，具多数不规则尖刺状的粗枝；树皮薄，光滑，小片状剥落，淡橙棕色，后变灰色。叶散生或丛生，单叶或 3 出复叶；小叶倒长卵形或倒披针形，中央 1 片长 7～18mm，宽 4～8mm，远较两侧 1 对为大，钝头，全缘或末端稍具锯齿。花小，丛生于短枝上；萼杯状，宿存，上具 4 钝齿；花冠白色，4 瓣，长圆形或线状长圆形，直立；雄蕊 8，从短杯状花盘边缘伸出，直立，不等长；子房 3 室，花柱短粗，柱头头状。核果卵形，尖头，光滑，棕色，外果皮革质或肉质。种子 1～3 颗，但仅 1 颗成熟，其余均萎缩。花期夏季。

【性状】 **天然没药** 呈不规则颗粒性团块，大小不等，大者直径长达 6cm 以上。表面黄棕色或红棕色，近半透明部分呈棕黑色，被有黄色粉尘。质坚脆，破碎面不整齐，无光泽。有特异香气，味苦而微辛。

胶质没药 呈不规则块状和颗粒，多黏结成大小不等的团块，大者直径长达 6cm 以上，表面棕黄色至棕褐色，不透明，质坚实或疏松，有特异香气，味苦而有黏性。

【化学成分】 主含没药酸、α-没药脂酸、β-没药脂酸、γ-没药脂酸、次没药脂酸、丁香油酚、间苯甲基酚等树脂（25%～35%）、挥发油（7%～17%）和树胶（57%～61%）。

【性味与归经】 辛、苦，平。归心、肝、脾经。

【功能与主治】 散瘀定痛，消肿生肌。用于胸痹心痛、胃脘疼痛、痛经经闭、产后瘀阻、癥瘕腹痛、风湿痹痛、跌仆损伤、痈肿疮疡。

【现代研究】 本品油脂部分具有降脂、防止动脉内膜粥样斑块形成的作用；没药脂能抗肿瘤；没药水煎剂和挥发油有抗菌和消炎作用；没药挥发油能抑制子宫平滑肌收缩；没药提取物具有保肝作用。

【用法用量】 3～5g，炮制去油，多入丸散用。

阿魏 Ferulae Resina

【来源】 本品为伞形科植物新疆阿魏 *Ferula sinkiangensis* K. M. Shen 或阜康阿魏 *Ferula fukanensis* K. M. Shen 的树脂。

【产地】 新疆阿魏产于新疆伊宁。阜康阿魏产于新疆阜康。

【采收加工】 春末夏初盛花期至初果期，分次由茎上部往下斜割，收集渗出的乳状树脂，阴干。

【性状】 本品呈不规则的块状和脂膏状。颜色深浅不一，表面蜡黄色至棕黄色。块状者体轻，质地似蜡，断面稍有孔隙；新鲜切面颜色较浅，放置后色渐深。脂膏状者黏稠，灰白色。具强烈而持久的蒜样特异臭气，味辛辣，嚼之有灼烧感。

【化学成分】 含树脂约24.4%，主含阿魏树脂鞣醇、阿魏内脂等。含挥发油3%～19.5%，主要为萜烯及多种二硫化物；硫化物含量约16.4%，其中仲丁基丙烯基二硫化物是其具特殊蒜臭味的原因。

【性味与归经】 苦、辛，温。归脾、胃经。

【功能与主治】 消积，化癥，散痞，杀虫。用于肉食积滞、瘀血癥瘕、腹中痞块、虫积腹痛。

【现代研究】 本品可用作刺激性祛痰剂；阿魏煎剂在体外对人型结核杆菌有抑制作用；水浸剂具有抗凝作用；国外有用其胶质作抗惊厥药或治疗某些精神病，亦有用作驱虫药。

【用法用量】 1～1.5g，多入丸散和外用膏药。

安息香　Benzoinum

【来源】 本品为安息香科植物白花树 *Styrax tonkinensis*（Pierre）Craib ex Hart.的干燥树脂。

【产地】 主产于云南、广西、广东、贵州等地。

【采收加工】 树干经自然损伤或于夏、秋二季割裂树干，收集流出的树脂，阴干。

【性状】 本品为不规则的小块，稍扁平，常黏结成团块。表面橙黄色，具蜡样光泽（自然出脂）；或为不规则的圆柱状、扁平块状。表面灰白色至淡黄白色（人工割脂）。质脆，易碎，断面平坦，白色，放置后逐渐变为淡黄棕色至红棕色。加热则软化熔融。气芳香，味微辛，嚼之有沙粒感。

【化学成分】 主含树脂70%～80%，其成分有苯甲酸、3-桂皮酰苏门树脂酸酯、松柏醇桂皮酸酯、苏合香素、香草醛等香脂酸类及三萜类化合物。

【性味与归经】 辛、苦，平。归心、脾经。

【功能与主治】 开窍醒神，行气活血，止痛。用于中风痰厥、气郁暴厥、中恶昏迷、心腹疼痛、产后血晕、小儿惊风。

【现代研究】 安息香酊为刺激性祛痰药，刺激呼吸道黏膜而增加其分泌；可用于支气管炎以促进痰液排出。它可外用作局部防腐剂。一般皆用其复方酊剂。

【用法用量】 0.6～1.5g，多入丸散用。

血竭　Draconis Sanguis

【来源】 本品为棕榈科植物麒麟竭 *Daemonorops draco* Bl.果实渗出的树脂经加工制成。

【产地】 主产于印度尼西亚、印度、马来西亚等地。我国广东、海南、台湾等地也有栽培。我国进口血竭多系印度尼西亚原装血竭，经由新加坡掺入辅料加工而成的加工血竭。

【采收加工】 采收果实，置蒸笼内蒸煮，使树脂渗出；或取果实捣烂，置布袋内，榨取树脂，然后煎熬成糖浆状，冷却凝固成块状。亦有将茎秆砍破或钻若干小孔，使树脂自然渗出，凝固而成。

【植物形态】 多年生常绿藤本，长达10～20m。茎被叶鞘并遍生尖刺。羽状复叶在枝梢互生，在下部有时近对生；小叶互生，线状披针形，长20～30cm，宽约3cm，先端锐尖，基部狭，脉3出平行；叶柄及叶轴具锐刺。肉穗花序，开淡黄色的冠状花，单性，雌雄异株；花被6，排成2轮；雄花雄蕊6，花药长锥形；雌花有不育雄蕊6，雌蕊1，瓶状，子房略呈卵状，密被鳞片，花柱短，柱头3深裂。果实核果状，卵状球形，直径2～3cm，赤褐色，具黄色鳞片，果实内含深赤色的液状树脂，常由鳞片下渗出，干后如血块样。种子1颗。

【性状】 本品呈不规则块状，乌黑光亮，有多数细孔。体轻，质脆。用火烧之有焦发气味，味苦。

【化学成分】 主含血竭红素、血竭素、去甲基血竭红素、黄烷素、松脂酸、异松脂酸等树脂类和有机酸类。

【性味与归经】 甘、咸，平。归心、肝经。

【功能与主治】 活血定痛，化瘀止血，生肌敛疮。用于跌仆损伤、心腹瘀痛、外伤出血、疮疡不敛。

【现代研究】 本品水煎醇沉液能抑制血小板聚集，防止血栓形成。血竭水提液对多种致病菌有不同程度的抑制作用。此外，血竭还有一定的抗炎镇痛、降血脂、降血糖、改善机体免疫功能等作用。

【用法用量】 研末，1～2g，或入丸剂。外用研末撒或入膏药用。

树脂类中药材图片信息请扫描下方二维码：

树脂类彩图

第十七章　动物类中药材

按药用部位常将动物类中药材分为：全动物类，如水蛭、地龙、全蝎、蜈蚣、土鳖虫、斑蝥、海马、金钱白花蛇、蕲蛇、乌梢蛇、蛤蚧等；角骨类，如鹿茸、羚羊角、龟甲、鳖甲、穿山甲等；贝壳类，如牡蛎、石决明、海螵蛸等；脏器类，如哈蟆油、熊胆、鸡内金、桑螵蛸等；生理病理产物，如珍珠、蟾酥、牛黄、麝香、僵蚕、蝉蜕、蜂房、蜂蜜等；加工品，如阿胶、鹿角胶、鳖甲胶、龟甲胶、人工牛黄等。

多数动物类中药材的来源及药用部位差异较大，因此，在进行性状鉴定时首先要注意动物药的类别，药用部分是动物的何种器官或部位。其次要特别注意观察其专属性的特征：形状；表面特征，如纹理、突起、附属物、裂缝等；颜色，如表面和断面的颜色；气，如麝香的特异香气；味，如蜂蜜的纯正甜味，熊胆味苦回甜有清凉感等。若药用部位为动物的一部分或提取物、加工品，还需辅以显微鉴别和成分分析。如果是完整的动物体（主要为昆虫、蛇类及鱼类等），则可根据其形态特征进行动物分类学鉴定，确定其品种；昆虫类主要注意其形状、大小、虫体各部位的颜色和特征、气味等；蛇类还要注意其鳞片的特征；角类应注意其类型，角质角还是骨质角，洞角还是实角，有无骨环等；骨类应注意骨的解剖面特点；生理病理产物应注意其气味、颜色、形态和大小；贝壳类应注意其形状、大小、外表面的纹理颜色等。此外，一些传统经验鉴别方法仍是鉴定动物类中药材的有效而重要的手段：手试法，如毛壳麝香手捏有弹性；麝香仁以水润湿，手搓能成团，轻揉即散，不应粘手、染手、顶指或结块。水试法，如哈蟆油以水浸泡可膨胀10～15倍，而伪品在7倍以下；熊胆仁投于水杯中，即在水面旋转并呈现黄线下沉而不扩散；牛黄水液可使指甲染黄，习称“挂甲”。火试法，如麝香仁撒于炽热坩埚中灼烧，初则迸裂，随即熔化膨胀起泡，浓香四溢，灰化后呈白色灰烬，无毛，肉焦臭，无火焰或火星。

地龙　Pheretima

【来源】 本品为钜蚓科动物参环毛蚓 *Pheretima aspergillum*（E. Perrier）、通俗环毛蚓 *Pheretima vulgaris* Chen、威廉环毛蚓 *Pheretima guillelmi*（Michaelsen）或栉盲环毛蚓 *Pheretima pectinifera* Michaelsen 的干燥体。前一种习称“广地龙”，后三种习称“沪地龙”。

【产地】 广地龙主产于广西、广东、福建；沪地龙主产于上海、浙江、江苏、湖北。

【采收加工】 广地龙春季至秋季捕捉，沪地龙夏季捕捉，及时剖开腹部，除去内脏和泥沙，洗净，晒干或低温干燥。

【性状】 **广地龙**　呈长条状薄片，弯曲，边缘略卷，长15～20cm，宽1～2cm，全体具环节，背部棕褐色至紫灰色，腹部浅黄棕色；第14～16环节为生殖带，习称“白颈”，较光亮。体前端稍尖，尾端钝圆，刚毛圈粗糙而硬，色稍浅。雄生殖孔在第18环节腹侧刚毛圈一小孔突上，外缘有数环绕的浅皮褶，内侧刚毛圈隆起，前面两边有横排（1排或2排）小乳突，每边10～20个不等。受精囊孔2对，位于7/8～8/9环节间一椭圆形突起上，约占节周5/11。体轻，略呈革质，不易折断，气腥，味微咸。

沪地龙 长8～15cm，宽0.5～1.5cm。全体具环节，背部棕褐色至黄褐色，腹部浅黄棕色；第14～16环节为生殖带，较光亮。第18环节有一对雄生殖孔。通俗环毛蚓的雄交配腔能全部翻出，呈花菜状或阴茎状；威廉环毛蚓的雄交配腔孔呈纵向裂缝状；栉盲环毛蚓的雄生殖孔内侧有1或多个小乳突。受精囊孔3对，在6/7～8/9环节间。

【化学成分】 含多种氨基酸，以谷氨酸、天冬氨酸、亮氨酸含量最高；含铁、锌、镁、铜、铬等微量元素；含花生四烯酸、琥珀酸等有机酸。还含蚯蚓解热碱、蚯蚓素、蚯蚓毒素、黄嘌呤、次黄嘌呤、黄色素及酶类等成分。

【性味与归经】 咸，寒。归肝、脾、膀胱经。

【功能与主治】 清热定惊，通络，平喘，利尿。用于高热神昏、惊痫抽搐、关节痹痛、肢体麻木、半身不遂、肺热喘咳、水肿尿少。

【现代研究】 本品水煎液及蚯蚓解热碱有良好的解热作用；热浸液、醇提取物对小鼠和家兔均有镇静、抗惊厥作用；广地龙次黄嘌呤具有显著的舒张支气管作用；并能拮抗组织胺及毛果芸香碱对支气管的收缩作用；广地龙酊剂、干粉混悬液、热浸液、煎剂等，均有缓慢而持久的降压作用；地龙提取物具有纤溶和抗凝作用。此外，地龙还具有增强免疫、抗肿瘤、抗菌、利尿、兴奋子宫及肠平滑肌作用。

【用法用量】 5～10g。

水蛭 Hirudo

【来源】 本品为水蛭科动物蚂蟥 *Whitmania pigra* Whitman、水蛭 *Hirudo nipponica* Whitman 或柳叶蚂蟥 *Whitmania acranulata* Whitman 的干燥全体。

【产地】 水蛭与蚂蟥产于全国各地；柳叶蚂蟥产于安徽、江苏、福建、河北。

【采收加工】 夏、秋二季捕捉，用沸水烫死，晒干或低温干燥。

【性状】 **蚂蟥** 呈扁平纺锤形，有多数环节，长4～10cm，宽0.5～2cm。背部黑褐色或黑棕色，稍隆起，用水浸后，可见黑色斑点排成5条纵纹；腹面平坦，棕黄色。两侧棕黄色，前端略尖，后端钝圆，两端各具1吸盘，前吸盘不显著，后吸盘较大。质脆，易折断，断面胶质状。气微腥。

水蛭 扁长圆柱形，体多弯曲扭转，长2～5cm，宽0.2～0.3cm。

柳叶蚂蟥 狭长而扁，长5～12cm，宽0.1～0.5cm。

【化学成分】 含蛋白质。唾液中含有水蛭素，还含有肝素、抗血栓素及组织胺样物质。

【性味与归经】 咸、苦，平；有小毒。归肝经。

【功能与主治】 破血通经，逐瘀消癥。用于血瘀经闭、癥瘕痞块、中风偏瘫、跌仆损伤。

【现代研究】 本品水煎剂有强抗凝血作用，能显著延长纤维蛋白的凝聚时间，水蛭提取物、水蛭素对血小板聚集有明显的抑制作用，抑制大鼠体内血栓形成，对弥漫性血管内凝血有很好的治疗作用。水蛭煎剂能改善血液流变学，能降血脂，消退动脉粥样硬化斑块，促进脑血肿吸收，减轻周围脑组织炎症反应及水肿，缓解颅内压升高，改善局部血循环，保护脑组织免遭破坏。水蛭水煎剂对肾缺血有明显保护作用，能降低血清尿素氮、肌酐水平，对升高的血清肿瘤坏死因子有明显的降低作用。水蛭素对肿瘤细胞也有抑制作用。此外，水蛭水煎剂尚有终止妊娠的作用。

【用法用量】 1～3g。

石决明 Haliotidis Concha

【来源】 本品为鲍科动物杂色鲍 *Haliotis diversicolor* Reeve、皱纹盘鲍 *Haliotis discus* *hannai* Ino、羊鲍 *Haliotis ovina* Gmelin、澳洲鲍 *Haliotis ruber*（Leach）、耳鲍 *Haliotis asinina* Linnaeus 或白鲍 *Haliotis laevigata*（Donovan）的贝壳。

【产地】 主产于广东、海南、山东、福建等沿海地区。

【采收加工】 夏、秋二季捕捞，去肉，洗净，干燥。

【性状】 **杂色鲍** 呈长卵圆形，内面观略呈耳形，长 7～9cm，宽 5～6cm，高约 2cm。表面暗红色，有多数不规则的螺肋和细密生长线，螺旋部小，体螺部大，从螺旋部顶处开始向右排列有 20 余个疣状突起，末端 6～9 个开孔，孔口与壳面平。内面光滑，具珍珠样彩色光泽。壳较厚，质坚硬，不易破碎。气微，味微咸。

皱纹盘鲍 呈长椭圆形，长 8～12cm，宽 6～8cm，高 2～3cm。表面灰棕色，有多数粗糙而不规则的皱纹，生长线明显，常有苔藓类或石灰虫等附着物，末端 4～5 个开孔，孔口突出壳面，壳较薄。

羊鲍 近圆形，长 4～8cm，宽 2.5～6cm，高 0.8～2cm。壳顶位于近中部而高于壳面，螺旋部与体螺部各占 1/2，从螺旋部边缘有 2 行整齐的突起，尤以上部较为明显，末端 4～5 个开孔，呈管状。

澳洲鲍 呈扁平卵圆形，长 13～17cm，宽 11～14cm，高 3.5～6cm。表面砖红色，螺旋部约为壳面的 1/2，螺肋和生长线呈波状隆起，疣状突起 30 余个，末端 7～9 个开孔，孔口突出壳面。

耳鲍 狭长，略扭曲，呈耳状，长 5～8cm，宽 2.5～3.5cm，高约 1cm。表面光滑，具翠绿色、紫色及褐色等多种颜色形成的斑纹，螺旋部小，体螺部大，末端 5～7 个开孔，孔口与壳平，多为椭圆形，壳薄，质较脆。

白鲍 呈卵圆形，长 11～14cm，宽 8.5～11cm，高 3～6.5cm。表面砖红色，光滑，壳顶高于壳面，生长线颇为明显，螺旋部约为壳面的 1/3，疣状突起 30 余个，末端 9 个开孔，孔口与壳平。

【化学成分】 含碳酸钙、有机质，尚含少量镁、铁、硅酸盐、磷酸盐、氯化物和极微量的碘；煅烧后碳酸钙分解，产生氧化钙，有机质则破坏。还含锌、锰、铬、锶、铜等微量元素；贝壳内层具有珍珠样光泽的角质蛋白，经盐酸水解得 16 种氨基酸。

【性味与归经】 咸，寒。归肝经。

【功能与主治】 平肝潜阳，清肝明目。用于头痛眩晕、目赤翳障、视物昏花、青盲雀目。

【现代研究】 本品有清热、镇静、降血压、拟交感神经的作用。实验表明九孔鲍提取液有抗感染作用，可用于抗流行性感冒病毒。

【用法用量】 6～20g，先煎。

珍珠　Margarita

【来源】 本品为珍珠贝科动物马氏珍珠贝 *Pteria martensii*（Dunker）、蚌科动物三角帆蚌 *Hyriopsis cumingii*（Lea）或褶纹冠蚌 *Cristaria plicata*（Leach）等双壳类动物受刺激形成的珍珠。

【产地】 前一种海产珍珠，主产于广东、海南、广西等沿海地区；后两种淡水珍珠主产于浙江、江西、安徽、江苏、黑龙江等地。

【采收加工】 自动物体内取出，洗净，干燥。

【性状】 本品呈类球形、长圆形、卵圆形或棒形，直径 1.5～8mm。表面类白色、浅粉红色、浅黄绿色或浅蓝色，半透明，光滑或微有凹凸，具特有的彩色光泽。质坚硬，破碎面显层纹。气微，味淡。

【化学成分】 含碳酸钙及多种氨基酸，无机元素有锌、锰、铜、铁、镁、硒、锗等。尚含维生素B族、核酸等。

【性味与归经】 甘、咸，寒。归心、肝经。

【功能与主治】 安神定惊，明目消翳，解毒生肌，润肤祛斑。用于惊悸失眠、惊风癫痫、目赤翳障、疮疡不敛、皮肤色斑。

【现代研究】 本品水解液可抑制小鼠自主活动，并有抑制脂褐素和清除自由基作用；珍珠粉提取物对小鼠肉瘤细胞、肺癌细胞均有显著的抑制作用；珍珠膏有促进创面愈合作用；珍珠粉有抗衰老、抗心律失常及抗辐射等作用。也可治疗皮肤色斑。现多将珍珠用于化妆品中，以防治皮肤色素沉着，有润肤养颜之效。

【用法用量】 0.1～0.3g，多入丸散用。外用适量。

牡蛎 Ostreae Concha

【来源】 本品为牡蛎科动物长牡蛎 *Ostrea gigas* Thunberg、大连湾牡蛎 *Ostrea talienwhanensis* Crosse 或近江牡蛎 *Ostrea rivularis* Gould 的贝壳。

【产地】 我国沿海一带均有分布。

【采收加工】 全年均可捕捞，去肉，洗净，晒干。

【性状】 **长牡蛎** 呈长片状，背腹缘几平行，长10～50cm，高4～15cm。右壳较小，鳞片坚厚，层状或层纹状排列。壳外面平坦或具数个凹陷，淡紫色、灰白色或黄褐色；内面瓷白色，壳顶二侧无小齿。左壳凹陷深，鳞片较右壳粗大，壳顶附着面小。质硬，断面层状，洁白。气微，味微咸。

大连湾牡蛎 呈类三角形，背腹缘呈八字形。右壳外面淡黄色，具疏松的同心鳞片，鳞片起伏成波浪状，内面白色。左壳同心鳞片坚厚，自壳顶部放射肋数个，明显，内面凹下呈盒状，铰合面小。

近江牡蛎 呈圆形、卵圆形或三角形等。右壳外面稍不平，有灰、紫、棕、黄等色，环生同心鳞片，幼体者鳞片薄而脆，多年生长后鳞片层层相叠，内面白色，边缘有的淡紫色。

【化学成分】 含碳酸钙、磷酸钙及硫酸钙，并含铜、铁、锌、锰、锶、铬等微量元素及多种氨基酸。

【性味与归经】 咸，微寒。归肝、胆、肾经。

【功能与主治】 重镇安神，潜阳补阴，软坚散结。用于惊悸失眠、眩晕耳鸣、瘰疬痰核、癥瘕痞块。煅牡蛎收敛固涩、制酸止痛，用于自汗盗汗、遗精滑精、崩漏带下、胃痛吞酸。

【现代研究】 本品粉末动物实验有镇静、抗惊厥作用，并有明显的镇痛作用；煅牡蛎有制酸止痛作用，可治胃痛泛酸，与乌贼骨、浙贝母共为细末，内服取效；牡蛎多糖具有降血脂、抗凝血、抗血栓等作用。

【用法用量】 9～30g，先煎。

海螵蛸 Sepiae Endoconcha

【来源】 本品为乌贼科动物无针乌贼 *Sepiella maindroni de* Rochebrune 或金乌贼 *Sepia esculenta* Hoyle 的干燥内壳。

【产地】 无针乌贼主产于浙江、江苏和广东等省。金乌贼主产于辽宁、山东等省。

【采收加工】 收集乌贼鱼的骨状内壳，洗净，干燥。

【性状】 **无针乌贼** 呈扁长椭圆形，中间厚，边缘薄，长9～14cm，宽2.5～3.5cm，厚约1.3cm。背面有磁白色脊状隆起，两侧略显微红色，有不甚明显的细小疣点；腹面白色，自尾端到中部有细密波状横层纹；角质缘半透明，尾部较宽平，无骨针。体轻，质松，易折断，断面粉质，显疏松层纹。气微腥，味微咸。

金乌贼　长 13～23cm，宽约 6.5cm。背面疣点明显，略呈层状排列；腹面的细密波状横层纹占全体大部分，中间有纵向浅槽；尾部角质缘渐宽，向腹面翘起，末端有 1 骨针，多已断落。

【化学成分】 含碳酸钙（87.3%～91.75%）、壳角质、黏液质。尚含多种微量元素，其中含大量的钙，少量钠、锶、镁、铁以及微量硅、铝、钛、锰、钡、铜。

【性味与归经】 咸、涩，温。归脾、肾经。

【功能与主治】 收敛止血，涩精止带，制酸止痛，收湿敛疮。用于吐血衄血、崩漏便血、遗精滑精、赤白带下、胃痛吞酸；外治损伤出血、湿疹湿疮、溃疡不敛。

【现代研究】 本品具有抗消化性溃疡、抗肿瘤、抗放射及接骨作用。

【用法用量】 5～10g。外用适量，研末敷患处。

全蝎　Scorpio

【来源】 本品为钳蝎科动物东亚钳蝎 *Buthus martensii* Karsch 的干燥体。

【产地】 主产于河南南阳、禹县、鹿邑，山东青州等地。野生或饲养。

【采收加工】 春末至秋初捕捉，除去泥沙，置沸水或沸盐水中，煮至全身僵硬，捞出，置通风处，阴干。

【动物形态】 成虫体长约 6cm。躯干（头胸部和前腹部）为绿褐色，尾部（后腹部）为土黄色。头胸部背面覆有梯形背甲。侧眼 3 对。胸板三角形，螯肢的钳状上肢有 2 齿。触肢钳状，上下肢内侧有 12 行颗粒斜列。第 3～4 对足胫节有距，各步足跗节末端有 2 爪和 1 距。前腹部的背甲上有 5 条隆脊线。生殖厣由两个半圆形甲片组成。栉状器有 16～25 枚齿。后腹部的前 4 节各有 10 条隆脊线，第 5 节仅 5 条，末节的毒针下方无距。

【性状】 本品头胸部与前腹部呈扁平长椭圆形，后腹部呈尾状，皱缩弯曲，完整者体长约 6cm。头胸部呈绿褐色，前面有 1 对短小的螯肢和 1 对较长大的钳状脚须，形似蟹螯，背面覆有梯形背甲，腹面有足 4 对，均为 7 节，末端各具 2 爪钩；前腹部由 7 节组成，第 7 节色深，背甲上有 5 条隆脊线。背面绿褐色，后腹部棕黄色，6 节，节上均有纵沟，末节有锐钩状毒刺，毒刺下方无距。气微腥，味咸。

【化学成分】 含蝎毒，一种类似蛇毒神经毒的蛋白质。并含三甲胺、甜菜碱、牛磺酸、棕榈酸、软硬脂酸、胆甾醇、卵磷脂及铵盐等。尚含钠、钾、钙、镁、铁、铜、锌、锰等微量元素。现研究最多的有镇痛活性最强的蝎毒素Ⅲ、抗癫痫肽（AEP）等。

【性味与归经】 辛，平；有毒。归肝经。

【功能与主治】 息风镇痉，通络止痛，攻毒散结。用于肝风内动、痉挛抽搐、小儿惊风、中风口㖞、半身不遂、破伤风、风湿顽痹、偏正头痛、疮疡、瘰疬。

【现代研究】 本品含抗癫痫肽（AEP），有明显的抗癫痫作用；全蝎对士的宁、烟碱、戊四氮等引起的惊厥有对抗作用；全蝎提取液有抑制动物血栓形成和抗凝作用；蝎身及蝎尾制剂对动物躯体痛或内脏痛均有明显镇痛作用，且蝎尾镇痛作用比蝎身强约 5 倍；全蝎水、醇提取物分别对人体肝癌和结肠癌细胞有抑制作用。

【用法用量】 3～6g。研粉吞服，一次 0.6～1g。外用适量。

蜈蚣　Scolopendra

【来源】 本品为蜈蚣科动物少棘巨蜈蚣 *Scolopendra subspinipes mutilans* L. Koch 的干燥体。

【产地】 主产于浙江、湖北、江苏、安徽等省。野生，现多为家养。

【采收加工】 春、夏二季捕捉，用竹片插入头尾，绷直，干燥。

【性状】 本品呈扁平长条形，长 9～15cm，宽 0.5～1cm。由头部和躯干部组成，全体共 22 个环节。头部暗红色或红褐色，略有光泽，有头板覆盖，头板近圆形，前端稍突出，两侧贴有颚肢一对，前端两侧有触角一对。躯干部第一背板与头板同色，其余 20 个背板为棕绿色或墨绿色，具光泽，自第四背板至第二十背板上常有两条纵沟线；腹部淡黄色或棕黄色，皱缩；自第二节起，每节两侧有步足一对；步足黄色或红褐色，偶有黄白色，呈弯钩形，最末一对步足尾状，故又称尾足，易脱落。质脆，断面有裂隙。气微腥，有特殊刺鼻的臭气，味辛、微咸。

【化学成分】 含有两种类似蜂毒成分，即组织胺样物质及溶血性蛋白质。含有脂肪油、胆甾醇、蚁酸及组氨酸、精氨酸、亮氨酸等多种氨基酸。尚含糖类、蛋白质以及铁、锌、锰、钙、镁等多种微量元素。

【性味与归经】 辛，温；有毒。归肝经。

【功能与主治】 息风镇痉，通络止痛，攻毒散结。用于肝风内动、痉挛抽搐、小儿惊风、中风口㖞、半身不遂，破伤风、风湿顽痹、偏正头痛、疮疡、瘰疬、蛇虫咬伤。

【现代研究】 本品水提取液对士的宁引起的惊厥有明显的对抗作用；其水浸剂对结核杆菌及多种皮肤真菌有不同程度的抑制作用；蜈蚣煎剂能改善小鼠微循环，延长凝血时间，降低血黏度，并有明显的镇痛、抗炎作用。

【用法用量】 3～5g。研粉吞服，0.6～1g。外用适量。

土鳖虫 Eupolyphaga Steleophaga

【来源】 本品为鳖蠊科昆虫地鳖 *Eupolyphaga sinensis* Walker 或冀地鳖 *Steleophaga plancyi*（Boleny）的雌虫干燥体。

【产地】 地鳖主产于江苏、安徽、河南、湖北等省；冀地鳖主产于河北、北京、山东、浙江等省市。野生或饲养。

【采收加工】 夏、秋二季捕捉，一般用食饵或夜间用灯光诱捕。捕捉后，置沸水中烫死，晒干或烘干。

【性状】 **地鳖** 呈扁平卵形，长 1.3～3cm，宽 1.2～2.4cm。前端较窄，后端较宽，背部紫褐色，具光泽，无翅。前胸背板较发达，盖住头部；腹背板 9 节，呈覆瓦状排列。腹面红棕色，头部较小，有丝状触角 1 对，常脱落，胸部有足 3 对，具细毛和刺。腹部有横环节。质松脆，易碎。气腥臭，味微咸。

冀地鳖 长 2.2～3.7cm，宽 1.4～2.5cm。背部黑棕色，通常在边缘带有淡黄褐色斑块及黑色小点。

【化学成分】 含谷氨酸等 17 种氨基酸和砷等 28 种微量元素，以及甾醇和直链脂肪族化合物。

【性味与归经】 咸，寒；有小毒。归肝经。

【功能与主治】 破血逐瘀，续筋接骨。用于跌仆损伤、筋伤骨折、血瘀经闭、产后瘀阻腹痛、癥瘕痞块。

【现代研究】 本品提取液及水提醇沉液分别有抗血栓形成及溶解血栓的作用；提取物可抑制血小板聚集和黏附率，减少聚集数；总生物碱可提高心肌和脑对缺氧的耐受力，并降低心脑组织耗氧量；水煎液具有调脂作用，能延缓动脉粥样硬化的形成；提取物可抑制 D-半乳糖所致的肝损害而有保肝作用。

【用法用量】 3～10g。研粉吞服，1～1.5g，黄酒送服。外用适量。

桑螵蛸　Mantidis Oötheca

【来源】 本品为螳螂科昆虫大刀螂 *Tenodera sinensis* Saussure、小刀螂 *Statilia maculata*（Thunberg）或巨斧螳螂 *Hierodula patellifera*（Serville）的干燥卵鞘。以上三种分别习称“团螵蛸”、“长螵蛸”及“黑螵蛸”。

【产地】 全国大部分地区均产。

【采收加工】 深秋至次春收集，除去杂质，蒸至虫卵死后，干燥。

【性状】 **团螵蛸** 略呈圆柱形或半圆形，由多层膜状薄片叠成，长 2.5～4cm，宽 2～3cm。表面浅黄褐色，上面带状隆起不明显，底面平坦或有凹沟。体轻，质松而韧，横断面可见外层为海绵状，内层为许多放射状排列的小室，室内各有一细小椭圆形卵，深棕色，有光泽。气微腥，味淡或微咸。

长螵蛸 略呈长条形，一端较细，长 2.5～5cm，宽 1～1.5cm。表面灰黄色，上面带状隆起明显，带的两侧各有一条暗棕色浅沟和斜向纹理。质硬而脆。

黑螵蛸 略呈平行四边形，长 2～4cm，宽 1.5～2cm。表面灰褐色，上面带状隆起明显，两侧有斜向纹理，近尾端微向上翘。质硬而韧。

【化学成分】 含蛋白质、脂肪、粗纤维，并有铁、钙及胡萝卜素样的色素。另外，桑螵蛸外层与内层均含有 17 种氨基酸和 7 种磷脂成分。

【性味与归经】 甘、咸，平。归肝、肾经。

【功能与主治】 固精缩尿，补肾助阳。用于遗精滑精、遗尿尿频、小便白浊。

【现代研究】 本品具有轻微抗利尿及敛汗作用，其作用机制有待进一步研究。另有报道，本药还具有促进消化液分泌，降低血糖、血脂及抑制癌症作用。

【用法用量】 5～10g。

蝉蜕　Cicadae Periostracum

【来源】 本品为蝉科昆虫黑蚱 *Cryptotympana pustulata* Fabricius 的若虫羽化时脱落的皮壳。

【产地】 主产于浙江、山东、江苏、河北等省。

【采收加工】 夏、秋二季收集，除去泥沙，晒干。

【性状】 本品略呈椭圆形而弯曲，长约 3.5cm，宽约 2cm。表面黄棕色，半透明，有光泽。头部有丝状触角 1 对，多已断落，复眼突出。额部先端突出，口吻发达，上唇宽短，下唇伸长成管状。胸部背面呈十字形裂开，裂口向内卷曲，脊背两旁具小翅 2 对；腹面有足 3 对，被黄棕色细毛。腹部钝圆，共 9 节。体轻，中空，易碎。气微，味淡。

【化学成分】 含大量甲壳质，并含异黄质蝶呤、赤蝶呤、蛋白质、氨基酸、有机酸、酚类化合物等成分。

【性味与归经】 甘，寒。归肺、肝经。

【功能与主治】 疏散风热，利咽，透疹，明目退翳，解痉。用于风热感冒、咽痛音哑、麻疹不透、风疹瘙痒、目赤翳障、惊风抽搐、破伤风。

【现代研究】 本品具有抗惊厥作用，其酒剂能使实验性破伤风家兔的平均存活期延长，可减轻家兔已形成的破伤风惊厥。能对抗士的宁、可卡因、烟碱等中枢兴奋药引起的小鼠惊厥死亡，抗惊厥作用蝉蜕身较头足强。本品具有镇静作用，能显著减少正常小鼠的自发活动，延长戊巴比妥钠的睡眠时间，对抗咖啡因的兴奋作用。蝉蜕尚有解热作用，其头足较身部的解热作用强。

【用法用量】 3～6g。

斑蝥 Mylabris

【来源】 本品为芫青科昆虫南方大斑蝥 *Mylabris phalerata* Pallas 或黄黑小斑蝥 *Mylabris cichorii* Linnaeus 的干燥体。

【产地】 全国大部分地区皆产，以河南、广西、安徽、云南为多。

【采收加工】 夏、秋二季于清晨露水未干时捕捉。闷死或烫死，去头、足、翅，晒干生用或与糯米同炒至黄黑色，去米，研末用。

【动物形态】 **南方大斑蝥** 成虫体长 1.5～3.2cm。头略呈圆三角形，具粗密刻点，复眼大，鞭状触角 1 对，分 11 节，先端数节膨大呈棒状，末节基部明显窄于第 10 节。背部鞘翅端部宽于基部，底色黑，每翅基部有一个大黄斑，两侧相对，形似一对眼睛，在翅基外侧还有一个小黄斑，翅中部前后各有一黄色较宽的波状横带，具黑色长毛，鞘翅下面有 2 片棕褐色透明的薄膜状后翅。腹面及足具黑色长茸毛。

黄黑小斑蝥 虫体长 0.9～1.9cm，触节末节基部与第 10 节等宽；鞘翅黄色斑纹上具黄色短毛。

【性状】 **南方大斑蝥** 呈长圆形，长 1.5～2.5cm，宽 0.5～1cm。头及口器向下垂，有较大的复眼及触角各 1 对，触角多已脱落。背部具革质鞘翅 1 对，黑色，有 3 条黄色或棕黄色的横纹；鞘翅下面有棕褐色薄膜状透明的内翅 2 片。胸腹部乌黑色，胸部有足 3 对。有特殊的臭气。

黄黑小斑蝥 体形较小，长 1～1.5cm。

【化学成分】 含有斑蝥素，此外还含有油脂、蚁酸、色素等。

【性味与归经】 辛，热；有大毒。归肝、肾、胃经。

【功能与主治】 破血逐淤，散结消癥，攻毒蚀疮。用于癥瘕、经闭、顽癣、瘰疬、赘疣、痈疽不溃、恶疮死肌。

【现代研究】 本品所含斑蝥素有抗癌作用，它能抑制癌细胞蛋白质的合成，从而抑制其生长分化；斑蝥素的各种衍生物能刺激骨髓而有升高白细胞的作用；斑蝥素还有免疫增强、抗病毒、抗菌以及促雌激素样作用。斑蝥灸对家兔实验踝关节炎有明显消肿作用。此外斑蝥素可刺激人和动物皮肤发红起疱。不良反应可引起肾功能障碍，犬和小鼠还可以发生肝细胞浊肿、坏死及脂肪变、心肌浊肿及肺瘀血等。

【用法用量】 0.03～0.06g，炮制后多入丸散用。外用适量，研末或浸酒醋，或制油膏涂敷患处，不宜大面积用。

僵蚕 Bombyx Batryticatus

【来源】 本品为蚕蛾科昆虫家蚕 *Bombyx mori* Linnaeus 4～5 龄的幼虫感染（或人工接种）白僵菌 *Beauveria bassiana*（Bals.）Vuillant 而致死的干燥体。

【产地】 主产于江苏、浙江、四川、广东等省。

【采收加工】 多于春、秋季生产，将感染白僵菌病死的蚕干燥。生用或炒用。

【性状】 本品略呈圆柱形，多弯曲皱缩。长 2～5cm，直径 0.5～0.7cm。表面灰黄色，被有白色粉霜状的气生菌丝和分生孢子。头部较圆，足 8 对，体节明显，尾部略呈二分歧状。质硬而脆，易折断，断面平坦，外层白色，中间有亮棕色或亮黑色的丝腺环 4 个。气微腥，味微咸。

【化学成分】 含蛋白质，脂肪，多种氨基酸以及铁、锌、铜、锰、铬等微量元素。白僵蚕体表的白粉中含草酸铵。

【性味与归经】 咸、辛，平。归肝、肺、胃经。

【功能与主治】 息风止痉，祛风止痛，化痰散结。用于惊风抉痰、惊痫抽搐、小儿急惊、痰喘发痉、破伤风、风热头痛、目赤咽痛、风疹瘙痒。

【现代研究】 本品醇水浸出液对小鼠、家兔均有催眠、抗惊厥作用；其提取液在体内、体外均有较强的抗凝作用；僵蚕粉有较好的降血糖作用；体外试验，对金黄色葡萄球菌、铜绿假单胞菌有轻度的抑菌作用，其醇提取物体外可抑制人体肝癌细胞的呼吸，可用于直肠瘤型息肉的治疗。其不良反应内服可致过敏，少数出现口咽干燥、恶心、食欲减少、困倦等反应。

【用法用量】 5～10g。

蜂蜜 Mel

【来源】 本品为蜜蜂科昆虫中华蜜蜂 *Apis cerana* Fabricius 或意大利蜂 *Apis mellifera* Linnaeus 所酿的蜜。

【产地】 各地均产，以广东、云南、福建、江苏等省产量较大。均为人工养殖生产。

【采收加工】 春至秋季后采收，过滤后供用。

【性状】 本品为半透明、带光泽、浓稠的液体，白色至淡黄色或橘黄色至黄褐色，放久或遇冷渐有白色颗粒状结晶析出。气芳香，味极甜。

【化学成分】 含糖类、挥发油、蜡质、有机酸、花粉粒、泛酸、烟酸、乙酰胆碱、维生素、抑菌素、酶类、微量元素等多种成分。

【性味与归经】 甘，平。归肺、脾、大肠经。

【功能与主治】 补中，润燥，止痛，解毒。用于脾气虚弱、营养不良、中虚脘腹疼痛、腹痛喜按、空腹痛甚、食后稍安、虚劳咳嗽日久、气阴耗伤、气短乏力、咽燥痰少、肠燥便秘。

【现代研究】 本品有促进实验动物小肠推进运动作用，能显著缩短排便时间；能增强体液免疫功能；对多种细菌有抑杀作用；有解毒作用，以多种形式使用均可减弱乌头毒性，以加水同煎解毒效果最佳；能减轻化疗药物的毒副作用；有加速肉芽组织生长，促进创伤组织愈合作用；还有保肝、抗肿瘤等作用。

【用法用量】 15～30g。

海马 Hippocampus

【来源】 本品为海龙科动物线纹海马 *Hippocampus kelloggi* Jordan et Snyder、刺海马 *Hippocampus histrix* Kaup、大海马 *Hippocampus kuda* Bleeker、三斑海马 *Hippocampus trimaculatus* Leach 或小海马（海蛆）*Hippocampus japonicus* Kaup 的干燥体。

【产地】 主产于广东、福建及台湾等省。我国其他沿海省区亦产。马来半岛、菲律宾、印度尼西亚及大洋洲、非洲等地均产。有养殖。

【采收加工】 夏秋季捕捞，洗净，晒干，或除去内脏晒干。捣碎或研粉用。

【性状】 **线纹海马** 呈扁长形而弯曲，体长约 30cm。表面黄白色。头略似马头，有冠状突起，具管状长吻，口小，无牙，两眼深陷。躯干部七棱形，尾部四棱形，渐细卷曲，体上有瓦楞形的节纹并具短棘。体轻，骨质，坚硬。气微腥，味微咸。

刺海马 体长 15～20cm。头部及体上环节间的棘细而尖。

大海马 体长 20～30cm。黑褐色。

三斑海马 体侧背部第 1、4、7 节的短棘基部各有 1 黑斑。

小海马（海蛆） 短棘均较细小。体形小，长 7～10cm。黑褐色。节纹和短棘均较细小。

【化学成分】 含有大量的镁和钙，其次为锌、铁、锶、锰，以及少量的钴、镍和镉。

【性味与归经】 甘、咸，温。归肝、肾经。

【功能与主治】 补肾壮阳，调气活血。用于肾阳不足、肾关不固、阳痿不举、遗精遗尿、气滞血瘀、气血不畅、跌仆瘀肿、疔疮肿毒。

【现代研究】 本品乙醇提取物，可延长正常雌小鼠的动情期，并使子宫及卵巢重量增加，海马能延长小鼠缺氧下的存活时间，延长小鼠的游泳时间，显示了较好的抗应激能力。

【用法用量】 3～9g。外用适量，研末敷患处。

蟾酥 Bufonis Venenum

【来源】 本品为蟾蜍科动物中华大蟾蜍 *Bufo gargarizans* Cantor 或黑眶蟾蜍 *Bufo melanostictus* Schneider 的干燥分泌物。

【产地】 主产于辽宁、山东、江苏、河北、广东、安徽、浙江等省。

【采收加工】 春、秋二季捕捉蟾蜍，洗净体表，挤取耳后腺及皮肤腺的白色浆液，盛于瓷器内（忌与铁器接触），晒干贮存。用时以碎块置酒或鲜牛奶中溶化，然后风干或晒干。

【动物形态】 **中华大蟾蜍** 体长一般在10cm以上，体粗壮，头宽大于头长，吻端圆，吻棱显著；鼻孔近吻端；眼间距大于鼻间距；鼓膜明显，无犁骨齿，上下颌亦无齿。前肢长而粗壮，指、趾略扁，指侧微有缘膜而无蹼，指长顺序3、1、4、2，指关节下瘤多成对，常突2，外侧者大。后肢粗壮而短，胫跗关节前达肩部，左右跟部不相遇，趾侧有缘膜，蹼常发达，内跖突形长而大，外跖突小而圆。皮肤极粗糙，头顶部较平滑，两侧有大而长的耳后膜，其余部分布满大小不等的圆形瘰疣，排列较规则的为头之瘰疣，斜行排列几与耳后腺平行。此外，沿体侧之瘰疣排列亦较规则，胫部之瘰疣更大，个别标本有不明显之跗褶，腹面皮肤不光滑，有小疣。颜色亦异颇大，生殖季节雄性背面多为黑绿色，体侧有浅色的斑纹；雌性背面色较浅，瘰疣乳黄色，有时自眼后沿体侧有斜行之黑色纵斑，腹面乳黄色，有棕色或黑色细花纹。雄性个体较小，内侧三指有黑色婚垫，无声囊。

黑眶蟾蜍 体长7～10cm，雄性略小；头高，头宽大于头长；吻端圆，吻棱明显，鼻孔近吻端，眼间距大于鼻间距，鼓膜大，无犁骨齿，上下颌均无齿，舌后端无缺刻。头部沿吻棱、眼眶上缘、鼓膜前缘及上下颌缘有十分明显的黑色骨质棱或黑色线。头顶部显然下凹，皮肤与头骨紧密相连。前肢细长，指、趾略扁，末端色黑；指长序为3、1、4、2；指关节下瘤多成对外常突大，内侧者略小，均为棕色，后肢短，胫跗关节前达肩后方，左右跟部不相遇；足短于胫；趾侧有缘膜，相连成半蹼，关节下瘤不明显；内跖突略大于外跖突。皮肤极粗糙，除头顶部无疣外，其余布满大小不等之圆形疣粒，疣粒上有黑点或刺；头两侧为长圆形之耳腺；近脊中线由头后至臀部有2纵行排列较规则的大疣粒。体大的黑眶蟾蜍腹面满布小棘。生活时体色变异较大，一般为黄棕色略具棕红色斑纹。雄性第1、2指基部内侧有黑色婚垫，有单咽下内声囊。

【性状】 本品呈扁圆形团块状或片状。棕褐色或红棕色。团块状者质坚，不易折断，断面棕褐色，角质状，微有光泽；片状者质脆，易碎，断面红棕色，半透明。气微腥，味初甜而后有持久的麻辣感，粉末嗅之作嚏。

【化学成分】 含蟾酥毒素类，如蟾毒、蟾毒配基脂肪酸酯、蟾毒配基硫酸酯等，蟾毒配基类，蟾毒色胺类，以及其他化合物，如多糖类、有机酸、氨基酸、肽类、肾上腺素等。

【性味与归经】 辛，温；有毒。归心经。

【功能与主治】 解毒，止痛，开窍醒神。用于痈疽疔疮、咽喉肿痛、中暑神昏、痧胀腹痛吐泻。

【现代研究】 本品所含蟾毒配基类和蟾蜍毒素类均有强心作用，又有抗心肌缺血、抗凝血、升压、抗休克、兴奋大脑皮质及呼吸中枢、抗炎、镇痛及局部麻醉作用。蟾毒内酯类和华蟾素均有抗肿瘤作用，并能升高白细胞、抗放射线；还有镇咳、增加免疫力、抗疲劳、兴奋肠管和子宫平滑肌等作用。其不良反应也有静注或腹腔注射蟾酥后小鼠出现呼吸急促、肌肉痉挛、惊厥、心律不齐，最后麻痹死亡。

【用法用量】 0.015～0.03g，多入丸散用。外用适量。

哈蟆油　Ranae Oviductus

【来源】 本品为蛙科动物中国林蛙 *Rana temporaria chensinensis* David 雌蛙的输卵管，经采制干燥而得。

【产地】 主产于黑龙江、吉林、辽宁、四川、内蒙古等地。

【采收加工】 选肥大的雌蛙，用麻绳从口部穿起，挂于露天风干。干燥后，用热水浸润，立即捞起，放麻袋中闷一夜，次日剖开腹皮，将输卵管轻轻取出，去净卵子及其内脏，置通风处阴干。

【化学成分】 含睾酮、孕酮、雌二醇、色氨酸、赖氨酸、蛋氨酸、亮氨酸、维生素 A、维生素 E 及金属元素 K、Na、Mg 等。

【性味与归经】 甘、咸，平。归肺、肾经。

【功能与主治】 补肾益精，养阴润肺。用于病后体弱、神疲乏力、心悸失眠、盗汗、痨嗽咯血。

【现代研究】 本品能提高机体免疫功能与应激性能作用，可通过调节体内脂肪酸含量，恢复免疫功能；具有抗氧化与抗衰老作用，能够提高衰老雌性大鼠抗氧化应激水平；具有抗疲劳作用，哈蟆油及其酶解液可显著提高机体对运动负荷的适应能力，延缓疲劳产生以及加速疲劳消除，且酶解后作用增强。哈蟆油能提高运动员大强度训练后睡眠质量，加快运动性疲劳的消除；具有调节血脂、耐缺氧、抗焦虑、镇咳、祛痰作用及对运动失调的调节作用。

【用法用量】 5～15g，用水浸泡，炖服，或作丸剂服。

龟甲　Testudinis Carapax et Plastrum

【来源】 本品为龟科动物乌龟 *Chinemys reevesii*（Gray）的背甲及腹甲。

【产地】 主产于江苏、上海、浙江、安徽、湖北、广西。

【采收加工】 蒸锅内，沸水蒸 45min，取出，放入热水中，立即用硬刷除净皮肉，洗净，晒干。

【化学成分】 含动物胶、角蛋白、脂肪、骨胶原、18 种氨基酸，及钙、磷、锶、锌、铜等多种常量及微量元素。龟上甲与下甲所含成分相似。

【性味与归经】 咸、甘，微寒。归肝、肾、心经。

【功能与主治】 滋阴潜阳，益肾强骨，养血补心，固经止崩。用于阴虚潮热、骨蒸盗汗、头晕目眩、虚风内动、筋骨痿软、心虚健忘、崩漏经多。

【现代研究】 本品能改善动物“阴虚”证病理动物功能状态，使之恢复正常；能增强免疫功能；具有双向调节 DNA 合成率的效应；对体外和体内子宫均有兴奋作用；有解热、补血、镇静作用；尚有抗凝血、增加冠状动脉流量和提高耐缺氧能力等作用；龟甲胶有一定提升白细胞数的作用。

【用法用量】 9～24g，先煎。

鳖甲　Trionycis Carapax

【来源】 本品为鳖科动物鳖 *Trionyx sinensis Wiegmann* 的背甲。

【产地】 主产于河北、湖南、安徽、浙江。

【采收加工】 全年均可捕捉，以秋、冬二季为多，捕捉后杀死，置沸水中烫至背甲上的硬皮能剥落时，取出，剥取背甲，除去残肉，晒干。

【化学成分】 含动物胶、骨胶原、角蛋白、17种氨基酸、碳酸钙、磷酸钙、碘、维生素D及锌、铜、锰等微量元素。

【性味与归经】 咸，微寒。归肝、肾经。

【功能与主治】 滋阴潜阳，退热除蒸，软坚散结。用于阴虚发热、骨蒸劳热、阴虚阳亢、头晕目眩、虚风内动、手足瘈疭、经闭、癥瘕、久疟疟母。

【现代研究】 本品能降低实验性甲亢动物血浆cAMP含量；能提高淋巴母细胞转化率，延长抗体存在时间，增强免疫功能；能保护肾上腺皮质功能；能促进造血功能，提高血红蛋白含量；能抑制结缔组织增生，故可消散肿块；有防止细胞突变作用，还有一定镇静作用。

【用法用量】 9～24g，先煎。

蛤蚧 Gecko

【来源】 本品为壁虎科动物蛤蚧 *Gekko gecko* Linnaeus除去内脏的干燥体。

【产地】 主产于江苏、上海、浙江、安徽、湖北、广西。

【采收加工】 全年均可捕捉，除去内脏，拭净，用竹片撑开，使全体扁平顺直，低温干燥。

【动物形态】 体形较大，体长可达30cm以上，头长大于尾长。背腹面略扁，头呈扁平三角形；皮肤粗糙，全身密生粒状细鳞；体色有深灰色、灰蓝色、青黑色等，头、背部有深灰、蓝褐等颜色横条纹，全身散布灰白色、砖红色、紫灰色、橘黄色斑点，尾有白色环纹。吻鳞不接鼻孔。背部粒鳞间散布的疣鳞12～14纵列。指、趾间微蹼。尾基每侧肛疣1个或2～3个，雄性肛前孔和股孔16～26个。

【化学成分】 含有胆固醇、脂肪酸，磷脂成分为磷脂酸，还含有18种游离氨基酸及12种无机元素。

【性味与归经】 咸，平。归肺、肾经。

【功能与主治】 补肺益肾，纳气定喘，助阳益精。用于肺肾不足、虚喘气促，劳嗽咯血、阳痿、遗精。

【现代研究】 本品水溶性部分能使雄性小鼠睾丸增重，表现出雄性激素样作用，可使动物阴道开放时间提前，认为具有双向性激素作用；提取物小鼠腹腔注射能明显增强脾重，能对抗泼尼松（强的松龙）和环磷酰胺的免疫抑制作用；提取物对小鼠遭受低温、高温、缺氧等应激刺激有明显保护作用，有“适应原”样作用。

【用法用量】 研末服，每次3～6g，多入丸散或酒剂。

穿山甲 Manis Squama

【来源】 本品为脊椎动物鲮鲤科穿山甲 *Manis pentadactyla* Linnaeus的鳞甲。

【产地】 主产于广西、广东、贵州、云南。

【采收加工】 收集鳞甲，洗净，晒干。

【化学成分】 含硬脂酸、胆甾醇、二十三酰丁胺、碳原子数26和29的两个脂肪族酰胺、L-丝-L-酪环二肽和D-丝-酪环二肽以及挥发油、水溶性生物碱、18种元素、16种氨基酸和无机物。

【性味与归经】 咸，微寒。归肝、胃经。

【功能与主治】 活血消癥，通经下乳，消肿排脓，搜风通络。用于经闭癥瘕、乳汁不通、痈肿疮毒、风湿痹痛、中风瘫痪、麻木拘挛。

【现代研究】 本品水煎液能明显延长小鼠和大鼠凝血时间，降低血液黏度；水提醇沉剂有直接扩张血管壁，降低外周阻力，显著增加股动脉血流量的作用；水提液和醇提液有抗炎作用，水提液尚有抗心肌缺氧、升高白细胞的作用。

【用法用量】 煎服，5～10g。研末服，每次1～1.5g。

金钱白花蛇　Bungarus Parvus

【来源】 本品为眼镜蛇科动物银环蛇 *Bungarus multicinctus* Blyth 的幼蛇干燥体。

【产地】 长江以南各地。

【采收加工】 夏、秋二季捕捉，剖开腹部，除去内脏，擦净血迹，用乙醇浸泡处理后，盘成圆形，用竹签固定，干燥。

【动物形态】 银环蛇，成蛇全长1m左右。头椭圆形，与颈略可区分。体较细长，尾末端尖细。头部黑色或黑褐色，躯干及尾背面黑色或黑褐色，有白色横纹45～58个，腹面乳白色，或缀以黑褐色细斑。无颊鳞，眶前鳞1，眶后鳞2；颞鳞1+2，上唇鳞2-2-3式。背鳞平滑，通身15行，脊鳞扩大呈六角形；腹鳞203～231；肛鳞完整，尾下鳞单行，37～55。

【性状】 本品呈圆盘状，盘径3～6cm，蛇体直径0.2～0.4cm。头盘在中间，尾细，常纳口内，口腔内上颌骨前端有毒沟牙1对，鼻间鳞2片，无颊鳞，上下唇鳞通常各为7片。背部黑色或灰黑色，有白色环纹45～58个，黑白相间，白环纹在背部宽1～2行鳞片，向腹面渐增宽，黑环纹宽3～5行鳞片，背正中明显突起一条脊棱，脊鳞扩大呈六角形，背鳞细密，通身15行，尾下鳞单行。气微腥，味微咸。

【化学成分】 含蛋白质，脂肪，氨基酸，钙、磷、镁、铁、铝、锌、锶、钛、锰、钒、铜等21种元素，鸟嘌呤核糖苷及磷脂酶。

【性味与归经】 甘、咸，温；有毒。归肝经。

【功能与主治】 祛风，通络，止痉。用于风湿顽痹、麻木拘挛、中风口眼㖞斜、半身不遂、抽搐痉挛、破伤风、麻风、疥癣。

【现代研究】 一般认为银环蛇毒液有外周箭毒样作用，具神经肌肉阻断作用，呼吸酶抑制作用。具有高磷脂酶A活性的银环蛇毒液组分，在小鼠心脏匀浆中，是琥珀酸氧化酶和琥珀酸细胞色素c还原酶的极强抑制剂。

【用法用量】 2～5g。研粉吞服1～1.5g。

蕲蛇　Agkistrodon

【来源】 本品为蝰科动物五步蛇 *Agkistrodon acutus*（Güenther）的干燥体。

【产地】 主产于湖北、江西、浙江等地。

【采收加工】 多于夏、秋二季捕捉，剖开蛇腹，除去内脏，洗净，用竹片撑开腹部，盘成圆盘状，干燥后拆除竹片。

【动物形态】 长120～150cm，大者可达200cm以上。头大、三角形，与颈部可明显区分，有长管牙。吻鳞与鼻间鳞均向背方翘起。鼻孔与眼之间有一椭圆形颊窝，为温觉感受器官。背鳞多为21行，少数23行，除靠近腹鳞的1～3行鳞细弱外，其余均是强棱并具有鳞孔，棱的后半隆起成嵴，所以体表很粗糙。腹鳞雄性为157～165片，雌性为163～171片。尾下鳞雄性56～63片，雌性52～58片，前端约20枚为单行或杂以个别成对的，尾后端为双行；尾尖一枚鳞片侧扁而尖长，角质化程度较高，形成一角质刺，俗称“佛指甲”。背面棕褐色或稍带绿色，其上具灰白色大方形斑块17～19个，尾部3～5个，此斑由左右两侧大三角斑在背正中合拢形成，偶尔也有交错排列的，斑块边缘色深，腹面乳白色；咽喉部有排列不整齐的小黑点；腹部中央和两侧有大黑斑。

【性状】 本品呈圆盘状，盘径17～34cm，体长可达2m。头在中间稍向上，呈三角形而扁平，吻端向上，习称“翘鼻头”。上腭有管状毒牙，中空尖锐。背部两侧各有黑褐色与浅棕色组成的“V”形斑纹17～25个，其“V”形的两上端在背中线上相接，习称“方胜纹”，有的左右不相接，呈交错排列。腹部撑开或不撑开，灰白色，鳞片较大，有黑色类圆形的斑点，习称“连珠斑”；腹内壁黄白色，脊椎骨的棘突较高，呈刀片状上突，前后椎体下突基本同形，多为弯刀状，向后倾斜，尖端明显超过椎体后隆面。尾部骤细，末端有三角形深灰色的角质片1枚。气腥，味微咸。

【化学成分】 含3种毒蛋白，即AaT-Ⅰ、AaT-Ⅱ、AaT-Ⅲ，由18种氨基酸组成。并含透明质酸酶，出血毒素等。

【性味与归经】 甘、咸，温；有毒。归肝经。

【功能与主治】 祛风，通络，止痉。用于风湿顽痹、麻木拘挛、中风口眼㖞斜、半身不遂、抽搐痉挛、破伤风、麻风、疥癣。

【现代研究】 本品具有镇静、催眠及镇痛作用；注射液有显著降压作用；水提物能激活纤溶系统；醇提物可增强巨噬细胞吞噬能力，显著增加炭粒廓清率。

【用法用量】 3～9g；研末吞服，一次1～1.5g，一日2～3次。

乌梢蛇 Zaocys

【来源】 本品为游蛇科动物乌梢蛇 *Zaocys dhumnades*（Cantor）的干燥体。

【产地】 全国大部分地区有分布。

【采收加工】 多于夏、秋二季捕捉，剖开腹部或先剥皮留头尾，除去内脏，盘成圆盘状，干燥。

【性状】 本品呈圆盘状，盘径约16cm。表面黑褐色或绿黑色，密被菱形鳞片；背鳞行数成双，背中央2～4行鳞片强烈起棱，形成两条纵贯全体的黑线。头盘在中间，扁圆形，眼大而下凹陷，有光泽。上唇鳞8枚，第4、5枚入眶，颊鳞1枚，眼前下鳞1枚，较小，眼后鳞2枚。脊部高耸成屋脊状。腹部剖开边缘向内卷曲，脊肌肉厚，黄白色或淡棕色，可见排列整齐的肋骨。尾部渐细而长，尾下鳞双行。剥皮者仅留头尾之皮鳞，中段较光滑。气腥，味淡。

【化学成分】 含赖氨酸、亮氨酸、谷氨酸、丙氨酸、胱氨酸等17种氨基酸，并含果糖-1,6-二磷酸酶，原肌球蛋白等。

【性味与归经】 甘，平。归肝经。

【功能与主治】 祛风，通络，止痉。用于风湿顽痹、麻木拘挛、中风口眼㖞斜、半身不遂、抽搐痉挛、破伤风、麻风、疥癣。

【现代研究】 本品水煎液和醇提取液有抗炎、镇静、镇痛作用。其血清有对抗五步蛇毒作用。

【用法用量】 6～12g。

鸡内金 Galli Gigerii Endothelium Corneum

【来源】 本品为雉科动物家鸡 *Gallus gallus domesticus* Brisson 的干燥沙囊内壁。

【产地】 全国各地均产。

【采收加工】 杀鸡后，取出鸡肫，立即剥下内壁，洗净，干燥。

【性状】 本品为不规则卷片，厚约2mm，表面黄色、黄绿色或黄褐色，薄而半透明，具明显的条状皱纹。质脆易碎，断面角质样，有光泽。气微腥，味微苦。

【化学成分】 含胃激素、角蛋白、微量胃蛋白酶、淀粉酶、多种维生素与微量元素，以及18种氨基酸等。

【性味与归经】 甘，平。归脾、胃、小肠、膀胱经。

【功能与主治】 健胃消食，涩精止遗，通淋化石。用于食积不消、呕吐泻痢、小儿疳积、遗尿、遗精、石淋涩痛、胆胀胁痛。

【现代研究】 本品可显著增加大鼠胃液量，鸡内金炮制后增加大鼠胃液量及增加大鼠胃蛋白酶活性效果更为明显；生品及炮制品均能显著增加大鼠胃蛋白酶排出量；鸡内金对小鼠的胃排空率结果无显著性差异，而肠胃推动功能有明显增强的趋势；鸡内金具有增强小肠推进运动，改善便秘的作用，且与用药剂量存在相关性。此外，鸡内金可明显缓解大鼠乳腺增生，减轻乳腺病理。

【用法用量】 3～10g。

熊胆　Fel Ursi

【来源】 为脊椎动物熊科棕熊 *Ursus arctos* Linnaeus、黑熊 *Selenarctos thibetanus* Cuvier 的干燥胆囊。

【产地】 棕熊胆主产于东北、华北地区，陕西、四川、云南、青海、新疆、甘肃等省区亦有分布；产于云南者称“云胆”，品质最优；产于黑龙江、吉林者称“东胆”，产量最大。黑熊胆主产于东北及华北地区。

【采收加工】 现多以活熊导管引流的熊胆汁干燥后入药，称为“熊胆粉”，用法相同。

【性状】 本品呈长扁卵形，上部狭细，下部膨大成囊状，长10～20cm，宽5～10cm。表面黑色、棕黑色或黄棕色，显光泽，微有褶皱。囊内有干燥的胆汁，习称“胆仁”，呈块状、颗粒状、粉状或稠膏状，金黄色，透明如琥珀，有光泽，质松脆者习称“金胆”或“铜胆”；黑色，质坚脆或呈稠膏状者习称“墨胆”或“铁胆”；黄绿色，光泽较差，质脆者称“菜花胆”。气清香，味极苦，有粘舌感。以个大、胆仁金黄明亮、质松脆者为佳。

【化学成分】 含熊去氧胆酸、鹅去氧胆酸、去氧胆酸、牛黄熊脱氧胆酸、牛黄鹅脱氧胆酸、牛黄胆酸、胆固醇、胆红素、无机盐、脂肪、磷质及4～12种氨基酸等。

【性味与归经】 苦，寒。归肝、胆、心经。

【功能与主治】 清热解毒，息风止痉，清肝明目。用于惊风抽搐，外治目赤肿痛、咽喉肿痛。

【现代研究】 本品所含胆汁酸盐有利胆作用，可显著增加胆汁分泌量，对胆总管、括约肌有松弛作用；鹅去氧胆酸有溶解胆结石作用。所含熊去氧胆酸能降低血中胆固醇和甘油三酯；并有很强的解痉作用；还可明显地降低糖尿病患者的血糖和尿糖，无论单独使用或与胰岛素合用均有效。本品所含的鹅去氧胆酸、胆酸及去氧胆酸有解毒、抑菌、抗炎的作用，尤其对金黄色葡萄球菌、链球菌、肺炎双球菌、流感嗜血杆菌等均有明显的抑制作用；同时还具有抗过敏、镇咳、祛痰、平喘、降血压等作用。所含的胆汁酸盐能促进脂肪、类脂质及脂溶性维生素的消化吸收，故有助消化作用。此外，本品尚能降低心肌耗氧量并具有一定的抗心律失常作用；其复方制剂又有促进角膜翳处的角膜上皮细胞的新陈代谢，加快其更新的作用。

【用法用量】 0.25～0.5g，入丸、散。

阿胶　Asini Corii Colla

【来源】 本品为马科动物驴 *Equus asinm* L. 的干燥皮或鲜皮经煎煮、浓缩制成的固体胶。

【产地】 以山东、浙江、江苏等地产量较多。

【采收加工】 驴皮经浸泡去毛后熬制成胶块。以原胶块用，或将胶块打碎，用蛤粉炒或用蒲黄炒成阿胶珠用。

【性状】 本品呈长方形块、方形块或丁状。棕色至黑褐色，有光泽。质硬而脆，断面光亮，碎片对光照视呈棕色半透明状。气微，味微甘。

【化学成分】 阿胶多由骨胶原组成，经水解后得到多种氨基酸，如赖氨酸、精氨酸、组氨酸、胱氨酸、色氨酸、羟脯氨酸、天冬氨酸、苏氨酸、丝氨酸、谷氨酸、脯氨酸、丙氨酸等。

【性味与归经】 甘，平。归心、肺、肝、肾经。

【功能与主治】 补气安神，止咳平喘。用于心神不宁、失眠心悸、肺虚咳喘、虚劳短气、不思饮食。

【现代研究】 本品有显著的补血作用，疗效优于铁剂。服阿胶者血钙浓度有轻度增高，但凝血时间没明显变化。以 Vassili 改良法造成家兔慢性肾炎模型，服用阿胶后 2 周即获得正氮平衡，而对照组仍为负平衡。

【用法用量】 5～15g。入汤剂宜烊化冲服。

麝香　Moschus

【来源】 本品为鹿科动物林麝 *Moschus berezovskii* Flerov、马麝 *Moschus sifanicus* Przewalski 或原麝 *Moschus moschiferus* Linnaeus 成熟雄体香囊中的干燥分泌物。

【产地】 主产于四川、西藏、云南、陕西、甘肃、内蒙古等地。

【采收加工】 野生麝多在冬季至次春猎取，猎获后，割取香囊，阴干，习称“毛壳麝香”；剖开香囊，除去囊壳，称“麝香仁”，其中呈颗粒状者称“当门子”。人工驯养麝多直接从其香囊中取出麝香仁，阴干或用干燥器密闭干燥。本品应密闭，避光保存。

【性状】 **毛壳麝香** 为扁圆形或类椭圆形的囊状体，直径 3～7cm，厚 2～4cm。开口面的皮革质，棕褐色，略平，密生白色或灰棕色短毛，从两侧围绕中心排列，中间有 1 小囊孔口。另一面为棕褐色略带紫色的皮膜，微皱缩，偶显肌肉纤维，略有弹性，剖开后可见中层皮膜呈棕褐色或灰褐色，半透明，内层皮膜呈棕色，内含颗粒状、粉末状的麝香仁和少量细毛及脱落的内层皮膜（习称“银皮”）。

鹿香仁 野生者质软，油润，疏松；其中不规则圆球形成颗粒状者习称“当门子”，表面多呈紫黑色。油润光亮，微有麻纹，断面深棕色或黄棕色；粉末状者多呈棕褐色或黄棕色，并有少量脱落的内层皮膜和细毛。饲养者呈颗粒状、短条形或不规则的团块；表面不平，紫黑色或深棕色，显油性，微有光泽，并有少量毛和脱落的内层皮膜。气香浓烈而特异，味微辣、微苦带咸。

【化学成分】 含麝香大环化合物如麝香酮等，甾族化合物如睾丸酮、雌二醇、胆甾醇，多种氨基酸如天冬氨酸、丝氨酸，以及无机盐和其他成分如尿囊素、蛋白激酶激活剂等。

【性味与归经】 辛，温。归心、脾经。

【功能与主治】 开窍醒神，活血通经，消肿止痛。用于热病神昏、中风痰厥、气郁暴厥、中恶昏迷、经闭、癥瘕、难产死胎、胸痹心痛、心腹暴痛、跌仆伤痛、痹痛麻木、痛肿瘰疬、咽喉肿痛。

【现代研究】 本品对中枢神经系统的作用是双向的，小剂量兴奋，大剂量抑制，增强中枢神经系统的耐缺氧能力，改善脑循环；麝香具有明显的强心作用，能兴奋心脏，增加心脏收缩振幅，增强心肌功能；麝香对由于血栓引起的缺血性心脏障碍有预防和治疗作用；麝香具有一定的抗炎作用，其抗炎作用与氢化可的松相似；麝香对子宫有明显兴奋、增强宫缩作用，尤对体内妊娠子宫更为敏感，对非妊娠子宫的兴奋发生较慢，但作用持久，抗孕作用更趋显著；本品对人体肿瘤细胞有抑制作用，浓度大则作用强，对小鼠艾氏腹水癌细胞和肉瘤S180细胞有灭杀作用。

【用法用量】 入丸、散，每次0.03～0.1g。外用适量。不宜入煎剂。

鹿茸　Cervi Cornu Pantotrichum

【来源】 本品为鹿科动物梅花鹿 *Cervus nippon* Temminck 或马鹿 *Cervus elaphus* Linnaeus 的雄鹿未骨化密生茸毛的幼角。前者习称“花鹿茸”，后者习称“马鹿茸”。

【产地】 主产于吉林、黑龙江、辽宁、内蒙古、新疆、青海等地。其他地区也有人工饲养。

【采收加工】 夏秋两季雄鹿长出的新角尚未骨化时，将角锯下或用刀砍下，用时燎去毛，切片后阴干或烘干入药。

【动物形态】 **梅花鹿**　体长约1.5m，体重100kg左右。眶下腺明显，耳大直立，颈细长。四肢细长，后肢外侧踝关节下有褐色足迹腺，主蹄狭小，侧蹄小。臀部有明显的白色臀斑，尾短。雄鹿有分叉的角，长全时有4～5叉，眉叉斜向前伸，第二枝与眉叉较远，主干末端再分两小枝。梅花鹿冬毛棕色，白色斑点不显。鼻面及颊部毛短，毛尖沙黄色。从头顶起沿脊椎到尾部有一深棕色的背线。白色臀斑有深棕色边缘。腹毛淡棕，鼠蹊部白色。四肢上侧同体色，内侧色稍淡。夏毛薄，无绒毛，红棕色，白斑显著，在脊背两旁及体侧下缘排列成纵行，有黑色的背中线。腹面白色，尾背面黑色，四肢色较体色为浅。

马鹿　体形较大，体长2m，体重超过200kg。肩高约1m，背平直，肩部与臀部高度相等。鼻端裸露，耳大呈圆锥形。颈长约占体长1/3，颈下被毛较长。四肢长，两侧蹄较长，能触及地面。尾短，雄性有角，眉叉向前伸，几与主干成直角，主干稍向后略向内弯，角面除尖端外均较粗糙，角基有一小圈瘤状突起。冬毛灰褐色。嘴、下颌深棕色，颊棕色，额部棕黑色。耳外黄褐色、耳内白色。颈部与身体背面稍带黄褐色，有一黑棕色的背线。四肢外侧棕色，内侧较浅。臀部有黄赭色斑。夏毛较短，没有绒毛，呈赤褐色。

【性状】 **花鹿茸**　呈圆柱状分枝，具一个分枝者习称“二杠”，主枝习称“大挺”，长17～20cm，锯口直径4～5cm，离锯口约1cm处分出侧枝，习称“门庄”，长9～15cm，直径较大挺略细。外皮红棕色或棕色，多光润，表面密生红黄色或棕黄色细茸毛，上端较密，下端较疏；分岔间具1条灰黑色筋脉，皮茸紧贴。锯口黄白色，外围无骨质，中部密布细孔。具二个分枝者，习称“三岔”，大挺长23～33cm，直径较二杠细，略呈弓形，微扁，枝端略尖，下部多有纵棱筋及突起疙瘩；皮红黄色，茸毛较稀而粗。体轻。气微腥，味微咸。

二茬茸与头茬茸相似，但挺长而不圆或下粗上细，下部有纵棱筋。皮灰黄色，茸毛较粗糙，锯口外围多已骨化。体较重。无腥气。

马鹿茸　较花鹿茸粗大，分枝较多，侧枝一个者习称“单门”，二个者习称“莲花”，三个者习称“三岔”，四个者习称“四岔”或更多。按产地分为“东马鹿茸”和“西马鹿茸”。

东马鹿茸“单门”大挺长25～33cm，直径约3cm。外皮灰黑色，茸毛灰褐色或灰黄色，锯口面外皮较厚，灰黑色，中部密布细孔，质嫩；“莲花”大挺长可达33cm，下部有棱筋，锯口面蜂窝状小孔稍大；“三岔”皮色深，质较老；“四岔”茸毛粗而稀，大挺下部具棱筋及疙瘩，分枝顶端多无毛，习称“捻头”。

西马鹿茸大挺多不圆，顶端圆扁不一，长30～100cm。表面有棱，多抽缩干瘪，分枝较长且弯曲，茸毛粗长，灰色或黑灰色。锯口色较深，常见骨质。气腥臭，味咸。

【化学成分】 从鹿茸的脂溶性成分中分离出雌二醇、胆固醇等，其中雌二醇及其在体内的代谢产物——雌酮为鹿茸雌激素样作用的主要成分。鹿茸中的氨基酸，以甘氨酸含量最丰富，还含有中性糖、葡萄糖胺，鹿茸灰分中含有钙、磷、镁等，水浸出物中含多量胶质。

【性味与归经】 甘、咸，温。归肾、肝经。

【功能与主治】 壮肾阳，益精血，强筋骨，调冲任，托疮毒。用于肾阳不足、精血亏虚、阳痿滑精、宫冷不孕、羸瘦、神疲、畏寒、眩晕、耳鸣、耳聋、腰脊冷痛、筋骨痿软、崩漏带下、阴疽不敛。

【现代研究】 大剂量鹿茸精使心缩幅度缩小，心率减慢，并使外周血管扩张，血压降低。中等剂量鹿茸精引起体外心脏活动明显加强，心缩幅度增大，心率加快，结果使心脏每搏输出量和每分输出量都增加。鹿茸具有明显的抗脂质过氧化作用及抗应激作用。

【用法用量】 1～2g，研末冲服。

牛黄 Bovis Calculus

【来源】 本品为牛科动物牛 *Bos taurus domesticus* Gmelin 的干燥胆结石。

【产地】 主产于北京、天津、内蒙古、陕西、新疆、青海、河北、黑龙江等地。

【采收加工】 宰牛时，如发现有牛黄，即滤去胆汁，将牛黄取出，除去外部薄膜，阴干，研极细粉末。

【性状】 本品多呈卵形、类球形、三角形或四方形，大小不一，直径 0.6～3(4.5)cm，少数呈管状或碎片。表面黄红色至棕黄色，有的表面挂有一层黑色光亮的薄膜，习称“乌金衣”，有的粗糙，具疣状突起，有的具龟裂纹。体轻，质酥脆，易分层剥落，断面金黄色。可见细密的同心层纹，有的夹有白心。气清香，味苦而后甘，有清凉感，嚼之易碎，不粘牙。

【化学成分】 含胆酸、脱氧胆酸、胆甾醇，以及胆红素、麦角甾醇、维生素 D、钠、钙、镁、锌、铁、铜、磷等；尚含胡萝卜素及丙氨酸、甘氨酸等多种氨基酸；还含黏蛋白、脂肪酸及肽类（SMC）成分。

【性味与归经】 甘，凉。归心、肝经。

【功能与主治】 清心，豁痰，开窍，凉肝，息风，解毒。用于热病神昏、中风痰迷、惊痫抽搐、癫痫发狂、咽喉肿痛、口舌生疮、痈肿疔疮。

【现代研究】 本品有镇静抗惊厥及解热作用，可增强体外蛙心心肌收缩力；牛黄主要成分胆红素有降压及抑制心跳作用；牛黄水溶液成分 SMC 具有胆囊收缩作用，所含胆酸，尤其是脱氧胆酸，能松弛胆道口括约肌，促进胆汁分泌而有利胆作用；牛磺酸对四氯化碳引起的急性及慢性大鼠肝损害有显著的保护作用；家兔静脉滴注牛黄，可使红细胞显著增加；牛黄还有抗炎、止血、降血脂等作用。

【用法用量】 0.15～0.35g，多入丸散用。外用适量，研末敷患处。

附药：人工牛黄 本品由牛胆粉、胆酸、猪去氧胆酸、胆红素、胆固醇、微量元素等制成。为黄色疏松粉末。味苦，微甘。

体外培育牛黄 本品以牛的新鲜胆汁作母液，加入去氧胆酸、胆酸、复合胆红素钙等组成。呈球形或类球形，直径 0.5～3cm。表面光滑，呈红黄色至棕黄色。体轻，质松脆，断面有同心层纹。气香，味苦而后甘，有清凉感，嚼之易碎，不粘牙。

羚羊角 Saigae Tataricae Cornu

【来源】 本品为牛科动物赛加羚羊 *Saiga tatarica* Linnaeus 的角。

【产地】 主产于新疆、青海、甘肃等地。

【采收加工】 猎取后锯取其角，晒干。镑片或粉碎成细粉。

【动物形态】 赛加羚羊，身体大小与黄羊相似，长 1～1.4m，体重雄兽为 37～60kg，雌兽 29～37kg。头型较特别，耳郭短小，眼眶突出。鼻端大，鼻中间具槽，鼻孔呈明显的筒状，整个鼻子呈肿胀鼓起，故谓高鼻羚羊。雄羊具角 1 对，不分叉，角自基部长出后几乎竖直向上，至生长到整个角的 1/3 高度时，二角略向外斜，接着又往上，往里靠近再又微微向外，最后二角相向略往内弯。角尖端平滑，而下半段具环棱。角呈半透明状，内蜡色。整个体色呈灰黄色，但体侧较灰白。冬季时毛色显得更淡。

【性状】 本品呈长圆锥形，略呈弓形弯曲，长 15～33cm；类白色或黄白色，基部稍呈青灰色。嫩枝对光透视有“血丝”或紫黑色斑纹，光润如玉，无裂纹；老枝则有细纵裂纹。除尖端部分外，有 10～16 个隆起环脊，间距约 2cm，用手握之，四指正好嵌入凹处。角的基部横截面圆形，直径 3～4cm，内有坚硬质重的角柱，习称“骨塞”，骨塞长约占全角的 1/2 或 1/3，表面有突起的纵棱与其外面角鞘内的凹沟紧密嵌合，从横断面观，其结合部呈锯齿状。除去“骨塞”后，角的下半段成空洞，全角呈半透明，对光透视，上半段中央有一条隐约可辨的细孔道直通角尖，习称“通天眼”。质坚硬。气微，味淡。

【化学成分】 含角质蛋白，其水解后可得 18 种氨基酸及多肽物质。尚含多种磷脂、磷酸钙、胆固醇、维生素 A 等。此外，含多种微量元素。

【性味与归经】 咸，寒。归肝、心经。

【功能与主治】 平肝息风，清肝明目，散血解毒。用于肝风内动、惊痫抽搐、妊娠子痫、高热痉厥、癫痫发狂、头痛眩晕、目赤翳障、温毒发斑、痈肿疮毒。

【现代研究】 本品外皮浸出液对中枢神经系统有抑制作用，并有镇痛作用，能增强动物耐缺氧能力；煎剂有抗惊厥解热作用；煎剂或醇提液有降压作用，其小剂量可使体外蟾蜍心脏收缩力加强，中等剂量或大剂量可抑制心脏。

【用法用量】 煎服，1～3g，宜另煎 2h 以上；磨汁或研粉服，每次 0.3～0.6g。

动物类中药材图片信息请扫描下方二维码：

动物类彩图

第十八章　矿物类中药材

矿物药是指在中医药理论指导下，可供药用的原矿物、矿物原料的加工品、动物或动物骨骼的化石。虽然矿物药的单味品种远远少于植物药和动物药，但其仍然是我国中医药不可或缺的重要组成部分。

矿物药按照来源、加工方法及原料性质的不同，可分为三类：原矿物药、矿物制品药和矿物药制剂。原矿物药是指从自然界采集后，基本保持原有性状作为药用者，如石膏、滑石等；矿物制品药是指以矿物为原料经加工制成的单位药，多配伍应用，如白矾、胆矾等；矿物药制剂是指以多味矿物药或矿物制品药为原料加工制成的制剂。

矿物药的治疗范围涉及内、外、妇、儿、五官各科，临床疗效显著，极具特色。这些源自矿产资源的无机类药物在中医药理论指导下，通过内服或外用，发挥着清热理血、安神补益、利水渗湿、化痰止咳、收敛止血、平肝息风、消肿解毒、祛腐生肌和保健强身等作用，用于治疗和预防多种疾患，促进人体生长和发育，增进健康，延年益寿。

朱砂　Cinnabaris

【来源】 为硫化合物类矿物辰砂族辰砂。

【产地】 主产于湖南、贵州、四川等省。以湖南辰州（今沅陵）产的为好，故得“辰砂”之名。

【采收加工】 挖出矿石后，选取纯净者放淘沙盘内，利用相对密度不同（朱砂相对密度8.09～8.20），用水淘出杂石和泥沙，晒干，用磁铁吸尽含铁的杂质。

【性状】 为粒状或块状集合体，呈大小不一的块片状、颗粒状或粉末状。鲜红色或暗红色，有光泽。体重，质脆，条痕红色至褐红色。气微，味淡。其中呈细小颗粒或粉末状，色红明亮，触之不染手者，习称“朱宝砂”；呈不规则板片状、斜方形或长条形，大小厚薄不一，边缘不整齐，色红而鲜艳，光亮如镜面微透明，质较脆者，习称“镜面砂”；呈粒状、方圆形或多角形，色暗红或呈灰褐色，质坚，不易碎者，习称“豆瓣砂”。

【化学成分】 本品主要成分为硫化汞（HgS），但常夹杂雄黄、磷灰石、沥青质等。

【性味与归经】 甘，寒。有毒。归心经。

【功能与主治】 镇心安神，解毒消肿。常用于心悸易惊、失眠多梦、癫痫发狂、小儿惊风、视物昏花、口疮、喉痹、疮疡肿毒。

【现代研究】 本品有无镇静催眠作用，结论不一。朱砂外用能抑杀皮肤细菌和寄生虫，有防腐作用。朱砂所含之汞，高浓度时可抑制多种酶的活性，并可透过血脑屏障，直接损害中枢神经系统。进入体内的汞，主要分布在肝、肾，而引起肝肾的损害。

【用法用量】 入丸散或研末冲服，每次0.1～0.5g，不宜入煎剂。外用适量。

雄黄　Realgar

【来源】 为硫化物类雄黄族雄黄。

【产地】 主产于湖南、贵州、云南等省。

【采收加工】 全年均可採挖，除去杂质石块、泥土。

【性状】 呈块状或粒状集合体。全体呈深红色或橙红色。块状者表面常覆有橙黄色粉末，以手触之易被染成橙黄色。晶面具金刚光泽，质脆，易碎，断面具树脂光泽。条痕橙黄色。微有特异臭气，味淡，燃之易熔融成红紫色液体，并产生黄白色烟，有强烈蒜臭气。精矿粉为粉末状集合体，质松脆，手捏即成粉，橙黄色，无光泽。

商品常分为雄黄、明雄黄等。明雄黄又名“腰黄”、“雄黄精”，为熟透的雄黄，多呈块状，色鲜红，半透明，有光泽，松脆，质最佳，但产量甚少。

以色红、块大、质松脆、有光泽者为佳。

【化学成分】 主含二硫化砷（As_2S_2），并含少量其他重金属盐。

【性味与归经】 辛，温。有毒。归肝、大肠经。

【功能与主治】 解毒杀虫，燥湿祛痰、截疟。用于痈肿疔疮、蛇虫咬伤、虫积腹痛、惊痫、疟疾。

【现代研究】 本品具有抗菌、抗血吸虫及鼠疟原虫、抗早孕等作用。雄黄水浸剂在体外对化脓性球菌，人型、牛型结核杆菌，肠道致病菌及堇色毛癣菌等多种致病性皮肤真菌有抑制作用，对金黄色葡萄球菌、铜绿假单胞菌有杀灭作用。

【用法用量】 外用适量，熏涂患处。入丸散服，每次0.05～0.1g。本品毒性较强，内服宜慎，不可过量久服。孕妇忌用。本品亦能从皮肤吸收，外用时不宜大面积涂擦及长期持续使用。切忌火煅，烧煅后即分解为三氧化二砷（As_2O_3），即砒霜，有剧毒。

自然铜　Pyritum

【来源】 为硫化物类矿物黄铁矿族黄铁矿。

【产地】 主产于四川、广东、云南等省。

【采收加工】 全年可采。拣取黄铁矿石，去净杂石、沙土及黑锈后，敲成小块。

【性状】 多呈方块形，直径0.2～2.5mm。表面亮淡黄色，有金属光泽，有的表面显黄棕色或棕褐色（系氧化物，即氧化铁所致），无金属光泽，具棕黑色或墨绿色细条纹及砂眼。立方体相邻晶面上条纹相互垂直，是其重要特征。条痕绿黑色或棕红色。体重，质坚硬或稍脆，易砸碎，断面黄白色，有金属光泽；或断面棕褐色，可见银白色亮星。无臭无味。

【化学成分】 本品主含FeS_2，还混含铜、镍、砷、锑等。

【性味与归经】 辛，平。归肝经。

【功能与主治】 散瘀止痛，续筋接骨。用于跌仆损伤、筋骨折伤、瘀肿疼痛。

【现代研究】 本品对骨折愈合有促进作用。

【用法用量】 先煎，3～9g。多入丸散，醋淬研末服每次0.3g。不宜久服，凡阴虚火旺、血虚无瘀者应慎用。

磁石　Magnetitum

【来源】 为氧化物类矿物尖晶石族磁铁矿。

【产地】 主产于河北、山东、辽宁等省。

【采收加工】 采后除去杂质和铁锈。

【性状】 为块状集合体，呈不规则块状或略带方形，多具棱角，大小不一。表面灰黑色或棕褐色，条痕黑色，具金属光泽，或覆有少许棕色粉末而无光泽。体重，质坚硬，难破碎，断面不整齐，具磁性，日久磁性渐弱。有土腥气，味淡。

以色黑、断面致密有光泽、吸铁能力强者为佳。

饮片为不规则的碎块。灰黑色或褐色，条痕黑色，具金属光泽。质坚硬。具磁性。有土腥气，味淡。

【化学成分】 本品主要含四氧化三铁（Fe_3O_4），其中含 FeO 为 31%、Fe_2O_3 为 69%。尚含锰、铝、铅、钛等。

【性味与归经】 咸，寒。归心、肝、肾经。

【功能与主治】 镇静安神，平肝潜阳，聪耳明目，纳气平喘。用于惊悸失眠、头晕目眩、视物昏花、耳鸣耳聋、肾虚气喘。

【现代研究】 本品有镇静及抗惊厥作用，与异戊巴比妥钠有协同作用，对士的宁引起的小鼠惊厥有延长潜伏期的作用。

【用法用量】 煎服，9～30g，宜打碎先煎。入丸、散，每次 1～3g。镇惊安神、平肝潜阳宜生用，聪耳明目、纳气平喘宜醋淬后用。

【注意事项】 因吞服后不宜消化，如入丸、散，不可多服。脾胃虚弱者慎用。

赭石 Haematitum

【来源】 为氧化物类矿物刚玉族赤铁矿。

【产地】 主产于河北、山西、广东等省。

【采收加工】 全年可采，采后，选取表面有钉头状突起部分的称“钉头代赭石”，除去泥土、杂石。

【性状】 为豆状，肾状集合体，多呈不规则扁平块状，大小不一。全体暗棕红色或灰黑色，条痕樱红色或红棕色，有的具金属光泽。一面有圆形突起，习称“钉头”，另一面与突起的相对应处有同样大小的凹窝。体重，质硬，砸碎后断面显层叠状，且每层均依“钉头”而呈波浪状弯曲，用手抚摸，则有红棕色粉末粘手，在石头上摩擦呈樱桃红色。气微，味淡。

以色棕红、断面层次明显、有“钉头”、无杂石者为佳（有钉头的煅后乌黑色，层层脱落，无钉头者则为灰黑色）。

【化学成分】 主含三氧化二铁（Fe_2O_3），也含杂质钛（钛赤铁矿）、钙、镁、铝、锰、硅、砷和水分。

【性味与归经】 苦，寒。归肝、心、肺、胃经。

【功能与主治】 平肝潜阳，重镇降逆，凉血止血。用于眩晕耳鸣、呕吐、呃逆、嗳气、喘息、吐血、衄血、崩漏下血。

【现代研究】 本品内服后能收敛胃肠壁，保护黏膜面，有一定的抗溃疡作用，可使肠蠕动亢进，对体外豚鼠小肠也有明显兴奋作用。赭石内服吸收入血，能促进血细胞及血红蛋白的新生，有一定补血作用，对缺铁性贫血有一定治疗作用，此作用与其所含大量铁离子有关。代赭石对体外蛙心在大剂量时呈抑制作用。赭石对中枢神经系统有一定的镇静作用。

【用法用量】 煎服，9～30g，宜打碎先煎。入丸、散，每次 1～3g。降逆、平肝生用，止血煅用。

【注意事项】 孕妇慎用。因含微量砷，故不宜长期服用。

红粉 Hydrargyri Oxydum Rubrum

【来源】 本品为红氧化汞。

【产地】 主产于天津、湖北武汉、湖南湘潭等地。

【采收加工】 红粉是由“丹砂”炼制而成的人工合成物。在人工炼制红粉过程中所得之产物是化合凝华物，药品的色泽常随其附着于容器的不同部位而有所变化。附于容器周壁者呈橘红色，称为红升；位于容器中央者呈橙黄色，称为黄升；依着于容器底部的残渣块，呈乳白色至黄色，谓之升药底。

【性状】 呈橙红色片状或粉状结晶，片状的一面光滑略具光泽，另一面较粗糙。粉末橙色。质硬，性脆，遇光颜色逐渐变深。气微。

【化学成分】 氧化汞和硝基汞的化合物。为水银、火硝、白矾各等分混合升华而成。

【性味与归经】 性热，味辛；有大毒。

【功能与主治】 拔毒，除脓，去腐，生肌。用于痈疽疔疮、梅毒下疳、一切恶疮、肉暗紫黑、腐肉不去、窦道瘘管、脓水淋漓、久不收口。

【现代研究】 本品具有抗菌作用。

【用法用量】 不供内服，外用时应研极细粉末。单用，或与其他药配成散剂，或制成药捻插入疮口。

信石　Arsenicum Sublimatum

【来源】 为天然的砷华矿石，或由毒砂（硫砷铁矿，FeAsS）、雄黄加工制造而成。

【产地】 主产于江西、湖南、广东等省。

【采收加工】 少数为天然砷华矿石，多数为加工制成品。加工方法之一是：取纯净雄黄，砸成10cm上下的块，燃之，使雄黄燃烧，生成气态的三氧化二砷及二氧化硫，通过冷凝管道，使三氧化二砷得到充分冷凝，即为信石。二氧化硫另从烟道排出。

【性状】 商品分红信石及白信石两种，但白信石极为少见，药用以红信石为主。

红信石（红砒）呈不规则的块状，大小不一。粉红色，具黄色与红色彩晕，略透明或不透明，具玻璃样光泽或无光泽。质脆，易砸碎，断面凹凸不平或呈层状纤维样的结构。无臭。本品极毒，不能口尝。

【化学成分】 本品主含三氧化二砷。

【性味与归经】 辛，大热；有大毒。归肺、肝经。

【功能与主治】 外用可蚀疮去腐，内服能劫寒痰平喘。本品还有截疟作用，现临床少用。

【现代研究】 长期吸收少量砒，能使机体同化作用增强，促进蛋白质合成，脂肪组织增厚，皮肤营养改善，加速骨骼生长，使骨髓造血功能活跃，促使红细胞和血红蛋白新生。其机制是少量砒抑制氧化而引起的同化增强。砒为原生质毒，有抑制活体细胞所含巯基酶的活性，杀灭活体细胞及使其崩坏的作用。对恶性肿瘤、梅毒性象皮肿的新生物也有同样作用；还可抑制白细胞过多增殖，并对小鼠S180肉瘤有抑制作用。信石有杀菌作用，可杀灭微生物、螺旋体和原虫，还可杀灭臭虫、虱子、跳蚤及昆虫。信石局部应用，还对末梢神经有抑制其呼吸和传导的作用。

【用法用量】 外用适量。研末撒敷或入膏药中贴之。入丸、散服，每次0.002～0.004g。

【注意事项】 本品剧毒，内服宜慎用，须掌握好用法用量，不可持续服用，不能做酒剂服。孕妇忌服。外用也不宜过量，以防局部吸收中毒。

轻粉　Calomelas

【来源】 为用升华法制成的氯化亚汞结晶。

【产地】 主产于湖北、天津、湖南等地。

【采收加工】 将胆矾和食盐放瓷盆中，加少量水混合后，加入水银，搅拌成糊状，再加红土拌成软泥状，捏成团，放在铺有沙土平底锅中，上盖瓷缸盆，密封，加热，经10h后，启开瓷缸盆，刷下轻粉，拣出杂质即得。也有将硫酸汞与汞混合，合成为硫酸亚汞，再加食盐升华而成；或将食盐溶液与硝酸亚汞、硝酸混合，即得氯化亚汞沉淀。

【性状】 为白色有光泽的鳞片状或雪花状结晶，或结晶性粉末。质轻，气微，无味。遇光颜色缓缓变暗。

以片大、质轻、明亮、洁白、呈针状结晶者为佳。

【化学成分】 氯化亚汞结晶。

【性味与归经】 性寒，味辛；有毒。归大肠、小肠经。

【功能与主治】 外用具有杀虫止痒、拔毒敛疮、去腐生肌作用，常用以治疗疥癣、疮疡、瘰疬、梅毒、阴疮、湿疹及狐臭等外科疾患。内服有利水通便作用，用于治疗水肿、大小便不通有较好疗效。

【现代研究】 本品具有抑菌作用。

【用法用量】 外用适量，研末掺敷患处。内服每次0.1～0.2g，一日1～2次，多入丸剂或装胶囊服，服后漱口。

【注意事项】 本品有毒，不可过量；内服慎用；孕妇禁服。

炉甘石 Calamina

【来源】 为碳酸盐类矿物方解石族菱锌矿。

【产地】 主产于湖南、广西、四川等省区。

【采收加工】 全年均可采掘，挖出后，洗净，晒干，除去杂石。

【性状】 为块状集合体，呈不规则块状，表面灰白色，淡红色，凹凸不平，多孔，似蜂窝状，显粉状，无光泽。体轻，质松，易碎。断面灰白色或淡棕色，颗粒状，并有细小孔。有吸湿性。气微，味微涩。

以体轻、质松、色白者为佳。

【化学成分】 本品主含碳酸锌，尚含铁、钙、镁、锰、钴的碳酸盐。

【性味与归经】 甘，平。归肝、脾经。

【功能与主治】 解毒明目退翳，收湿止痒敛疮。用于目赤肿痛、睑弦赤烂、翳膜遮睛、胬肉攀睛、溃疡不敛、脓水淋漓、湿疮瘙痒。

【现代研究】 本品有收敛、防腐及保护创面的作用，并有抑菌作用。

【用法用量】 外用适量。水飞点眼，研末撒或调敷。

【注意事项】 本品宜炮制后使用，专作外用，不作内服。

赤石脂 Halloysitum Rubrum

【来源】 本品为硅酸盐类矿物多水高岭石族多水高岭石。

【产地】 产于福建永春，河南禹县，江苏无锡，陕西延安等地区。

【采收加工】 采挖后，除去杂石，选取红色滑腻如脂的块体入药。

【性状】 本品为块状集合体，呈不规则的块状。粉红色、红色至紫红色，或有红白相间的花纹。质软，易碎，断面有的具蜡样光泽。吸水性强。具黏土气，味淡，嚼之无沙粒感。

【化学成分】 本品主含四水硅酸铝［$Al_4(Si_4O_{10})(OH)_8 \cdot 4H_2O$］。

【性味与归经】 甘、酸、涩，温。归大肠、胃经。

【功能与主治】 涩肠，止血，生肌敛疮。用于久泻久痢、大便出血、崩漏带下；外治疮疡久溃不敛，湿疮脓水浸淫。

【现代研究】 本品能显著缩短凝血时间和血浆复钙时间，体外、体内均能显著抑制ADP诱导的血小板聚集；研末外用有吸湿作用，能使创面皮肤干燥，防止细菌生成，减轻炎症，促进溃疡愈合；口服进入肠道后，能形成硅酸盐和水合氧化铝的胶体溶液，吸附胃肠中的污染食物，清洁肠道而达到止泻作用。

【用法用量】 9～12g，先煎。外用适量，研末敷患处。

青礞石　Chloriti Lapis

【来源】 本品为变质岩类黑云母片岩或绿泥石化云母碳酸盐片岩。

【产地】 青礞石黑云母片岩主产于河南省新乡地区，绿泥石化云母碳酸盐片岩主产于浙江淳安地区。

【采收加工】 全年可采，采挖后，除去杂石和泥沙。

【性状】 **黑云母片岩**　为鳞片状或片状集合体。呈不规则扁块状或长斜块状，无明显棱角。褐黑色或绿黑色，具玻璃样光泽。质软，易碎，断面呈较明显的层片状。碎粉主为黑色或绿黑色鳞片（黑云母），有似星点样的闪光。气微，味淡。

绿泥石化云母碳酸盐片岩　为小鳞片状或粒状集合体，呈不规则状。呈灰色或绿灰色，夹有银色或淡黄色鳞片，具珍珠样光泽。质松，易碎，粉末为灰绿色鳞片（绿泥石化云母片）和颗粒（主为碳酸盐），片状者具星点样闪光。气微，味淡。

【化学成分】 本品主要成分为镁、铝、铁、硅酸及结晶水，是一种含水硅酸盐矿物。

【性味与归经】 甘、咸，平。归肺、心、肝经。

【功能与主治】 坠痰下气，平肝镇惊。用于顽痰胶结，咳逆喘急，癫痫发狂，烦躁胸闷，惊风抽搐。

【现代研究】 云母族矿物的结构决定其存在静态电位差，故能促进阳离子交换，产生吸附作用，这是本品化痰利水机制之一；同时，云母分子晶体结构层间的活性氧能促进组织的氧交换。

【用法用量】 多入丸散服，3～6g；煎汤10～15g，布包先煎。

滑石　Talcum

【来源】 本品为硅酸盐类矿物滑石族滑石。

【产地】 滑石主产于山东莱阳，辽宁本溪等地。滑石粉主产于山东青岛，辽宁海域以及广西。

【采收加工】 采收后，去净泥土、杂石即可。

【性状】 本品通常为鳞片状和粒状的致密块体。呈白色、黄白色或淡蓝灰色，半透明至不透明，有蜡样光泽。质软，细腻，手摸有滑润感，用指甲可刮下鳞片状粉末，无吸湿性，置水中不崩散。气微，味淡。

【化学成分】 本品主含含水硅酸镁［$Mg_3(Si_4O_{10})(OH)_2$］。

【性味与归经】 甘、淡，寒。归膀胱、肺、胃经。

【功能与主治】 利尿通淋，清热解暑；外用祛湿敛疮。用于热淋、石淋、尿热涩痛、暑湿烦渴、湿热水泻；外治湿疹、湿疮、痱子。

【现代研究】 本品散布于皮肤，可使皮肤润滑干燥。外用于破损或发炎的皮肤，可吸附化学刺激物或毒物，产生保护作用。但滑石在直肠、阴道或创面等处可引起肉芽肿，故不宜撒布于创面或内服。在体外，10%滑石粉对伤寒杆菌、假型副伤寒杆菌有抑制作用。

【用法用量】 10～20g，先煎。外用适量。

石膏　Gypsum Fibrosum

【来源】 本品为硫酸盐类矿物硬石膏族石膏。

【产地】 全国多数地区有石膏矿藏分布，本品主产于湖北应城、河南新安、西藏昌都、安徽凤阳等地区。

【采收加工】 一般于冬季采挖，采挖后，除去杂石及泥沙。

【性状】 本品为纤维状的集合体，呈长块状、板块状或不规则块状。白色、灰白色或淡黄色，有的半透明。上下两面较平坦，无纹理及光泽，体重，质软，指甲可刻划成痕，纵断面具绢丝样光泽。气微，味淡。

【化学成分】 本品主含含水硫酸钙（$CaSO_4 \cdot 2H_2O$）。

【性味与归经】 甘、辛，大寒。归肺、胃经。

【功能与主治】 清热泻火，除烦止渴。用于外感热病、高热烦渴、肺热喘咳、胃火亢盛、头痛、牙痛。

【现代研究】 本品可抑制发热时过度兴奋的体温中枢，有强而快的退热作用；亦可抑制汗腺分泌，故在退热时并无出汗现象；本品主含钙以及铁、锌、锰、铜等微量元素，能提高机体的免疫功能，同时具有抗病毒的功能。

【用法用量】 15～60g，先煎。

芒硝 Natrii Sulfas

【来源】 本品为硫酸盐类矿物芒硝族芒硝，经加工精制而成的结晶体。

【产地】 主产于河北正定、献县，天津，山东梁山，河南兰考，安徽阜阳等地。

【制法】 全年均可提炼，以秋冬两季为好，因气温较低，容易结晶。加工方法：取天然芒硝加水溶解，放置，使杂质沉淀，过滤，滤液加热浓缩，冷却后结晶，取出晾干。

【性状】 本品为棱柱状、长方形或不规则块状或颗粒状。无色透明或类白色半透明。质脆，易碎，断面呈玻璃样光泽，露置空气中表面渐风化成一层白色粉末。气微，味咸，极易溶于水。

【化学成分】 本品主含含水硫酸钠（$Na_2SO_4 \cdot 10H_2O$）。

【性味与归经】 甘，平。归心、肝经。

【功能与主治】 活血化瘀，凉血解毒，解郁安神。用于经闭癥瘕、产后瘀阻、温毒发斑、忧郁痞闷、惊悸发狂。

【现代研究】 本品中大量的硫酸根离子及部分镁离子能使小肠内保持较高的渗透压，阻止小肠对水分的吸收，刺激小肠运动，从而具有较强的泻下功能。

【用法用量】 1～3g，煎服或沸水泡服。

附药：玄明粉 为硫酸盐类芒硝族矿物无水芒硝或芒硝经风化的干燥品。其味辛、咸，性寒。归胃、大肠经，主治实热积滞、大便秘结或热结旁流、脘腹胀痛、目赤肿痛、口疮咽肿、痈疽肿毒。内服 10～15g，入汤剂或丸散；外用适量，化水涂洗或研细吹喉。

胆矾 Chalcanthite

【来源】 本品为硫酸盐类胆矾族矿物胆矾的晶体，或为硫酸作用于铜而制成的含水硫酸铜结晶。

【产地】 主产于云南昆明、山西绛县等地。

【采收加工】 可于铜矿中挖得，择蓝色、有玻璃光泽的结晶即可。又常存于矿水中，蒸去水分即得，人工制造可用硫酸作用于铜片或氧化铜制得。

【性状】 本品呈不规则斜方扁块状、棱柱状。表面不平坦，有的具有纵向纤维状纹理。蓝色或淡蓝色；条痕白色或淡蓝色。半透明至透明，有玻璃样光泽。体轻，质脆，易砸碎。气无，味涩。

【化学成分】 本品主要成分 $CuSO_4 \cdot 5H_2O$。

【性味与归经】 酸、辛，寒。归肝、胆经。

【功能与主治】 涌吐，解毒，去腐。主治中风、癫痫、喉痹、喉风、痰涎壅塞、牙疳、口疮、烂弦风眼、痔疮、肿毒。

【现代研究】 本品有明显促进胆汁分泌的作用，故可利胆；本品内服能刺激胃壁神经，反射引起呕吐；外用能与蛋白质结合，故胆矾溶液对局部黏膜有腐蚀作用，可退翳。

【用法用量】 内服 0.3～0.6g，温汤化，或入丸散。外用适量。

硫黄　Sulfur

【来源】 本品为自然元素类矿物硫族自然硫，采挖后，加热熔化，除去杂质；或用含硫矿物经加工制得。

【产地】 主产于内蒙古赤峰、陕西南部、四川甘孜、河南洛阳、山西等地。

【采收加工】 采挖得自然硫后，加热熔化，除去杂质，或用含硫矿经加工制得。

【性状】 本品呈不规则块状、粗颗粒状。黄色或略呈绿黄色。表面不平坦，呈脂肪光泽，常有多数小孔。用手握紧置于耳旁，可闻轻微的爆裂声。体轻，质松，易碎，断面常呈细柱或针状结晶形。有特异的臭气，味淡。

【化学成分】 本品为自然元素类矿物硫族自然硫，采挖后，加热熔化，除去杂质；或用含硫矿物经加工制得。

【性味与归经】 辛，温；有毒。归肝、大肠经。

【功能与主治】 解毒杀虫，燥湿祛痰，截疟。用于痈肿疔疮、蛇虫咬伤、虫积腹痛、惊痫、疟疾。

【现代研究】 本品与皮肤分泌液接触，可形成硫化氢及五硫磺酸，具有杀灭真菌及疥虫的作用；本品内服后，可在肠中形成硫化钾或硫化氢，刺激胃肠黏膜而促肠蠕动，使粪便软化而缓泻；本品一部分经吸收从肺及皮肤排出，而有祛痰发汗之效。

【用法用量】 0.05～0.1g，入丸散用。外用适量，熏涂患处。

龙骨　Os Draconis

【来源】 本品为古代哺乳类动物象类、犀类、三趾马、牛类、鹿类等的骨骼化石。

【产地】 产于内蒙古、河北、山西、陕西、甘肃、河南、湖北、四川等省区。

【采收加工】 采挖后，除去泥土及杂质。

【性状】 龙骨呈骨骼状或不规则块状。表面白色、灰白色或黄白色至淡棕色，较平滑，有的具纵纹裂隙或具棕色条纹与斑点。质硬，砸碎后，断面不平坦，色白或黄白，有的中空。吸湿性强，舐之吸舌。无臭无味。

五花龙骨呈圆筒状或不规则块状。呈灰白色或淡黄棕色，夹有蓝灰色及红棕色深浅粗细不同的花纹，偶有不具花纹者。表面较平滑，有时外层成片剥落，不平坦，有裂隙。质松脆，断面可见同心环纹。吸湿力强，舐之吸舌。无臭无味。

【化学成分】 主要含碳酸钙［$CaCO_3$］及磷酸钙［$Ca_3(PO_4)_2$］。

【性味与归经】 涩、甘，性平。归心、肝、肾、大肠经。

【功能与主治】 镇心安神，平肝潜阳，固涩，收敛。主治心悸怔忡、失眠健忘、惊癫痫狂、头晕目眩、自汗盗汗、遗精遗尿、崩漏带下、久泻久痢、溃疡久不收口及湿疮。

【现代研究】 本品可缩短正常小鼠凝血时间；水煎液可延长自由活动大鼠的总睡眠时间，具有镇静安神的作用；本品能增加小鼠免疫器官胸腺和脾脏的相对重量，且能明显增强小鼠单核巨噬细胞对血清炭粒的吞噬能力，提高免疫力，加速损伤组织的修复过程。

【用法用量】 内服10～15g，煎汤，先煎，或入丸散。外用适量。

矿物类中药材图片信息请扫描下方二维码：

矿物类彩图

第十九章　其他类中药材

其他中药材是指从属性看，不属于本教材上述分类范围内收载的中药材。从来源来看，主要包括以下四类：由植物体的某一部分或间接使用植物的某些制品为原料，经过不同的加工处理所得到的产品，如冰片、芦荟、青黛等；蕨类植物的成熟孢子，如海金沙；植物器官因昆虫的寄生而形成的虫瘿，如五倍子；植物体分泌或渗出的非树脂类混合物，如天竺黄。

本类中药材一般采用性状鉴别法，应注意其形状、大小、颜色、表面特征、质地、断面、气味、水试及火试现象等特征。如青黛，为深蓝色粉末，体轻，易飞扬，或呈不规则多孔性的团块、颗粒，用手搓捻即成细末，微有草腥气，味淡。如海金沙，火试会发出轻微爆鸣声及明亮的火焰。少数中药材可采用显微鉴别法，如海金沙、五倍子等。理化鉴别法较为常用，尤其对一些加工品，如青黛、芦荟、冰片等，可依据其有效成分或主要的指标性成分的理化性质进行定性的鉴别和质量评价。

海金沙　Lygodii Spora

【来源】 本品为海金沙科植物海金沙 *Lygodium japonicum*（Thunb.）Sw. 的干燥成熟孢子。

【产地】 主产于广东、浙江，江苏、江西、湖南、湖北、四川、广西、福建、陕西亦产。

【采收加工】 秋季孢子未脱落时采割藤叶，晒干，搓揉或打下孢子，除去藤叶。

【植物形态】 植株高攀达 1～4m。叶轴上面有 2 条狭边，羽片多数，相距约 9～11cm，对生于叶轴上的短距两侧，平展。距长达 3mm。端有一丛黄色柔毛覆盖腋芽。不育羽片尖三角形，长宽几相等，约 10～12cm 或较狭，柄长 1.5～1.8cm，同羽轴一样多少被短灰毛，两侧并有狭边，2 回羽状；1 回羽片 2～4 对，互生，柄长 4～8mm，和小羽轴都有狭翅及短毛，基部 1 对卵圆形，长 4～8cm。宽 3～6cm，1 回羽状；2 回小羽片 2～3 对，卵状三角形，具短柄或无柄，互生，掌状 3 裂；末回裂片短阔，中央一条长 2～3cm、宽 6～8mm，基部楔形或心脏形，先端钝，顶端的 2 回羽片长 2.5～3.5cm、宽 8～10mm，波状浅裂；向上的 1 回小羽片近掌状分裂或不分裂，较短，叶缘有不规则的浅圆锯齿。主脉明显，侧脉纤细，从主脉斜上，1～2 回 2 叉分歧，直达锯齿。叶纸质，干后绿褐色。两面沿中肋及脉上略有短毛。能育羽片卵状三角形，长宽几相等，12～20cm，或长稍过于宽，2 回羽状；1 回小羽片 4～5 对，互生，相距 2～3cm，长圆披针形，长 5～10cm，基部宽 4～6cm，1 回羽状，2 回小羽片 3～4 对。卵状三角形，羽状深裂。孢子囊穗长 2～4mm，往往长远超过小羽片的中央不育部分，排列稀疏，暗褐色，无毛。

【性状】 本品呈粉末状，棕黄色或浅棕黄色。体轻，手捻有光滑感，置手中易由指缝滑落。气微，味淡。

【化学成分】 含水溶性成分海金沙素；含脂肪酸，其主要脂肪酸为油酸、亚油酸、棕榈酸和肉豆蔻酸等；含利胆成分反式-对-香豆酸和咖啡酸等。

【性味与归经】 甘、咸，寒。归膀胱、小肠经。

【功能与主治】 清利湿热，通淋止痛。用于热淋、石淋、血淋、膏淋、尿道涩痛。

【现代研究】 本品煎剂对金黄色葡萄球菌、铜绿假单胞菌、福氏痢疾杆菌、伤寒杆菌等均具有抑制作用。海金沙还有利胆作用。

【用法用量】 6～15g，包煎。

青黛　Indigo Naturalis

【来源】 本品为爵床科植物马蓝 *Baphicacanthus cusia*（Nees）Bremek.、蓼科植物蓼蓝 *Polygonum tinctorium* Ait. 或十字花科植物菘蓝 *Isatis indigotica* Fort. 的叶或莲叶经加工制得的干燥粉末、团块或颗粒。

【产地】 主产于福建、河北、云南、江苏、安徽等地。

【采收加工】 夏、秋季采收茎叶，置缸中，加清水浸 2～3 天，至叶腐烂、茎脱皮时，将茎枝捞出，加入石灰（每 100kg 加石灰 8～10kg），充分搅拌，至浸液由深绿色转为紫红色时，捞出液面泡沫，于烈日下晒干，即得。

【性状】 本品为深蓝色的粉末，体轻，易飞扬；或呈不规则多孔性的团块、颗粒，用手搓捻即成细末。微有草腥气，味淡。

【化学成分】 主含靛玉红和靛蓝。马蓝制成的青黛尚含异靛蓝、靛黄、靛棕等。蓼蓝制成的青黛含靛苷、菘蓝苷、色氨酮、青黛酮等。菘蓝制成的青黛含靛红等。

【性味与归经】 咸，寒。归肝经。

【功能与主治】 清热解毒，凉血消斑，泻火定惊。用于温毒发斑、血热吐衄、胸痛咯血、口疮、痄腮、喉痹、小儿惊痫。

【现代研究】 本品对金黄色葡萄球菌、炭疽杆菌、志贺氏痢疾杆菌、霍乱弧菌均有抗菌作用。具有抗癌作用，其有效成分靛玉红，对动物移植性肿瘤有中等强度的抑制作用。靛蓝尚有一定的保肝作用。

【用法用量】 1～3g，宜入丸散用。外用适量。

儿茶　Catechu

【来源】 本品为豆科植物儿茶 *Acacia catechu*（L. f.）Willd. 的去皮枝、干的干燥煎膏。

【产地】 主产于云南西双版纳。

【采收加工】 冬季采收枝、干，除去外皮，砍成大块，加水煎煮，浓缩，干燥。

【性状】 本品呈方形或不规则块状，大小不一。表面棕褐色或黑褐色，光滑而稍有光泽。质硬，易碎，断面不整齐，具光泽，有细孔，遇潮有黏性。气微，味涩、苦，略回甜。

【化学成分】 含儿茶鞣质 20%～50%、儿茶素、表儿茶素及儿茶鞣质等。尚含槲皮素、树胶及低聚糖等。

【性味与归经】 苦、涩，微寒。归肺、心经。

【功能与主治】 活血止痛，止血生肌，收湿敛疮，清肺化痰。用于跌仆伤痛、外伤出血、吐血衄血、疮疡不敛、湿疹、湿疮、肺热咳嗽。

【现代研究】 本品有收敛、止泻、降压等作用。

【用法用量】 1～3g，包煎；多入丸散服。外用适量。

冰片　Borneolum Syntheticum

【来源】 为龙脑香科植物龙脑香树的树脂中析出的天然结晶性化合物，或为人工合成。

【产地】 主产于印度尼西亚的苏门答腊等地。

【采收加工】 从龙脑香树干的裂缝处，采取干燥的树脂，进行加工。或砍下树干及树枝，切成碎片，经水蒸气蒸馏升华，冷却后即成结晶。

【性状】 本品为无色透明或白色半透明的片状松脆结晶；气清香，味辛、凉；具挥发性，点燃发生浓烟，并有带光的火焰。

【化学成分】 主含消旋龙脑和异龙脑等。

【性味与归经】 辛、苦，微寒。归心、脾、肺经。

【功能与主治】 开窍醒神，清热止痛。用于热病神昏、惊厥，中风痰厥，气郁暴厥，中恶昏迷，胸痹心痛，目赤，口疮，咽喉肿痛，耳道流脓。

【现代研究】 本品对中枢神经系统具有兴奋和抑制双重作用，龙脑、异龙脑均有耐缺氧作用。并改善缺血脑组织能量代谢，减轻脑损伤；本品还能抗心肌缺血，局部应用对感觉神经有轻微刺激，有一定的止痛及温和的防腐作用；本品对金黄色葡萄球菌、乙型溶血性链球菌、草绿色链球菌、肺炎球菌和大肠杆菌等在试管内均有明显抗菌作用，呈现出低浓度抑菌，高浓度杀菌；本品还能抗生育，并具有促进药物吸收、影响药物分布等作用。

【用法用量】 0.15～0.3g，入丸散用。外用研粉点敷患处。

五倍子 Galla Chinensis

【来源】 本品为漆树科植物盐肤木 *Rhus chinensis* Mill.、青麸杨 *Rhus potaninii* Maxim. 或红麸杨 *Rhus punjabensis* Stew. var. *sinica*（Diels）Rehd. et Wils. 叶上的虫瘿，主要由五倍子蚜 *Melaphis chinensis*（Bell）Baker 寄生而形成。

【产地】 主产于四川、贵州、云南、陕西、广西等地。

【采收加工】 角倍于9～10月间采摘，肚倍在6月间采，如过期则虫瘿开裂。采收后，用沸水煮3～5min，杀死内部仔虫，晒干或阴干。

【植物形态】 **盐肤木** 落叶小乔木或灌木，高2～10m；小枝棕褐色，被锈色柔毛，具圆形小皮孔。奇数羽状复叶有小叶（2)3～6对，叶轴具宽的叶状翅，小叶自下而上逐渐增大，叶轴和叶柄密被锈色柔毛；小叶多形，卵形或椭圆状卵形或长圆形，长6～12cm，宽3～7cm，先端急尖，基部圆形，顶生小叶基部楔形，边缘具粗锯齿或圆齿，叶面暗绿色，叶背粉绿色，被白粉，叶面沿中脉疏被柔毛或近无毛，叶背被锈色柔毛，脉上较密，侧脉和细脉在叶面凹陷，在叶背突起；小叶无柄。圆锥花序宽大，多分枝，雄花序长30～40cm，雌花序较短，密被锈色柔毛；苞片披针形，长约1mm，被微柔毛，小苞片极小，花白色，花梗长约1mm，被微柔毛。雄花：花萼外面被微柔毛，裂片长卵形，长约1mm，边缘具细睫毛；花瓣倒卵状长圆形，长约2mm，开花时外卷；雄蕊伸出，花丝线形，长约2mm，无毛，花药卵形，长约0.7mm；子房不育。雌花：花萼裂片较短，长约0.6mm，外面被微柔毛，边缘具细睫毛；花瓣椭圆状卵形，长约1.6mm，边缘具细睫毛，里面下部被柔毛；雄蕊极短；花盘无毛；子房卵形，长约1mm，密被白色微柔毛，花柱3，柱头头状。核果球形，略压扁，径4～5mm，被具节柔毛和腺毛，成熟时红色，果核径3～4mm。花期8～9月，果期10月。

青麸杨 落叶乔木，高5～8m；树皮灰褐色，小枝无毛。奇数羽状复叶有小叶3～5对，叶轴无翅，被微柔毛；小叶卵状长圆形或长圆状披针形，长5～10cm，宽2～4cm，先端渐尖，基部多少偏斜，近回形，全缘，两面沿中脉被微柔毛或近无毛，小叶具短柄。圆锥花序长10～20cm，被微柔毛；苞片钻形，长约1mm，被微柔毛；花白色，直径2.5～3mm；花梗长约1mm，被微柔毛；花萼外面被微柔毛，裂片卵形，长约1mm，边缘具细睫毛；花瓣卵形或卵状长圆形，长1.5～2mm，宽约1mm，两面被微柔毛，边缘具细睫毛，开花时先端外卷；花丝线形，长约2mm，在雌花中较短，花药卵形；花盘厚，无毛；子房球形，直径约0.7mm，密被白色绒毛。核果近球形，略压扁，直径3～4mm，密被具节柔毛和腺毛，成熟时红色。

红麸杨 落叶乔木或小乔木，高4～15m，树皮灰褐色，小枝被微柔毛。奇数羽状复叶有小叶3～6对，叶轴上部具狭翅，极稀不明显；叶卵状长圆形或长圆形，长5～12cm，宽2～4.5cm，先端渐尖或长渐尖，基部圆形或近心形，全缘，叶背疏被微柔毛或仅脉上被毛，侧脉较密，约20对，不达边缘，在叶背明显突起；叶无柄或近无柄。圆锥花序长15～20cm，密被微绒毛；苞片钻形，长1～2cm，被微绒毛；花小，直径约3mm，白色；花梗短，长约1mm；花萼外面疏被微柔毛，裂片狭三角形，长约1mm，宽约0.5mm，边缘具细睫毛，花瓣长圆形，长约2mm，宽约1mm，两面被微柔毛，边缘具细睫毛，开花时先端外卷；花丝线形，长约2mm，中下部被微柔毛，在雌花中较短，长约1mm，花药卵形；花盘厚，紫红色，无毛；子房球形，密被白色柔毛，直径约1mm，雄花中有不育子房。核果近球形，略压扁，直径约4mm，成熟时暗紫红色，被具节柔毛和腺毛；种子小。

【性状】 **肚倍** 呈长圆形或纺锤形囊状，长2.5～9cm，直径1.5～4cm。表面灰褐色或灰棕色，微有柔毛。质硬而脆，易破碎，断面角质样，有光泽，壁厚0.2～0.3cm，内壁平滑，有黑褐色死蚜虫及灰色粉状排泄物。气特异，味涩。

角倍 呈菱形，具不规则的钝角状分枝，柔毛较明显，壁较薄。

【化学成分】 主含五倍子鞣酸、没食子酸、树脂、脂肪、蜡质等。

【性味与归经】 酸、涩，寒。归肺、大肠、肾经。

【功能与主治】 敛肺降火，涩肠止泻，敛汗，止血，收湿敛疮。用于肺虚久咳、肺热痰嗽、久泻久痢、自汗盗汗、消渴、便血痔血、外伤出血、痈肿疮毒、皮肤湿烂。

【现代研究】 本品所含没食子酸对蛋白质有沉淀作用，与皮肤、黏膜的溃疡面接触后，其组织蛋白质即被凝固，造成一层被膜而呈收敛作用；腺细胞的蛋白质被凝固引起分泌抑制，产生黏膜干燥；神经末梢蛋白质的沉淀，可呈微弱的局部麻醉现象。与若干金属、生物碱、苷类形成不溶解化合物，因而用作解毒剂。对小肠有收敛作用，可减轻肠道炎症，制止腹泻。此外，尚有抑菌作用。

【用法用量】 3～6g。外用适量。

芦荟 Aloe

【来源】 本品为百合科植物库拉索芦荟 *Aloe barbadmsis* Miller、好望角芦荟 *Aloe ferox* Miller 或其他同属近缘植物叶的汁液浓缩干燥物。前者习称“老芦荟”，后者习称“新芦荟”。

【产地】 库拉索芦荟主产于西印度群岛；好望角芦荟主产于非洲南部。

【采收加工】 种植2～3年后即可收获，将中下部生长良好的叶片分批采收。将采收的鲜叶片切口向下直放于盛器中，取流出的液汁干燥即成。也可将叶片洗净，横切成片，加入与叶片同等量的水，煎煮2～3h，过滤，将过滤汁浓缩成黏稠状，倒入模型内烘干或曝晒干，即得芦荟膏。

【植物形态】 **库拉索芦荟** 多年生草本。茎极短。叶簇生于茎顶，直立或近于直立，肥厚多汁；呈狭披针形，长15～36cm，宽2～6cm，先端长渐尖，基部宽阔，粉绿色，边缘有刺状小齿。花茎单生或稍分枝，高60～90cm；总状花序疏散；花点垂，长约2.5cm，黄色或有赤色斑点；花被管状，6裂，裂片稍外弯；雄蕊6，花药丁字着生；雌蕊1，3室，每室有多数胚珠。蒴果，三角形，室背开裂。花期2～3月。

好望角芦荟 茎直立，高3～6m，叶30～50片，簇生于茎顶；叶片披针形，长达60～80cm，宽12cm，具刺，深绿色至蓝绿色，被白粉。圆锥状花序长60cm左右；花梗长约3cm；花被6，呈管状，基部连合，上部分离，微外卷，淡红色至黄绿色，带绿色条纹；雄蕊 6，花药与花柱外露。蒴果。

【性状】 **库拉索芦荟** 呈不规则块状，常破裂为多角形，大小不一。表面呈暗红褐色或深褐色，无光泽，体轻，质硬，不易破碎，断面粗糙或显麻纹。富吸湿性。有特殊臭气，味极苦。

好望角芦荟 表面呈暗褐色，略显绿色，有光泽。体轻，质松，易碎，断面玻璃样而有层纹。

【化学成分】 库拉索芦荟主含芦荟大黄素苷、异芦荟大黄素苷、天冬氨酸、L-天冬酰胺、胆甾醇、β-谷甾醇、苹果酸、枸橼酸等蒽醌类、甾醇类、有机酸类和多糖。

好望角芦荟主含芦荟大黄素苷、异芦荟大黄素苷、芦荟甘素、芦荟松、好望角芦荟苷等。

【性味与归经】 苦，寒。归肝、胃、大肠经。

【功能与主治】 泻下通便，清肝泻火，杀虫疗疳。用于热结便秘、惊痫抽搐、小儿疳积；外治癣疮。

【现代研究】 本品蒽醌衍生物具有刺激性泻下作用，伴有显著腹痛和盆腔充血，严重时可引起肾炎。其提取物可抑制 S180 肉瘤和艾氏腹水癌的生长，并对体外蟾蜍心脏有抑制作用。水浸剂对多种皮肤真菌和人型结核杆菌有抑制作用。

【用法用量】 2～5g，宜入丸散。外用适量，研末敷患处。

天竺黄 Bambusae Concretio Silicea

【来源】 本品为禾本科植物青皮竹 *Bambusa textilis* McClure 或华思劳竹 *Schizostachyum chinense* Rendle 等秆内的分泌液干燥后的块状物。

【产地】 主产于云南、广东、广西等地。

【采收加工】 冬季采收，砍取竹竿，剖取竹黄，晾干。竹黄由于自然产出者较少，大多采取火烧竹林的方法，使竹暴热后，竹沥溢在节间凝固而成，然后剖取晾干。另外，用在青皮竹上人工打洞的方法，也能形成竹黄。

【性状】 本品为不规则的片块或颗粒，大小不一。表面灰蓝色、灰黄色或灰白色，有的洁白色，半透明，略带光泽。体轻，质硬而脆，易破碎，吸湿性强。气微，味淡。

【化学成分】 主含甘露醇、硬脂酸、竹红菌甲素、竹红菌乙素、氯化钾等。

【性味与归经】 甘，寒。归心、肝经。

【功能与主治】 清热豁痰，凉心定惊。用于热病神昏，中风痰迷，小儿痰热惊痫、抽搐、夜啼。

【现代研究】 本品所含竹红菌乙素具有明显的镇痛、抗炎作用，此外，有减慢心率、扩张微血管、抗凝血等作用。

【用法用量】 3～9g。

其他类中药材图片信息请扫描下方二维码：

其他类彩图

附　　录

附一　中药材汉语拼音索引

附二 中药功效分类索引
（各类下按汉语拼音排序）

主要参考文献

[1] 国家药典委员会.中华人民共和国药典.2015 年版一部［S］.北京：化学工业出版社，2015.
[2] 林强，葛喜珍.中药材概论［M］.北京：化学工业出版社，2007.
[3] 阎玉凝，刘春生.中药材概论［M］.北京：中国中医药出版社，2009.
[4] 中国科学院中国植物志编辑委员会.中国植物志［M］.北京：科学出版社，2004.
[5] 周祯祥，唐德才.临床中药学［M］.北京：中国中医药出版社，2016.
[6] 彭成.中药药理学［M］.北京：中国中医药出版社，2012.
[7] 国家中医药管理局《中华本草》编委会.中华本草［M］.上海：上海科学技术出版社，1999.
[8] 秦民坚，郭玉海.中药材采收加工学［M］.北京：中国林业出版社，2008.
[9] 陆兔林，胡昌江.中药炮制学［M］.北京：中国医药科技出版社，2014.
[10] 董淑炎.中药保健食品加工工艺与配方［M］.北京：化学工业出版社，2009.
[11] 张春凤.中药炮制学［M］.北京：中国医药科技出版社，2015.